KB201702

감량
혁명

DIET REVOLUTION

원하는 몸무게로 평생 사는 무노력 다이어트 전략

감량혁명

김희준 지음

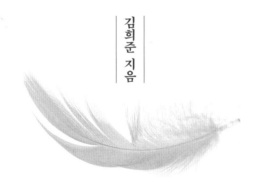

DIET REVOLUTION

메가스터디BOOKS

그동안 우리는 왜 '노력'이 필요한 방식으로 다이어트를 했을까요?

많은 사람이 다이어트를 시작할 때, 가장 먼저 떠올리는 단어는 '노력'입니다. 스스로를 다그치고, 결심을 되새기며, 때로는 자책하고 후회하기도 합니다. 하지만 저는 지난 15년간 수만 명의 임상 경험을 통해, 또 유튜브 채널 '살빼남'에서 20만 명의 구독자 분들과의 소통을 통해 확신하게 되었습니다. **다이어트는 '노력'으로 하는 것이 아니라, '무노력'으로 해야 한다는 것을요.**

무노력이라는 말을 들으면 처음에는 거부감이 드실지도 모르겠습니다. "아니 원장님, 그게 무슨 소리입니까? 살을 빼려면 고통스러운 식단 조절도 하고, 힘들지만 운동도 매일 해야 하는 것 아닙니까?" 하지만 그 고통스러운 방식이 오히려 다이어트를 실패로 이끄는 주범입니다. 굶고, 뛰고, 참고, 억지로 버티는 방식은 결국 요요를 불러오고, 의욕을 앗아가며, 자기혐오만 남깁니다.

질문을 바꿔봅시다. 그동안 왜 우리는 '노력'이 필요한 방식으로만 다이어트를 해왔을까요? 그리고 정말 그렇게 하지 않으면 살이 빠지지 않을까요?

이 책은 바로 이 질문에서 출발했습니다.

수많은 사람들이 다이어트에 대해 근본적인 오해를 하고 있습니다. 운동을 많이 하면 살이 빠질 거라고 생각하고, 굶거나 섭취 칼로리만 줄이면 다 해결될 거라 믿으며, 의지력만 있으면 누구나 날씬해질 수 있다고 여깁니다. 하지만 과학적, 생리학적 관점에서 보자면 이것들은 전부 잘못된 믿음입니다. 이 책에서는 이러한 오해들을 하나하나 해체하고, 신진대사, 대사적응, 에너지 소비의 구조, 개인의 생물학적 특성 등을 바탕으로 '살이 빠지는 몸'을 만드는 법을 알려드리려 합니다. 즉 노력하지 않아도 저절로 살이 빠지는 시스템을 만들게 되는 것입니다.

"어떤 운동이 제일 잘 빠지나요?"

"먹는 양만 줄이면 살이 빠지지 않나요?"

"왜 저는 다이어트를 해도 늘 요요가 올까요?"

또한 이 책은 이러한 질문들에 대한 하나의 명확한 대답입니다. 위 질문들은 유튜브 채널을 운영하며 받은 것들입니다. 이 책에서는 이러한 질문에 대한 단순한 해결책을 주는 대신, 근본적인 원인을 밝히고 각자의 몸과 상황에 맞는 **맞춤형 감량 전략**을 세울 수 있도록 가이드를 제시합니다.

그리고 기존의 다이어트 책들과 다르게 '이것만 먹으면 된다'는 식의 단편적 접근이 아닌, **비만이라는 복합 질환을 전체적으로 이해하고 풀어가는 통합적인 지식도 제공합니다.** 수많은 다이어트 방법들이 '정답'이라며 단 하나의 길만 제시했지만, 이 책은 여러분 각자에게 맞는 정답을 스스로 찾아낼 수 있도록 길을 열어줄 것입니다.

단 한 번만 제대로 공부합시다. 그러면 그 **이후부터는 무노력으로 건강한 체중과 건강한 몸**을 유지할 수 있습니다. 저는 그것이 '진짜 다이어트'라고 믿습니다. 숨 쉬듯이 자연스럽게, 별다른 노력 없이 유지되는 건강한 몸. 그 몸을 만드는 여정에 이 책이 나침반이 될 수 있기를 바랍니다.

마지막으로 이 책이 나오기까지 지원과 독려를 아끼지 않은 지우, 정아, 아버지, 어머니를 비롯한 모든 가족과 항상 큰 가르침을 주시는 김남일 교수님, 차웅석 교수님, 김태우 교수님, 그리고 진심을 다해서 편집을 도와주신 메가스터디 김민정 팀장님과 정은경 과장님께 큰 감사의 말씀을 드립니다.

2025년, 독자님과 저의 희망찬 새출발을 응원하며

봄은 반드시 온다 '봄온담 한의원' 대표원장
빼밀리 여러분과 함께하는 유튜버 '살빼남'
김희준

Chapter 3. | 무노력 식단 가이드

Chapter 7. | # 다이어트
전문가 코스

김원장의 다이어트 핵심 프리뷰

식단

1. 무엇을 먹을지 결정합시다

① '저당고탄', '적단고지' 일반식으로 먹습니다. 설탕, 첨가당 등의 저급 당질은 피하고, 섬유질이나 복합 탄수화물이 많은 고급 탄수화물 위주로 식사합니다. 잡곡밥, 채소, 과일을 먹고 빵, 과자, 아이스크림, 초콜릿 등은 피합니다.

② 적당한 양의 단백질과 고급 지방을 먹습니다. 즉 트랜스지방, 공장에서 녹여 만든 지방을 피하고, 들기름 등의 압착유와 버터를 먹도록 합니다.

③ 다이어트식을 하지 말고 3분의 1은 밥(또는 고구마, 감자, 잡곡빵 등), 3분의 1은 채소, 9분의 1은 유제품, 9분의 1은 고기나 해산물, 9분의 1은 과일로 먹습니다. 저칼로리 식단을 한다고 무조건 살이 잘 빠지는 것이 아닙니다. 평생 할 수 있는 식단을 만들고 적응해 갑시다.

2. 간헐적 단식을 합시다

16:8, 12:12 등 내 생활 사이클과 맞는 간헐적 단식 방법을 선택하여, 단식 시간을 철저하게 지키도록 합니다. 단식 시간을 정확하게 확보하여 인슐린 분비를 조절하고 인슐린 저항성을 낮추어, 자연스럽게 살이 덜 찌는 몸을 만들어야 합니다.

3. 직관적 식사를 훈련합시다

평소에 진짜 배고픔을 알아차리고, 정확하게 채워주는 연습을 합시다. 식사 시에는 식사에만 집중을 하며 자신의 마음과 몸을 잘 관찰해야 합니다. 그러면 만족감을 예리하게 느끼게 되어 자연스럽게 먹기를 관둘 수 있습니다. 이렇게 하면 음식의 칼로리를 외우거나 괴롭게 음식을 참을 필요가 없게 됩니다. 직관적 식사를 통해 무노력으로 절제하는 법을 배웁시다.

식단	**4. 아침을 먹읍시다** 시리얼 등의 당분 위주 식사는 반드시 피하고, 저당고탄, 적단고지 원칙을 지키도록 합니다. **5. 먹는 순서를 지킵시다** 섬유질, 단백질을 먼저 먹고 탄수화물은 식사의 맨 마지막에 먹음으로써 혈당을 낮게 유지하도록 합니다. 혈당을 낮게 유지하여 무노력 다이어트의 기반을 만듭시다. **6. 적절한 양만 준비합시다** 식사 준비 시, 밥을 살짝 모자라게 풉니다. 배달 음식은 과식을 방지하기 위해 미리 소분해 둡시다. 의지력을 믿지 말고 습관으로 무노력을 만들어 갑시다. **7. 다이어트 아이템 4대장을 준비합시다** 식판, 음식물 쓰레기 처리기, 실링기, 냉동밥 용기를 활용합시다. 무노력 다이어트를 할 수 있게 내 의지력을 보강해주는 아이템들입니다.
운동	**1. 운동은 하루 30분만 해도 됩니다** 노력해서 더 오래 하는 것도 좋지만, 너무 힘들어서 금방 그만두지 않도록 합시다. 무노력으로 할 수 있을 정도의 강도로 꾸준히 합시다. **2. 운동 강도를 조절합시다** ① 땀이 약간 나는 정도 ② 숨이 약간 차는 정도 ③ 다음날 운동을 한 부위가 조금 뻐근한 정도 ④ 내가 할 수 있는 최대 강도의 70% 중에 하나면 됩니다. 무조건 강하게 한다고 좋은 것은 아닙니다.

운동	### 3. 재미있는 운동을 합시다 다이어트에 있어서 유산소 무산소 등은 큰 차이가 없으니 재미있는 운동을 하면 됩니다. 거리가 가까워서 매일 갈 수 있는 곳에서 하는 것도 중요합니다. 운동의 목적은 감량이 아니기 때문에 꾸준히 오래만 하면 어떤 것이든 좋습니다.
생활 습관	### 1. 12시 전에는 잠들고 충분한 수면을 취합시다 잠을 잘 자야 뚱보 호르몬은 막고 날씬 호르몬은 늘릴 수 있습니다. 반드시 양질의 수면을 확보해서 무노력 다이어트의 기반을 확보합시다. ### 2. 유산균을 챙깁시다 유산균을 먹음으로써 뚱보균을 억제하고 날씬균을 증식할 수 있습니다. 세균총을 다이어트에 유리하게 바꿔 무노력 체질을 만들어 갑시다. ### 3. 물을 충분히 마십시다 물은 지방 대사에 필수이며 인체 모든 대사에 사용됩니다. 다이어트를 하면 수분이 부족해지므로 충분한 수분 섭취로 무노력 다이어트의 방해요소를 제거합시다. ### 4. 종합 비타민을 챙깁시다 비타민과 미네랄은 있다고 해서 이득은 없지만, 없으면 큰 손해가 됩니다. 어떤 손해든 무노력 다이어트에서는 절대 막아야 합니다.

1. 체중은 정확하게 측정합시다

체중을 측정하는 가장 좋은 방법은 ① 아침에 일어나자마자 ② 대소변을 보고 ③ 공복 상태에서 ④ 속옷만 입거나 벗고 측정하는 것이 가장 좋습니다. 측정을 할 때는 ⑤ 움직이거나 말하지 말고 ⑥ 양쪽 발에 무게를 똑같이 싣고 ⑦ 항상 똑같은 자세로 측정하는 것입니다.

2. 정체기에 현혹되지 맙시다

살이 잘 빠지다가 정체기가 오면 마음이 흔들리고 조급해지게 됩니다. 정체기에 대해서 정확히 파악하고 무노력을 지속해 나가도록 합시다.

3. 처음부터 요요가 오지 않는 다이어트를 합시다

요요가 오면 웨이트 사이클링으로 인해 살이 더 찌고, 잘 빠지지 않는 몸으로 바뀌게 됩니다. 요요를 막으려면, 다이어트를 시작할 때부터 무노력 다이어트 방법이 몸에 배도록 해야 합니다. 그러면 다이어트를 관둘 필요가 없으며, 다이어트를 관두지 않으니 요요도 오지 않습니다.

4. 유지어트는 반드시 해야 합니다

무노력 다이어트의 핵심은 무노력으로 계속 다이어트를 유지하는 것입니다. 따라서 유지어트는 무노력 다이어트를 한다면 당연히, 그리고 자연스럽게 하게 됩니다.

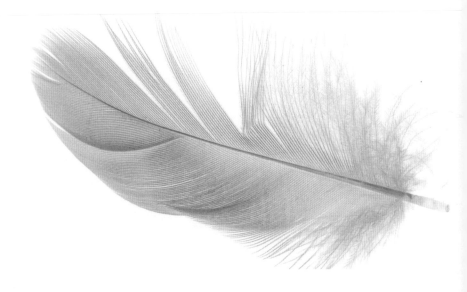

Chapter 1.

잘못된
다이어트
부수기

DIET
REVOLUTION

운동 백날 해도
살이 빠지지 않는다

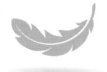

다이어트를 시작하는 많은 사람들이 이렇게 말합니다. "요새 살이 쪄서 다이어트 좀 해야겠어. 내일 당장 헬스장 등록하려고." 또 이런 질문도 자주 합니다. "어떤 운동이 살이 제일 잘 빠지나?" 얼핏 듣기에는 매우 평범한 말 같은데, 사실 저에게는 굉장히 난감한 이야기들입니다. 틀린 말들이기 때문입니다. 부정을 하자니 상대방의 기분이 나쁠 것 같고, 긍정을 하자니 상대방에게 잘못된 정보를 심어줄까 걱정이 됩니다. 그래서 보통 "정말 좋은 생각입니다. 다이어트할 때 운동도 중요하지요."라는 식으로 넘어가면서 제대로 된 지식을 전달해 보려고 합니다.

하지만 운동만으로는 다이어트가 잘 안됩니다. 체중 감량 시, 운동은 20~30%, 식단은 70~80% 정도의 비율로 신경 써야 합니다. 그런데 대부분의 사람이 '다이어트 = 운동'이라고 생각하고 있습니다. 헬스장에서 트레드밀을 열심히 뛰면서 땀을 뻘뻘 흘리면 지방이 다 분해돼서 나간다고 생각합니다. 그런데 정말로 운동만 하면 살이 빠질까요? 먼저 사람들이 운동으로 살이 빠진다고 생각하는 이유들을 하나씩 살펴보겠습니다.

운동만으로 살이 빠진다는 인식을 가진 분들의 주장은 크게 두 가지입니다.

첫 번째는 운동을 하면 칼로리가 소모돼서 살이 빠진다는 것입니다. 과연 그럴까요? 바바라 에인스워스가 1993년부터 발간하고 있는 '신체 활동 개요**The Compendium of Physical Activity**'라는 문서가 있습니다. 이 문서에는 다양한 활동들이 얼마나 많은 칼로리를 소모 시키는지 나와 있습니다. 이 자료에 따르면 보통 사람들이 하는 힘든 운동 중 하나인 웨이트 트레이닝은 60kg인 사람 기준으로는 1시간에 360kcal가 소모됩니다. 축구를 한다면 1시간에 570kcal가 소모됩니다. 생각보다 꽤 많은 칼로리가 소모되는 것 같은데 왜 살이 안 빠진다고 했을까요?

그 이유는 음식으로 섭취하는 칼로리는 매우 큰 데 비해서 운동으로 소모되는 칼로리는 굉장히 많은 노력과 시간을 필요로 하기 때문입니다. 예를 들어서 일반적인 라면은 1봉지에 500kcal입니다. 라면을 1봉지를 먹었다면 웨이트 트레이닝으로는 1시간 30분 정도, 축구로는 50분을 운동해야 합니다. 두 가지 운동을 꽤 고강도로 해도 겨우 라면 1봉지 정도 소모되는 것이죠.

또 우리는 가만히 서 있거나 쉬고 있으면 에너지 소모가 없다고 생각하는데 그렇지 않습니다. 쉬고 있어도 에너지는 소모됩니다. 가만히 앉아서 타이핑만 해도 시간당 78kcal가 소모됩니다. 공장 등에서 하는 단순 제조 업무도 제자리에만 있어서 에너지 소모가 거의 없을 것 같지만 실제로는 1시간에 198kcal나 소모됩니다.

왜 운동으로 소모되는 칼로리는 생각보다 적고, 가만히 있어도 소모되는 에너지는 생각보다 많은 걸까요? 나폴리 의대의 2015년도 연구를 보겠습니다. 하루에 쓰는 총에너지 소비량^{TDEE}을 100%라고 할 때 운동으로 인한 에너지 소비량은 5%입니다. 우리의 생각보다 굉장히 적습니다. 반면에 아무것도 하지 않고 그냥 가만히 있을 때의 에너지 소비량, 즉 기초대사량은 총에너지 소비량의 70%나 차지합니다. 하루 종일 쓰는 에너지의 3분의 2 이상이 그냥 가만히 있어도 소모된다는 뜻입니다. 반면에 운동은 아무리 많이 해봤자 총에너지 소비량의 5% 미만밖에 안 됩니다. 100점 만점인 시험 점수로 따지면, 운동은 5점입니다. 100점짜리 시험에서 5점짜리 문항을 아무리 잘해봤자 전체 점수에는 큰 영향이 없습니다.

참고로 음식을 소화시키는 데만 해도 전체 에너지 소비량의 10%가 들어가서 운동의 2배 정도 에너지가 소모됩니다. 그리고 운동 외에 우리가 평상시 움직이고, 샤워하고, 일하러 가고, 타이핑하고 하는 모든 에너지 소비를 합하면 15% 정도가 되어, 이 두 가지만 합쳐도 운동으로 소모되는 에너지의 5배가 됩니다. 평상시에 부산하게 움직이는 분들이 살이 덜 찌는 이유도 여기에 있을 수 있습니다. 어쨌든 운동으로는 칼로리 소모가 잘 안 됩니다.

두 번째는 운동을 하면 신진대사가 활성화된다는 것입니다. 운동을 하면 근육량이 늘어나고, 그 늘어난 근육이 마치 에너지를 태우는 공장처럼 칼로리를 활활 태워줄 것이라고 생각하는 경우가 많습니다. 하지만 과연 그럴까요? 만약 근육이 많은 사람이 어떤 것을 먹어도 전부 소모되고, 절대 지방으로 가지 않는다면, 왜 수많은 보디빌더가 체지방을 줄이기 위해 그토록 혹독한 식단을 유지할까요? 얼핏 생각하기에 근육이 어마어마하게 많은 사람이라면, 근육에서 엄청나게 많

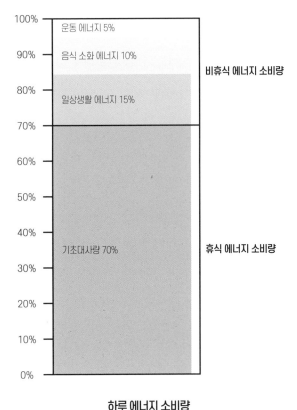

하루 에너지 소비량

은 에너지를 사용하므로, 아무리 많이 먹어도 지방으로 저장은 안 될 것 같은데 말입니다.

엄청나게 근육이 많아도 엄청나게 칼로리 소모가 되지 않는 이유는, 애초에 근육에서 소모하는 칼로리가 생각보다 적기 때문입니다. 컬럼비아 의대의 2010년 연구에서는 우리 몸 안의 각 장기들이 하루에 몇 칼로리를 소모하는지 측정을 해봤습니다. 결과는 표와 같습니다. 보다시피 근육이 하루에 소모하는 칼로리는 겨우 13kcal에 불과합니다. 의외로 칼로리를 전혀 소모하지 않을 것 같은 지방도 하루에 무려 4.5kcal나 소모합니다. 지방과 근육의 일일 칼로리 소모 차이가 겨우 8.5kcal밖에 나지 않습니다. 즉 운동을 해서 근육이 좀 많아진다고 해서 칼로리를 훨씬 더 많이 소모하는 것은 아닙니다. 근육 10kg으로 130kcal밖에 소모되지 않으며 이는 밥 반 공기도 되지 않습니

조직/기관	하루 대사율 (kcal/kg/day)	시간당 대사율 (kcal/kg/hour)
간	200	8.33
뇌	240	10
심장 및 신장	440	18.33
골격근	13	0.54
지방 조직	4.5	0.19
기타 장기 및 조직	12	0.5

조직별 대사율

다. 지방 10kg과 비교해 보면 85kcal 차이밖에 되지 않고 이는 밥 4분의 1공기밖에 안 되는 차이입니다. 즉 운동으로 근육을 많이 만들면 근육이 칼로리를 활활 태워서 살이 안 찐다는 생각도 완전히 틀린 것입니다.

결론적으로 운동만 백날 해도 살은 빠지지 않습니다. 물론 다이어트할 때 운동을 하긴 해야 합니다. 하지만 그 목적은 칼로리 소진에 있지 않습니다. 운동을 하는 목적도 모르고 운동을 하고 있으니 다이어트에 정말 도움이 되도록 운동할 리가 없고, 그러니 당연히 살이 빠질 리가 없습니다.

김원장의 핵심 정리

○ 운동만으로는 살이 빠지지 않는다.
○ 운동으로 소모되는 칼로리는 너무 적다.
○ 운동으로 근육이 생겨도 칼로리 소모는 거의 늘지 않는다.

먹는 양만 줄인다고
살이 쭉쭉 빠지는 게 아니다

다이어트를 한다고 하면 가장 흔하게 듣는 조언은 바로 이 말입니다.

"적게 먹고 많이 움직여라."

많이 움직이라는 부분에 관해서는 앞서 말씀드렸습니다. 이번에는 "적게 먹고" 부분을 봐야 할 차례입니다. 일단 우리가 보통 생각하는 살이 빠지는 원리는 다음과 같습니다.

우리는 이제까지 5,000kcal를 먹는 사람이 3,000kcal를 쓰면 남는 2,000kcal만큼 살이 찐다고 생각했습니다. 같은 맥락에서, 살이 빠지려면 3,000kcal 쓰는 것은 그대로 두고 먹는 것을 줄이면 됩니다. 만약 5,000kcal 먹던 사람이 1,000kcal만 먹는다면 1,000 − 3,000 = −2,000이니까 2,000kcal만큼 모자라게 됩니다. 그러면 우리 몸에서는 모자라는 2,000kcal만큼 지방에서 에너지를 꺼내 쓸 것입니다. 즉,

살이 빠질 겁니다.

　이런 방식의 계산이 정말로 맞을까요? 아쉽게도 우리 몸에는 '대사적응'이라는 것이 있습니다. 대사적응이란 쉽게 말해서, 돈이 들어오는 만큼 쓰는 겁니다. 많이 벌면 많이 쓰고, 적게 벌면 적게 쓰는 겁니다. 먹는 양을 확 줄이면 대사적응이 일어나서 쓰는 칼로리가 3,000kcal 그대로 유지되지 않습니다. 몸에 들어오는 1,000kcal에 맞춰서 칼로리를 적게 써버립니다. 예를 들어 1,000kcal만 들어오니까 500kcal만 쓰는 식으로 몸이 '적응'해 버리는 겁니다. 더 정확히는 신진대사 등 몸의 모든 '대사'가 '적응'하는 겁니다. 그래서 대사적응입니다.

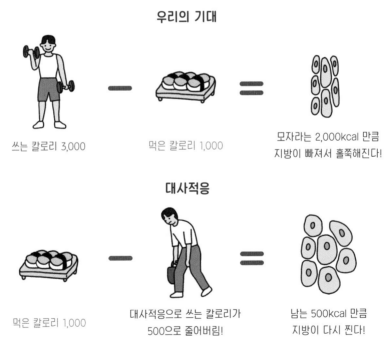

우리의 기대

쓰는 칼로리 3,000 　먹은 칼로리 1,000 　모자라는 2,000kcal 만큼
　　　　　　　　　　　　　　　　　　　지방이 빠져서 홀쭉해진다!

대사적응

먹은 칼로리 1,000 　대사적응으로 쓰는 칼로리가 　남는 500kcal 만큼
　　　　　　　　　500으로 줄어버림! 　　　지방이 다시 찐다!

체중 감량에 대한 우리의 기대와 대사적응에 의한 반전

대사적응은 생각보다 굉장히 무서운 녀석입니다. 에버딘 의과학 연구원의 2015년도 연구를 보면 음식 섭취를 제한시켜서 섭취 칼로리를 줄였더니 대사율이 크게 감소되었습니다. 즉 적게 먹으니 대사량도 줄어든 것이죠. 정말 무서운 것은 이제부터입니다. 적게 먹으니까 살이 빠지긴 했는데 심장, 폐, 간과 같은 대부분 장기의 크기가 줄어들었고 그러면서 더 적은 에너지를 소비하게 되었습니다. 특히 비장과 고환은 굉장히 크게 줄어들었습니다.

그렇다면 이러한 대사적응은 왜 일어나는 것일까요? 대사적응은 인간이 살아남기 위한 생존 본능입니다. IMF 같은 경제 대공황이 와서 원래 300만 원이던 월급이 100만 원으로 줄었다고 쳐봅시다. 그러면 이 100만 원을 어디에 쓸까요? 80인치 TV를 사는 데 쓸까요? 아니면 쌀 사고 월세 내는 데 쓸까요? 당연히 필수적인 곳에 돈을 먼저 쓰게 될 겁니다. 심지어 그 필수적인 것도 아껴서 살 겁니다. 월세 50만 원에 살았다면 30만 원인 집으로 옮기면서 말입니다.

이제 앞선 에버딘 의과학 연구원의 2015년도 연구를 한 번 더 생각해보겠습니다. 당장 내가 숨을 쉬고 몸에 혈액을 공급해야 살 수 있으니 생존에 가장 필수적인 심장, 폐, 간으로 보내는 에너지는 많이 안 줄입니다. 반면에 면역을 담당하는 비장과 생식을 담당하는 고환은 지금 없어도 당장 죽는 것은 아니니 우선순위가 뒤로 밀립니다. 지금 당장 숨을 못 쉬면 죽는데, 병에 걸리는 것이나 자손을 남길 걱정을 할 겨를이 없습니다. 그래서 다이어트를 심하게 하는 경우에 성욕이 줄어들거나, 면역력이 일시적으로 약해지는 경우가 있습니다. 다이어트를 할 때 탈모가 일어나는 경우도 비슷한 원리로 일어나는 것입니다. 우리 생존에는 머리카락이 크게 필요 없으니까요.

비슷한 예로 1950년에 발표된 미네소타 기아 연구가 있습니다. 해당 연구에서는 성인 남성 32명을 대상으로 24주간 하루 1,570kcal를 먹었습니다. 그랬더니 체중의 약 25%가 빠졌는데, 문제는 대사도 적응하여 체중 대비 예상 수치보다 20% 더 떨어졌습니다. 즉 줄어든 칼로리 섭취량에 적응하여 대사도 확 줄었다는 겁니다. 또 참가자들의 성욕도 크게 줄어들었으며 무기력증과 우울감, 피로감에도 시달렸습니다.

어쨌든 여기까지 나온 내용을 정리해보면 다음과 같습니다. 우리가 체중을 줄이기 위해 음식을 적게 먹으면 우리 몸은 에너지 소비를 줄여서 생존하려는 자연스러운 반응을 보입니다. 그것이 바로 대사적응입니다. 들어오는 에너지가 줄어드니까 필수적인 장기는 에너지 소모를 줄이고, 필수적이지 않은 녀석들은 거의 안 쓰는 방향으로 적응하는 겁니다. 그래서 무조건 적게 먹는 게 답은 아니라는 겁니다. 적게 먹은 만큼 덜 쓰게 되니까요.

그래도 앞서 미네소타 기아 연구에서도 체중이 25%나 빠졌고, 또 에버딘 의대의 실험에서도 체중은 빠졌습니다. 대사적응이 일어나더라도 체중이 빠지긴 한다면 그냥 적게 먹는 게 맞지 않을까요?

일단 굶으면 살이 어느 정도 빠지는 건 맞습니다. 대사적응이 있든

없든 분명히 적게 먹으면 살이 빠집니다. 대사적응이 일어나는 데는 시간이 걸리기 때문에 일단 적게 먹으면 처음에는 살이 빠질 겁니다. 하지만 처음에만 그렇습니다. 대사적응의 무서운 점은 바로 여기에 있습니다.

굶거나 적게 먹는 다이어트를 시작하면 처음에는 체중이 그럭저럭 잘 줄어듭니다. 하지만 시간이 조금만 지나면 체중 감소 속도가 점점 느려지는 것을 경험할 수 있습니다. 이는 대사적응이 일어나면서 우리 몸이 에너지 소비를 점점 줄이기 때문입니다. 이렇게 가면 적게 먹는데도 살이 빠지지 않는 상황이 오게 되는데요, 이것을 보통 '정체기'라고 부릅니다. 즉 어느 정도까지는 빠진다 해도 그 이상은 대사적응이 일어나 더 빠지지 않는다는 겁니다. 그렇게 되면 여러분은 정체기를 극복하기 위해서 어떻게 하시겠습니까? 이미 거의 굶다시피 하면서 뺐는데 거기서 음식을 더 줄이시겠습니까? 참고로 굶는 것도 한계가 있고, 우리 몸에도 해롭습니다. 앞서 미네소타 기아 연구에서 극도로 굶은 사람들은 모두 정신이 피폐해질 뿐만 아니라, 어떤 이는 도끼로 자신의 손을 내리쳐 영구적인 장애도 얻었습니다. 그런 극단적인 경우가 아니더라도 고환이 쪼그라들고 머리카락도 빠집니다. 즉 대사적응이 오면 더 안 먹으면 된다는 생각은 다이어트가 아니라 우리의 건강에 문제가 됩니다.

문제는 이것뿐만이 아닙니다. 당장 빠지는 데서만 문제가 생기는 것이 아니라 요요 확률도 크게 올라갑니다. 대사적응은 굶거나 무작정 칼로리 소비를 줄이는 다이어트를 하는 바람에 대사 자체가 줄어드는 것이므로 이렇게 한번 줄어든 대사는 쉽게 돌아오지 않습니다.

대사가 줄어든 상태에서는 음식을 조금만 더 먹어도 갑자기 살이 확 찌게 됩니다. 대사가 워낙 많이 떨어져 있으니 약간의 칼로리만 늘려서 먹어도 크게 살이 찌게 되는 겁니다. 이것이 바로 여러분들이 요요를 겪으면 원래보다도 살이 더 찌는 이유입니다. 미네소타 기아 연구에서도 연구 후에 식단이 원래대로 돌아오자 참가자들의 지방이 1kg 늘었습니다.

이렇게 '굶으면서 빼기 → 대사적응 → 요요 → 원래보다 살이 더 찜' 과정을 반복하면서 계속 체중이 늘어나는 것을 전문 용어로 '웨이트 사이클링weight cycling'이라고 합니다. 이 부분에 대해서는 뒤에 더 자세히 설명드리겠습니다. 어쨌든 중요한 점은 무작정 굶거나 덜 먹

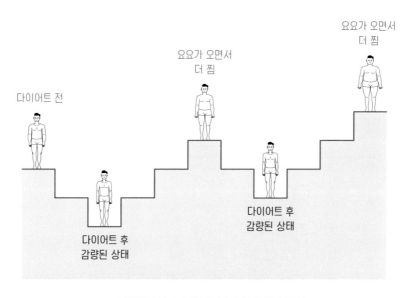

다이어트와 요요의 반복으로 인한 체중 증가

으면 초기에는 살이 좀 빠질지 몰라도 어느 순간부터는 정체기가 강하게 찾아올 뿐만 아니라 그 뒤에는 대사가 낮아진 상태라 조금만 더 먹어도 요요가 오고 심지어 원래보다도 살이 더 찌게 된다는 겁니다.

김원장의 핵심 정리

○ 먹는 양을 줄이면 대사적응이 온다.

○ 대사적응이 오면 정체기나 요요가 온다.

○ 먹는 양을 줄이면 초반에만 감량 속도가 빠르고 뒤로 갈수록 다이어트에 불리하다.

칼로리만 따져서는
살이 빠지지 않는다

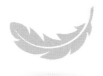

다이어트를 할 때 여러분이 가장 많이 쓰는 단어 중 하나가 바로 칼로리입니다. 어떤 음식이 살이 찌는 음식인지 아닌지 판단할 때 가장 먼저 생각하는 것이 바로 이 칼로리이기 때문입니다. 그런데 칼로리만 생각하면 큰코다치는 경우가 많습니다. 칼로리는 절대적인 것이 아닙니다. 오히려 그 태생 자체가 다이어트와는 별 상관이 없는 것일지도 모릅니다.

칼로리의 정확한 정의부터 보겠습니다. 칼로리는 한마디로 에너지의 양입니다. 어떤 음식이 어느 정도의 에너지를 가지고 있느냐를 표현합니다. 더 구체적으로는 물 1g의 온도를 1℃ 올리는 데 필요한 에너지의 양을 1cal라고 합니다. 즉 얼마만큼 온도를 올릴 수 있느냐를 보여주는 것입니다. 그래서 열량이라고도 표현합니다. 칼로리를 다이어트에서 많이 활용하는 이유는 어떤 음식에 에너지가 얼마나 많은지 가장 직관적으로 알 수 있기 때문입니다. 에너지가 많은 음식일수록 우리 몸에서 다 소모하지 못할 것이고, 그러면 쓰고 남은 양이 지방으로 저장될 것이기 때문입니다.

그런데 물의 온도를 얼마만큼 올릴지 도대체 어떻게 판단하는 걸까요? 실제로 태워보면 됩니다. 아래 그림은 '밤 칼로리메트리**bomb calorimetry**'라는 기계입니다. 이 안에 음식을 넣고 태워서 물의 온도가 얼마나 오르는지를 측정합니다.

그러면 이제 칼로리만 따지는 것이 뭐가 문제인지 아셨을 겁니다. 태워서 나오는 에너지와 사람에게 흡수되는 에너지가 다를 수 있기

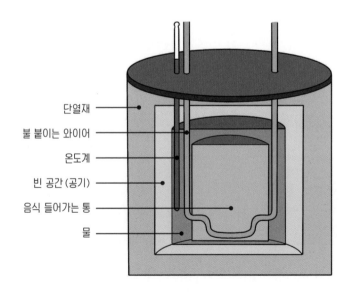

단열재
불 붙이는 와이어
온도계
빈 공간 (공기)
음식 들어가는 통
물

밤 칼로리메트리

때문입니다. 예를 들어 사람에게는 흡수가 잘 안 되는데 불에는 잘 타는 음식이라면 칼로리가 높게 나오더라도 살이 안 찌지 않을까요?

실제로 그런 경우들이 있습니다. 2008년 미국농림식품부의 데이비드 베이어 연구원에 따르면 아몬드 같은 경우에는 애트워터 방식(음식물에 함유되어 있는 영양소 총량을 종류별로 측정하고, 종류에 따른 열량 값을 무게와 비율만큼으로 열량을 환산하는 방식)으로 측정된 칼로리보다 실제 흡수되는 칼로리가 20% 정도 낮았다고 합니다. 또 다른 연구에서는 피스타치오가 5% 더 낮게 나왔습니다. 이건 견과류가 몸에 흡수되는 방식의 차이 때문입니다. 견과류를 통째로 먹은 사람은 땅콩잼으로 먹은 사람보다 더 많은 지방이 대변으로 배출된다고 합니다. 즉 땅콩을 땅콩잼으로 먹지 않고 직접 씹어 먹으면 칼로리가 덜 흡수된다는 겁니다.

그리고 칼로리에는 좀 더 현실적이고 구조적인 문제도 있습니다. 사과는 도대체 몇 칼로리일까요? 만약 김 씨네 과수원에서 나온 사과는 크기가 좀 커서 사과 1개에 150kcal가 나오는데, 박 씨네 과수원에서 나온 사과는 알이 좀 작아서 1개에 50kcal가 나온다면 어떨까요? 세상의 모든 사과는 품종도, 당도도 전부 다르기 때문에 칼로리가 같게 나올 수가 없습니다. 우리가 사과의 칼로리를 말할 때 세상 모든 사과를 다 태워보고 평균을 구하는 것도 아니기 때문에 한계가 있을 수밖에 없습니다.

거기에 더해서 미국의 FDA나 우리나라의 농림식품부 모두 칼로리 값을 표시할 때 20%까지는 오차를 허용하고 있습니다. 애초에 이 칼로리라는 수치 자체가 완벽하게 측정할 수 없기 때문에 오차 허용 범위를 주는 겁니다. 주의할 점은 또 있습니다. 식약청 식품 표시 기준에 따르면 100mL당 4kcal 미만이면 제로 칼로리로 써도 됩니다. 즉 우리는 제로 칼로리라고 하면 정말 0kcal를 생각하는데, 실제로는 아닐 수도 있다는 겁니다. 즉 칼로리라는 것이 살이 찌는 것을 파악해 줄 수 있는 절대적이고 완전한 수치는 아닙니다. 칼로리는 어디까지나 얼마나 살이 찔지 예측해 보는 수치일 뿐입니다.

김원장의 핵심 정리

○ 칼로리는 음식을 태워서 나오는 에너지양일 뿐이다.
○ 사람에게 실제로 흡수되는 칼로리는 식품에 표시된 칼로리와 다를 수 있다.

다이어트는
의지력으로 하는 게 아니다

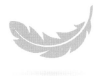

아직도 강철 같은 의지력이 있어야 다이어트를 할 수 있다고 생각하시나요? 2020년에 하버드대 의대, 듀크대 의대 등 내로라하는 세계적인 비만 전문가들이 모여서 학술지 〈네이처〉에 발표한 선언문에는 다음과 같은 말이 있습니다. "의지력과 다이어트는 상관이 없다."

해당 선언문에서는 이렇게 이야기합니다. "우리가 살이 찌는 데는 식사량과 운동량 외에도 다른 것들에 영향을 받는다. 예를 들어, 총에너지 섭취량을 파악할 때는 음식을 얼마나 먹었느냐만이 아니라, 내 몸의 위장관에서 얼마나 흡수시킬 수 있느냐도 고려해야 한다. 그리고 음식에서 내 몸으로 얼마나 에너지가 흡수되는지는 소화 효소, 담즙산, 미생물, 장내 호르몬, 신경 신호 등 다양한 요인에 영향을 받는다. 이러한 요인들은 전부 내 의지력으로는 조절할 수 없다."

운동에 대한 언급도 있습니다. "칼로리 소모도 신체 활동으로만 이루어지지 않는다. 운동을 포함한 신체 활동은 일일 총에너지 소비량의 약 30%만 차지한다. 반면에 아무것도 하지 않아도 소모되는 신진대사 칼로리는 일일 총에너지 소비량의 60~80%를 차지한다. 거기에 소화를 위해 필요한 칼로리도 10%나 차지한다. 따라서 운동선수가 아니라면 개인이 운동을 통해 소비하는 에너지는 매우 적다." 이 부분은 앞서 운동 파트에서도 제가 설명해드렸습니다.

선언문에서는 비만의 모든 원인을 의지력으로만 돌리는 탓에 비만이 더 심해진다고도 합니다. "살이 찐 사람은 게으르거나 자제력이 없을 것이라는 등 체중에 기반한 낙인을 찍는 행위는 살이 찐 사람의 정신 건강에 매우 해롭다. 특히 우울, 불안, 자존감 저하, 사회적 고립, 스트레스, 약물 사용의 위험을 증가시킨다." 즉 비만의 원인을 잘못 알고 있다 보니, 그 잘못을 개인에게 돌립니다. 그러면 사람들이 조금만 살이 쪄도 스트레스를 많이 받아 우울해지고, 우울해지면 스트레스로 인해 식욕이 더 생겨 더 자주 폭식을 하게 됩니다. 이렇게 돌고 도는 악순환이 됩니다.

김원장의 핵심 정리

○ 운동과 절식으로 살이 빠지지 않으므로 의지력은 다이어트의 전부가 아니다.
○ 의지력이 다이어트의 전부라고 생각하면 원인을 잘못 짚은 것이므로 다이어트에 실패한다.

남의 다이어트 방법을
따라 한다고 살이 빠지지 않는다

다이어트를 위해 '노력'하고 있나요? 그렇다면 다이어트를 완전히 잘 못 하고 계시는 겁니다. 다이어트는 절대적으로 '무노력'으로 해야 합니다. 무노력이란 말을 들으면 거부감이 들 수도 있습니다. 다이어트는 힘든 게 당연하지, 무노력으로 가능한가? 하는 생각이 들 수도 있습니다. 하지만 아주 절실하게 말씀드리고 싶습니다. 다이어트는 힘이 들면 안 됩니다. 다이어트는 숨 쉬도록 자연스러워져서 힘들이지 않고 가능해야 합니다. 무노력 다이어트가 답입니다. 앞서 의지력으로 살이 빠지는 것이 아니라고 말씀드렸습니다. 다이어트가 자연스럽게 삶에 녹아들어서 내가 따로 노력하지 않고도 가능해야 합니다. 노력을 하는 부분은 단 하나, 다이어트에 대해 공부하고 알아가는 부분입니다. 일단 알아서 내 몸에 장착만 시키면 그 뒤부터는 무노력으로

살이 빠져야 합니다. 그래야 유지도 되고 요요가 오지 않습니다.

물론 완전히 아무것도 하지 않는 것은 아닙니다. 아주 약간의 노력은 해야 할 겁니다. 하지만 몸에 모든 다이어트 방법이 습관이 되고 나면, 따로 노력을 하지 않아도 거의 무노력에 가깝게 다이어트가 됩니다. 그래야 유지가 됩니다. 안 그러면 힘들어서 관두게 됩니다. 그리고 힘들다고 다이어트를 관두면 요요가 옵니다.

이건 마치 숨을 쉬는 것과 같습니다. 숨 쉴 때 노력을 하는 사람은 없습니다. 그건 문제가 있는 숨쉬기입니다. 숨은 노력을 하지 않고 편안하게 쉬어야 합니다. 다이어트도 그래야 합니다.

무노력을 하는 게 양심에 찔리신다고요? 그러실 필요 없습니다. 이제까지 다이어트를 몇 번 해보셨을까요? 성공도 몇 번 해보셨을 겁니다. 그런데 왜 또 이 책을 읽고 계신 걸까요? 요요가 왔기 때문입니다. 요요가 온 이유는 어렵게 노력만 해서 살을 뺐기 때문입니다. 그렇게 하면 결국에는 다이어트를 그만두게 됩니다. 애초에 무노력 다이어트를 했다면 그럴 필요가 없습니다. 유지를 위해서라도 무노력 다이어트를 해야 합니다.

무노력, 말만 그럴싸하지 완전 거짓말 같다고요? 그 반대입니다. 강철 같은 의지로 열심히 해야 한다, 이런 다이어트야말로 거짓말입니다. 제가 그 이유를 말씀드리겠습니다. 비만은 원인이 다양하고 복잡한 질환입니다. 정말 수많은 것이 비만에 영향을 줍니다. 예를 들어 앞서 선언문에서도 나온 소화 효소, 담즙산, 미생물, 장내 호르몬,

신경 신호 등이 있습니다. 또 대사적응, 웨이트 사이클링, 정체기, 요요도 있습니다. 심지어 여러분의 사회적인 관계, 즉 누구를 만나느냐도 연관이 있으며, 어떤 감기 바이러스에 걸렸는지, 유전적인 부분도 영향을 줍니다. 몇 시에 자느냐도 당연히 연관이 있고, 운동하기, 먹는 양, 의지력도 약간씩은 영향을 줍니다. 그런데 이렇게 복잡하게 얽혀 있는 다이어트가 덜 먹고 많이 움직이는 것만으로 과연 해결이 될까요? 절대 그럴 리가 없습니다. 잠깐은 빠지더라도 결국 수많은 요소가 톱니바퀴처럼 돌아가며 체중을 원래대로 돌려놓을 겁니다.

'이것'만 하면 살이 쭉쭉 빠진다, 살이 찌는 원인은 전부 '이것' 때문이다, 라고 말하는 시중의 수많은 다이어트 책들도 마찬가지입니다. 매우 복잡한 비만이란 질환을 아주 단순하게 생각하고 또 쉽게 말을 합니다. 예를 들어 과일하고 채소만 먹으면 다 빠지는 것처럼 이야기하기도 하며, 밀가루만 끊으면 된다고 이야기하기도 합니다. 그런데 복잡한 문제에 단순한 해결책은 통하지 않습니다.

비만도 여러 가지 원인들이 합쳐져서 굉장히 복잡합니다. 즉 **복합질환입니다.** 비만 치료는 그래서 어려운 것이며 단순한 해결책은 대부분 듣기 좋은 거짓말인 경우가 많습니다. 그런데 많은 한국인들이 주입식 교육에 익숙한 탓에 "그래서 어떻게 하면 되는데?" "결론만 이야기해줘."라는 말을 달고 삽니다. 다이어트 책들도 여기에 순응하여 단순한 몇 가지 요약, 무슨 무슨 프로그램, 몇 주 완성 프로그램 등으로 이 문제를 해결하려고 합니다. 이런 것들 대부분 잠깐만 살이 빠졌다가 다시 찌기 십상입니다. 사람의 몸은 대부분 살찌기 쉽도록 수년, 수십 년에 걸쳐서 변해왔습니다. 이걸 겨우 몇 주 만에 뒤집는 게 말이 될까요? 손톱 물어뜯기 같은 단순한 버릇도 고치는 데 3개월은 넘게 걸립니다. 그런데 복합 질환인 비만으로 인해 살이 찌기 쉬운 몸으로 변한 것이 몇 주 만에 변할 수 있을까요?

책뿐만이 아닙니다. 유튜브 등에서도 수많은 전문가들이 나와 그럴싸한 근거를 들어가며 한 가지 방법으로 비만을 해결 할 수 있다고 말합니다. '비만은 탄수화물 때문이다. 아니다, 뱃살은 이 운동만 해도 삭제할 수 있다. 아니다, 살 빠지는 데는 인슐린 저항성이 제일 중요하다.' 등등 간단한 해결책만 내세우는 수많은 다이어트 방법들이 잠깐 반짝했다가 사라지고 있습니다. 이렇게 한 가지 방법으로 비만을 해결하려는 방법들 대부분 현미경으로 숲 전체를 봤다고 착각하면서 스포이드로 산불을 끄려는 것과 같습니다. 이 방법들 모두 완전히 틀린 것은 아니지만, 또 완전히 맞는 것도 아닙니다. 이 방법들 전부 한 가지 요소에만 집중을 하고 있는 오류를 범하고 있습니다. 이래서는 안 됩니다. **복합적인 문제에는 전체를 아우르는 종합적인 해결책이 필요합니다.**

무엇보다 이렇게 해야 하는 결정적인 이유가 있습니다. 방금 제가 말씀드린 대로, 비만이라는 100점짜리 시험에는 '운동'과 '적게 먹기'라는 50점짜리 문제 2개만 있는 게 아닙니다. 1점짜리 문제가 100개 있습니다. 예를 들어 잠을 못 자면 살이 찌고 잘 자면 살이 빠지는 것이 있습니다. 그리고 이러한 1점짜리 문제들은 하기 힘든 것도 있지만, 그게 뭔지 알기만 하면 매우 쉬운 것도 있습니다. 방금 말씀드린

40

수면 문제도 한번 버릇만 들이면 매우 쉬운 부분입니다. 즉 뭐가 답인지 알기만 하면 무노력으로 쉽게 얻어 갈 수 있는 배점이 굉장히 많습니다. 저는 다이어트라는 시험에서 무노력으로 가능한 부분이 60점 이상이라 생각합니다.

따라서 여러분은 이 복잡다단한 문제들을 조금씩 파악해가며 습관으로 만들 수 있는 부분은 전부 무노력으로 몸에 장착시켜야 합니다. 그렇게 하면 내가 따로 힘들게 노력하지 않아도 살이 저절로 빠집니다. 마치 숨 쉬듯이, 너무나 당연한 것처럼 살이 빠져야 진짜 다이어트입니다.

또한 사람은 너무나 다양합니다. 다이어트를 해서 얻고자 하는 것도 모두 다릅니다. 다이어트를 하는 이유도 다릅니다. 즉 내가 어떤 사람이냐에 따라 다이어트 방법이 같을 수가 없습니다. 팔다리 길이가 다르면 근력 운동을 할 때도 자세가 남들과 완벽하게 같을 수는 없을 겁니다. 이렇게 사람마다 다른 것을 개체적 특이성이라고 합니다. 지금까지의 다이어트는 이러한 개체적 특이성을 무시하는 경우가 많았습니다.

지금 우리가 하려는 것이 다이어트가 아니었다면 아마 잘못된 방식이라는 비난이 쏟아졌을 겁니다. 만약 실력이 전혀 다른 두 학생을 가르치는 과외 선생님이 똑같은 교육 방식, 문제집, 해결책을 사용한다면 뭐라고 하시겠습니까? 낙제점을 받는 학생이 중간 정도의 성적으로 가려는 경우와, 우등생이 만점을 받으려고 하는 경우는 다르지 않냐고 말하지 않을까요? 그런데 놀랍게도 현재 다이어트 업계에서는 모든 사람을 똑같이 바라보고 획일적인 방식을 제공합니다. 원인을 바로 알고 자신의 상황에 따라 각기 다른 방법들을 상황에 맞게 적용해야 하는데, 지금은 망치로 나사를 돌리고, 회도 썰고, 글씨도 쓰려는 꼴입니다.

예를 들어봅시다. 남자 180cm에 120kg인 사람이 있습니다. 평생 날씬해 본 적이 없고 어릴 때부터 소아 비만이었습니다. 스트레스도 많고 온몸에 온갖 병을 다 달고 있습니다. 당뇨병부터 고혈압까지 문제가 없는 곳이 없습니다. 심지어 허리와 무릎이 너무 아픈데 병원을 가보니 살이 쪄서 그렇다고 합니다. 결국 살기 위해 다이어트를 하려고 합니다. 목표는 80kg 정도로 평균 체중에만 도달하면 더 바랄 것이 없다고 합니다.

또 다른 예로 170cm에 65kg인 제약회사 영업직 여자분이 있습니다. 좋은 남자를 만나서 결혼하려고 하는데 웨딩드레스를 입어보니 본인이 마음에 드는 드레스는 몸에 맞지를 않습니다. 드레스숍에서 말하기를 5kg 정도만 감량하면 딱 좋을 것 같다고 합니다. 결혼식까지는 3개월이 남았습니다. 3개월 안에 5kg을 어떻게든 빼야 하는데 직업상 술자리가 잦습니다.

이 두 사람은 비만에 대한 정의와 다이어트 목표가 전혀 다릅니다. 한 사람은 평생 고도비만이었다가 한 번도 가본 적이 없는 정상체중이 되려는 겁니다. 또 한 사람은 정해진 기간 안에 아주 약간의 감량이 필요합니다. 그런 **두 사람이 똑같은 다이어트 방식을 취하는 게 맞는 걸까요?**

비만은 원인이 복잡하여 이미 복합 질환인데 방금 말씀드린 것처럼 비만을 겪는 사람의 상황과 니즈가 모두 달라서 또 복합 질환입니다. 따라서 **비만은 복합 + 복합으로 초복합 질환입니다.** 비만 치료는 그래서 어려운 것이며 단순한 해결책은 대부분 듣기 좋은 거짓말인 경우가 많습니다.

따라서 올바른 다이어트를 위해서는 비만이라는 질환에 대한 전반적인 이해도를 높여줌과 동시에 다양한 상황에 대처할 수 있도록 다이어트의 머리털 끝부터 발끝 솜털 끝까지 전부 알아야 합니다. 처음에는 좀 어려울지 몰라도 오히려 이렇게 해야 나중이 편해집니다. 공부 없이는 안 됩니다. 공부해서 제대로 알고 나면 내 몸에 무노력 다이어트가 뿌리내리게 됩니다.

또 나에게 맞는 다이어트 방법을 찾아내서 나만의 다이어트를 디자인해야 합니다. 마치 요거트에 토핑을 뿌리듯이 나만의 다이어트 토핑을 디자인해야 합니다. 물론 기본 요거트가 존재하듯이 다이어트도 기초는 모두 똑같습니다. 하지만 토핑은 다를 수 있다는 이야기입니다.

그래서 저는 제안합니다. 이 책을 잘 읽어보시고 다이어트에 대해서 많은 것을 깨달으셨으면 좋겠습니다. 살이 찐 원인들을 파악하고 자신의 문제를 진단하여 해결책을 찾아가시기 바랍니다. 부처는 이렇게 말했습니다. "무지도 죄다."라고 말입니다. 모르는 것도 내 몸에 죄가 됩니다. 남이 떠먹여 주기만 바라지 말고 제대로 공부해야 합니다. 지금 이 책으로 공부만 하셔도 무노력 다이어트가 가능합니다.

절대로 요약본만 보거나 정리된 것만 보려고 하지 말아야 합니다.

전체적으로 다 보고 그 원리를 파악하신 후에 요약본을 보는 것은 상관없습니다. 그런데 바쁘다는 핑계로 요약본만 보는 사람들이 많습니다. 요약본이라는 것은 결국 요약한 사람의 상황에 맞는 중요한 내용들입니다. 즉 그건 그 사람에게 맞는 다이어트 토핑입니다. 나에게 필요한 것과는 완전히 다를 수 있습니다. 제발 다른 사람에게 맞춘 사이즈의 옷을 억지로 껴입으면서 '왜 안 되지? 왜 나한테는 안 맞지?'라는 말을 하지 마시기 바랍니다. **요약을 해도 내가 해야 하고, 정리를 해도 내가 해야 합니다.**

상술에 현혹되거나 허술하고 잘못된 정보들에 휘둘리지 마시기 바랍니다. 쉽게 돈을 버는 방법을 찾다 보면 대개 범죄나 사기입니다. 다이어트도 마찬가지로 쉽게 살을 빼려고 하면 요요나 탈모 등의 부작용을 얻습니다. 쉽게 가려고 하지 마시고 제대로 된 방법으로 하시기 바랍니다. 일단 공부를 해서 각 요소들을 이해하고 몸에 배기만 하면 그 뒤로는 무노력 다이어트가 가능합니다.

잘못된 정보에 휘둘리지 않고, 이 책을 읽고 있는 여러분이 자랑스럽습니다.

김원장의 핵심 정리

○ 비만은 굉장히 다양한 원인이 뒤섞인 복합 질환이다.

○ 이제까지 나온 다이어트 책들은 비만의 원인을 한두 가지로만 규정하고 간단한 해결책을 제시한다.

○ 복합적인 문제에 간단한 해결책은 나올 수 없다. 전체를 아우르는 종합적인 해결책이 필요하다.

○ 여러 가지 문제에 조금씩 다 손을 대면, 큰 노력 없이 저절로 살이 빠지는 몸이 되어 무노력 다이어트가 가능해진다.

○ 무노력 다이어트를 안 하면 다이어트를 관두게 되어 요요가 온다.

○ 비만을 겪는 사람의 유형이 다양한 만큼 나만의 다이어트 토핑이 필요하다.

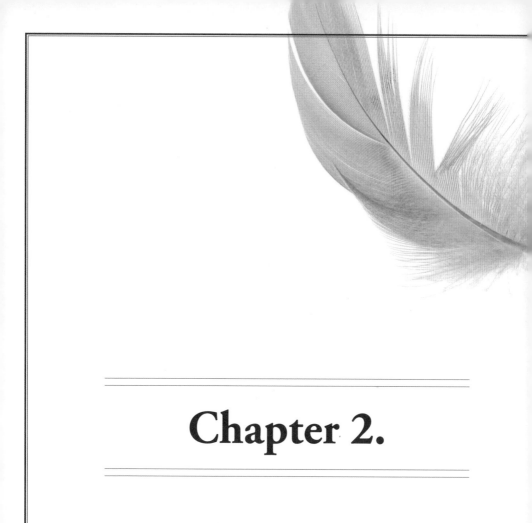

Chapter 2.

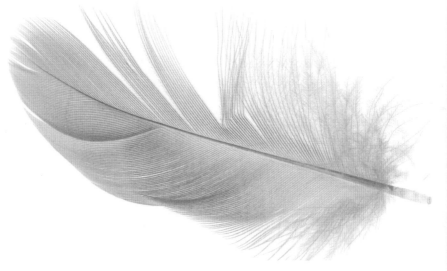

무노력
다이어트를 위한
최소한의 지식

DIET
REVOLUTION

다이어트 목표는
마음대로 정하는 게 아니다

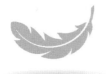

이제까지 나온 거의 모든 다이어트 책을 보면 서술 순서가 크게 잘못되어 있습니다. 바로 식단으로 들어가서 이것만 이렇게 먹으면 된다, 정해진 3주 프로그램만 따라 해라, 이렇게 이야기합니다. 책을 그런 식으로 쓰는 이유는 주입식의 단순한 해결책만을 원하는 대부분 한국인의 정서에 따른 겁니다. 그런데 앞서 말씀드린 대로 비만은 초복합질환입니다. 그렇기에 다이어트 책에서 가장 먼저 언급해야 할 것은 식단이 아닙니다. 목적지도 모르는데 걷는 방법을 가르쳐 줘서 무슨 소용이 있을까요? 목적지를 제대로 정하는 법과 목적지까지 가는 데 시간이 얼마나 걸리는지 알려줘야 합니다. 다이어트의 시작은 현실적인 목표를 잡는 법과 몇 kg이 몇 개월 만에 빠지는 게 정상인지 아는 것부터입니다.

다이어트를 시작하기 전에 가장 먼저 해야 할 일은 목표 체중을 정하는 겁니다. 그런데 이 목표는 내 마음대로 정하는 게 아닙니다. 목표를 정하는 것도 전부 근거와 이유가 있어야 합니다. 15년 동안 임상을 보면서 느낀 점은 대부분의 환자분이 목표를 너무 대충 정하는 경향이 있다는 것입니다. 그런데 목표를 너무 낮게 잡으면 의욕이 떨어지기도 하고 너무 높게 잡으면 실망하기도 합니다. 따라서 목표를 정하는 가장 쉬운 방법 세 가지를 알려 드리겠습니다.

목표를 정하는 첫 번째 방법은 평균 체중을 목표로 잡는 겁니다. 평균 체중이란 우리나라 국민들의 체중을 조사하여 평균을 내본 수치입니다. 평균 체중은 대부분의 사람이 건강에 무리 없이, 또 요요 없이 도달할 수 있는 체중입니다. 인간의 체중은 생리학적 구조상 어느 정도 정해져 있으며, 그 정해진 체중을 벗어나는 것이 상대적으로 어렵기 때문입니다. 평균 체중은 아래 표에 연령대별로 정리해 놓았습니다.

성별	평균 체중(kg)								
	전체	19세 이하	20대	30대	40대	50대	60대	70대	80세 이상
합계	66.76	69.04	66.99	71.08	69.50	66.12	63.66	61.67	57.89
남자	74.33	74.76	76.59	79.46	77.44	73.14	69.51	66.60	63.26
여자	58.65	59.81	58.17	59.65	59.75	58.87	58.17	57.23	53.54

출처 : KOSIS 국가정보통계포털

평균 체중

목표를 정하는 두 번째 방법은 표준 BMI를 목표로 삼는 겁니다. BMI 또는 체질량 지수라는 개념을 들어보셨을 겁니다. 공식은 다음과 같습니다.

> **자신의 체중(kg) ÷ 자신의 키(m) ÷ 자신의 키(m) = 자신의 BMI**

이 식대로 계산을 해서 나온 자신의 BMI를 아래의 표에서 찾아보면 내가 표준체중인지 과체중인지 등을 알 수 있습니다. 표준 BMI는 18.5~22.9 사이에 들어가면 됩니다. 참고로 표준 BMI는 의학적으로 권장하는 정상체중이며, 평균 체중과는 다릅니다. 평균 체중은 그냥 일반 사람들의 체중을 모두 측정해 평균값을 구한 겁니다. 표준 BMI는 사람들을 실제로 측정해 본 값이 아니라 이 정도의 체중이 가장 건강에 좋을 것이라는 전문가들의 '권고'입니다.

BMI	현재 우리나라 기준	WHO 세계 기준
0~18.4	저체중	저체중
18.5~22.9	정상체중	정상체중
23~24.9	과체중	정상체중
25~29.9	비만	과체중
30~	고도비만	비만

BMI에 따른 우리나라와 세계 비만 기준

그런데 BMI가 현재 국제 표준에 가깝긴 하지만, 한 가지 큰 단점이 있습니다. 바로 개인의 특수성은 고려가 안 되어 있다는 점입니다. 예를 들어 근육이 많은 사람은 BMI가 불리하게 나옵니다. 근육은 같은 무게로 보면 지방보다 부피가 작습니다. 따라서 근육이 많은 사람은 실제로 보기에는 말라 보여도 무게가 더 나오기 때문에 BMI가 더 높게 나옵니다. 또 타고난 체질이 다른 경우도 있습니다. 예를 들어, 표준 BMI 밑으로 항상 말랐던 사람이 결혼과 출산 이후에 살이 쪘다면, 그전 몸무게로 돌아가는 것이 남보다는 쉽지 않을까 생각이 들 수 있습니다. 이런 분들을 위해서 저는 다음의 방법을 추천합니다.

다이어트 목표를 정하는 세 번째 방법은 예전 세트 포인트를 목표로 삼는 겁니다. 영국의 외과 의사이자 비만 전문의인 앤드루 젠킨슨의 저서 《식욕의 과학》에는 세트 포인트라는 개념이 나옵니다. 모든 사람에게는 정해진 체중, 즉 세트 포인트가 있으며, 어떻게 다이어트를 하든 결국 그 정해진 체중으로 돌아가게 된다는 겁니다. 젠킨스에 따르면 심지어는 위를 절제해도 결국은 체중이 그대로 다시 돌아간다고 합니다. 또 사람마다 신진대사율 등 차이가 많아서 세트 포인트가 서로 다를 수 있으며, 이 세트 포인트가 움직일 수도 있다고 하였습니다. 예를 들어 어떤 사람이 10년간 50kg이라는 세트 포인트를 가지고 있다가 어느 순간부터는 그 세트 포인트가 60kg이 될 수도 있다는 겁니다. 즉 한 사람이 평생에 걸쳐서 여러 개의 세트 포인트를 가지고 있습니다.

그리고 자신이 이전에 가지고 있던 세트 포인트로 돌아가는 것은 어느 정도 가능합니다. 물론 성인이 되기 전, 즉 고등학교 이전 시절의 몸무게는 어렵습니다. 그때는 아직 키도 다 크지 않았으니 당연히 어렵습니다. 또 의식적으로 노력해서 다이어트를 했을 때의 몸무게도 인위적인 체중이니 해당이 안 됩니다. 내가 별다른 조절하려는 노력 없이 수년간 일정한 몸무게를 유지했을 때가 살면서 몇 번 있었을 겁니다. 그게 바로 내 세트 포인트입니다.

그리고 보통은 이 세트 포인트가 다음의 경우에 바뀝니다. ① 성인이 된 직후. 보통은 대학 초년생 시절입니다. 그리고 ② 취업 ③ 이사 ④ 이직 ⑤ 결혼 ⑥ 출산 ⑦ 폐경 또는 남성 갱년기 전후 ⑧ 인생의 큰 시련 또는 이벤트 등이 그것입니다. 예를 들어 한 여성이 대학에 입학하고 40kg 정도를 쭉 유지하다가 취업 후 스트레스를 받아서 자주 술을 마시다 45kg 정도가 됩니다. 그러다가 결혼하고 아기를 낳은 후 현재까지 55kg을 유지하고 있다고 합시다. 이 여성의 경우에는 제일 낮은 세트 포인트가 40kg입니다. 그렇다면 이분은 40kg과 45kg 중에 목표를 정해 감량을 해볼 수 있습니다. 평균 체중이든 표준 BMI든 내 특수성이 고려된 것은 아니기 때문에, 이렇게 자신의 세트 포인트 중에 목표 체중을 정해보는 것도 좋은 방법입니다.

물론 더 오래전의 세트 포인트일수록 달성하는 게 훨씬 어렵습니다. 그 이유는 나잇살 때문입니다. 성장 호르몬은 지방분해와 관련이 깊은데 사춘기 때 절정을 이뤘다가 그 이후로 계속 줄어듭니다. 그래서 미국 존스 홉킨스 의대의 2013년 자료를 보면 사람은 보통 1년에 0.5~1kg 정도 체중이 증가한다고 합니다. 따라서 예전 몸무게를 찾고 싶다면 조금이라도 더 빨리 시작하는 게 유리할 수 있습니다.

그러면 이제 여러분의 다이어트에 얹을 토핑을 말씀드리도록 하겠습니다. 일단 나는 아무것도 모르겠고 생각하기도 귀찮다 하시는 분들은 평균 체중을 목표로 삼는 게 제일 좋습니다. 아무것도 계산할 필요가 없고, 대부분의 사람은 평균 체중을 목표로 삼았을 때 큰 무리가 없습니다. 또 평균 체중은 실제 사람들의 체중을 가지고 중간값을 낸 것이기 때문에 도달하기가 더 쉽습니다. 표준 BMI는 '체중이 여기까지 와야 한다'는 이상적인 체중이라, 평균 체중보다는 달성하기가 더 어렵습니다. 따라서 달성하기가 쉬운 만큼 고도비만이거나 과체중에서 정상체중으로 가려는 분들도 평균 체중은 좋은 목표가 됩니다.

다음으로 다이어트의 목적이 미용인 분들은 표준 BMI에서 가장 아래에 있는 18.5 정도를 목표로 삼는 게 좋습니다. 이 수치가 많은 한국인들이 미용체중이라고 하는 정도입니다. 이 정도 BMI라면 말랐다는 소리를 듣기도 하고 옷을 입을 때 가장 좋아보인다고도 합니다. 다만 BMI 18.5 이하는 저체중으로 몸에 문제가 생길 수도 있으니 권장하지 않습니다.

마지막으로 건강을 위해서 다이어트를 하는 경우에는 좀 더 생각이 필요합니다. 건강을 위해서 다이어트를 한다면 무조건 마를수록 좋을 것 같지만 그렇지 않습니다. 서울대 의대의 11년도 연구에서 114만 명을 9.2년 이상 추적 관찰한 결과에 따르면, BMI가 22.6~27.5인 경우, 즉 정상에서 약간 과체중일 때가 사망할 확률이 가장 낮은 것으로 나타납니다.

믿지 못하실 분들을 위해 고려대 의대의 2015년도 연구를 또 말씀드리면 50세 이상의 저체중인 사람은 사망 위험이 과체중인 사람의 3배라고 합니다. 즉 저체중이 과체중보다 3배 더 안좋습니다. 해당 연구의 저자는 특히 BMI 18.5 미만의 저체중군은 심혈관계 질환, 암 등 모든 분석에서 가장 높은 사망 위험을 보였다며 지방도 적당해야 좋은 면역세포가 만들어지며 외부에 저항하는 능력을 키울 수 있다고 하였습니다. 고려대 의대와 카톨릭 의대의 2018년도 합동 연구에서도 75,856명을 대상으로 5년간 추적하여 조사해 봤더니 낮은 BMI가 높은 사망률과 연관되었습니다. 특히 BMI가 18.5 미만인 사람들에게서 사망 위험이 증가하였습니다. 반면에 과체중으로 들어가는 BMI가 25 이상인 사람들은 사망률이 유의미하게 증가하지 않았습니다. 결론적으로 젊은 층에서는 높은 BMI가 사망률의 주요 위험 요인으로 생각될 수도 있으나 본 연구에서는 딱히 큰 위험도가 관찰되지는 않았고, 적어도 노년층에서는 오히려 낮은 BMI가 높은 사망률과 더 밀접한 관련이 있을 수 있다고 합니다. 따라서 노년층에서는 적정한 BMI를 유지하고 체중 감소를 예방하는 것이 더 중요할 수 있습니다.

즉 건강을 위해 감량하시는 분들은 굳이 낮은 체중이나 BMI를 목표로 하지 말고 BMI 18.5~24.9 사이도 괜찮습니다. 참고로 우리나라만 BMI 기준이 다소 엄격하여 정상체중이 BMI 22.9까지이며 대부분의 다른 나라에서는 BMI 24.9까지는 정상체중입니다.

어디까지 뺄지를 정했다면 이번에는 어느 정도의 시간을 들여서 뺄 거냐를 정해야 합니다. 그런데 이건 선택의 여지가 없이 정해진 대로 가야 합니다. 미국국립보건원^{NIH}의 임상 가이드라인을 보면 건강하게 빠지는 속도는 1달에 2~4.5kg 정도이며, 퍼센트로 따지면 1달에 본인 체중의 3~5% 정도 감량을 권장합니다.

이것도 토핑을 좀 뿌려드리겠습니다. 일단 가장 무난한 감량 속도는 1달에 2~4.5kg입니다. 숫자가 명확해서 아주 쉽습니다. 이 목표치 안에서는 큰 건강 문제가 생기기 어려우므로 건강을 목적으로 하시는 분들이라면 반드시 이 목표 내에서 감량 목표를 잡는 게 좋습니다.

다만 고도비만인 분들은 이 목표가 맞지 않을 수 있습니다. 예를

	BMI	사망 위험률(배)
저체중	15	2.76
	15.1~17.5	1.84
저체중~정상	17.6~20	1.35
정상	20.1~22.5	1.09
정상~과체중	22.6~25	1
경도비만	25.1~27.5	0.98
	27.6~30	1.07
고도비만	30.1~32.5	1.2
	32.6~35	1.5
	35.1~50	1.49

BMI에 따른 사망 위험률

들어 100kg인 경우에 1달에 2kg 감량은 터무니없이 작게 느껴집니다. 또 100kg인 사람은 2kg이 2%밖에 되지 않아서 권장 범위인 3%보다도 작습니다. 따라서 BMI 30 이상의 고도비만인 분들은 1달 3~5%를 목표로 삼는 것이 더 좋습니다.

또 건강이 목표인 분들 중에 간혹 느리게 뺄수록 좋다고 생각하는 분들이 있습니다. 하지만 너무 느리게 빼는 것도 저는 권유드리지 않습니다. 실제로 다이어트를 시켜보면 너무 더딘 감량에 정신적으로 지치는 경우가 많기 때문에 어느 정도 적절한 속도를 유지해 주는 게 멘탈 관리에 도움이 됩니다.

그리고 데드라인이 있는 경우 무조건 더 빨리 빼겠다고 하시는 분들도 있습니다. 결혼식 등이 있으니 다른 건 모르겠고 일단 빼달라는 겁니다. 그런데 문제는 빨리 빼는 것에는 대가가 있습니다. 보통 이렇게 빨리 빼려면 무조건 굶어야 합니다. 심지어 몇몇 병원에서는 이뇨제로 소변도 빼고 변비약으로 설사까지 시키는 경우도 있습니다.

지나치게 무리한 방법으로 다이어트를 하게 되면 건강에 정말 큰 무리가 옵니다. 웁살라 의대의 2014년도 연구에 따르면 지나치게 빠른 감량은 담석, 수분 부족, 영양 부족을 일으킬 수 있습니다. 코펜하겐 대학병원의 2011년도 연구에 따르면 두통, 피로, 변비, 부정적인 감정, 탈모, 생리 불순, 근 손실 등도 일어날 수 있습니다. 어떤 데드라인이 있든 간에 이러한 다이어트는 하지 말아야 합니다. 다이어트가 아무리 잘 되었어도 머리에 원형 탈모가 생긴 채로 식장에 들어가고 싶은 신부는 없을 겁니다.

물론 살이 빨리 빠진다고 해서 다 나쁜 것은 아닙니다. 앞서 말씀드린 것처럼 굶거나 무리한 다이어트를 하면 문제가 되는 것이며 정상적인 방법으로 했는데 빨리 빠지는 것은 보통 거의 문제가 없습니다. 간혹 저희 병원에도 1달 사이에 7~8kg가 빠졌다면서 건강이 걱정되니 치료를 중단하겠다는 분들도 있습니다. 하지만 정상적인 방법을 취했는데 빠졌다면 큰 걱정은 할 필요가 없습니다.

과거의 특정 시점으로 돌아가는 것이 목적이라면 내 세트 포인트가 어디였을지 무조건 생각을 해보시기 바랍니다. 예를 들어 최근 3개월간 갑자기 40kg에서 48kg으로 8kg이 쪘는데, 그전에 40kg을 5년 이상 유지했었다면 40kg이라는 세트 포인트에는 반드시 도달하는 게 좋습니다. 새로운 세트 포인트가 48kg으로 형성되기 전에 말입니다. 그러므로 결혼 전 혹은 출산 전 등 예전의 체중이 목표라면 자신의 세트 포인트로 목표 체중을 정하면 되겠습니다.

김원장의 핵심 정리

○ 평균 체중은 모든 사람의 체중을 측정해서 평균을 내본 값이다.

○ 의학적으로 권고되는 수준까지 감량하려면 BMI에 기반한 표준 체중을 보자.

○ 나만의 특수성을 고려하여 목표를 정할 때는 세트 포인트로 목표 체중을 정하자.

○ 감량 속도는 내가 정하는 것이 아니다. 자연적으로 이미 정해져 있다.

○ 적정 감량 속도는 1달에 2~4kg 또는 체중의 3~5%이다.

목표 체지방률은
어느 정도가 적당할까?

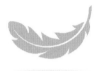

일단 체지방은 무엇인지, 체지방률은 또 무엇인지 간단하게 알아보겠습니다. 체지방이란 우리 몸 안에 있는 지방을 말합니다. 우리 몸에 쌓여서 우리 몸의 일부가 된 지방, 쉽게 말해서 내 살입니다. 그러면 체지방률은 뭘까요? 이건 전체 체중에서 몇 %가 체지방이냐를 따지는 겁니다. 몸무게가 100kg인데 그중에 지방이 45kg이라면 체지방률은 45%가 되는 것입니다.

그러면 체지방률은 어느 정도가 적절한 수준일까요? 다이어트의 목적은 체지방을 없애는 것이니까 체지방률을 0%로 줄이는 것이 가장 다이어트를 잘하는 것일까요?

일단 먼저 꼭 아셔야 할 것이 있습니다. 흔히 지방이라고 하면 두둑한 뱃살 속에 있는 누런 지방만 생각이 납니다. 이 녀석들은 내장에

껴서 내장 지방을 만들기도 하고, 여러모로 우리에게 해가 됩니다. 따라서 이 녀석들은 무조건 0%로 만드는 게 좋을 것 같기도 합니다.

하지만 지방은 뱃살만 만드는 것이 아니라, 우리 몸의 곳곳에서 필수적인 역할을 하고 있습니다. 지방은 뇌 조직에도 있고, 신경 다발에도 있고, 세포막도 형성하고, 비타민이나 호르몬 생성에 관여하고 세포 대사, 장기 보호 등등 온갖 곳에 다 쓰이는 존재입니다.

우리는 보통 체지방은 에너지의 저장만 담당한다고 생각하는데, 그 외에도 체온 유지, 충격 흡수 같은 역할뿐만 아니라 호르몬을 분비하는 내분비 기관의 역할도 담당합니다. 특히 이 호르몬 기능 때문에 많은 여성들은 다이어트를 할 때 생리 불순 등을 겪게 됩니다. 또 체지방률이 너무 낮으면 임신이 어렵게 됩니다. 뿐만이 아닙니다. 신경은 전기로 신호를 전달하는데, 이 전기 신호가 전달되려면 미엘린초**myelin sheath**라는 것이 필요합니다. 이 미엘린초 또한 지방 조직입니다. 비슷한 예로 전선에 고무 피복이 벗겨지면 전기가 누전되어 두꺼비집이 내려갑니다. 지방이 그러한 전선 피복 역할을 해주는 겁니다. 지방의 역할은 아직 더 있습니다. 여러분 몸속 세포 하나하나에 다 있는 세포막도 전부 지방입니다. 정확히는 인지질인데 여기에도 지방이 들어갑니다. 지방이 없다면 세포막이 없으므로 모든 세포가 터져서 우리는 죽게 될 겁니다.

즉 지방은 우리 몸에 필요 없는 것이 아닙니다. 지방도 심장이나 뇌처럼 우리 몸에 없으면 안 되는, 일정한 역할을 수행하는, 반드시 필요한 존재입니다. 즉 체지방률이 너무 낮은 것은 오히려 건강에 안 좋다는 이야기입니다.

그렇다면 최소한의 필수 체지방률은 어느 정도일까요? 미국운동위원회American Council on Exercise의 자료에 따르면 남자는 3% 이하, 여자는 10% 이하로 체지방률이 내려가면 안 됩니다. 만약 체지방률이 그 이하로 내려가면 많은 문제가 발생합니다. 앞서 말씀드린 지방의 모든 기능들이 정지될 겁니다. 그러면 생명 기능이 정지합니다. 즉 사망합니다.

따라서 체지방을 0%나 0%에 가깝게 만드는 것은 건강에 큰 위협

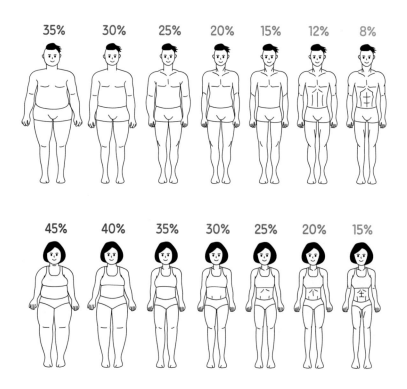

체지방률에 따른 몸매

이 되므로 목표로 삼지 말아야 합니다. 그런데 체지방이 엄청 낮은 보디빌더는 건강해 보이기는 하는데 그건 뭘까요? 보디빌더는 체지방이 붙어있으면 근육이 잘 안 보이니까 체지방률을 이 최저 수준에 맞게 아슬아슬하게 맞추는 경우가 많습니다. 그런데 이 수준을 계속 유지하는 게 사실은 건강에 해가 됩니다. 그래서 보디빌더는 대회가 있을 때만 최저 수준을 유지하고 대회가 없을 때, 소위 말하는 비시즌 때는 식단을 느슨하게 바꿔서 체지방률을 더 높게 유지합니다. 그러다가 대회가 가까워지면 다시 다이어트를 좀 더 집중해서 합니다.

즉 체지방은 무조건 안 좋은 것이고, 몸에 있으면 절대로 안 된다고 생각할 수도 있는데, 그건 잘못된 생각입니다. 지방도 우리 몸에 엄연히 필요하며 무조건 적다고 좋은 것도 아닙니다. 필수 체지방률은 반드시 맞춰야 합니다. "지방은 무조건 나쁘고, 날씬할수록 더 건강한 거야."라는 생각은 틀렸습니다. 뭐든지 적당한 게 좋습니다.

그렇다면 어느 정도의 수준이 적당할까요? 일반인 남자는

	여자	남자
필수 체지방률	10~14%	3~5%
프로 운동선수	14~21%	6~14%
준프로	21~25%	14~18%
일반인	25~32%	18~25%
비만	32% 이상	25% 이상

성별에 따른 권장 체지방률

18~25%대, 여자는 25~32%대가 권장 수준입니다. 미용적인 부분을 신경 쓰시는 분이라면 이것보다 더 낮은 체지방률을 목표로 삼아야 할 것이고, 건강을 신경 쓰는 분이라면 일반인 수준에만 도달하면 됩니다. 또 너무 다이어트를 심하게 하고 싶지는 않고, 단지 고도비만 상태만 탈출하고 싶다면 일반인 수준에서 5% 정도는 초과해도 괜찮습니다. 프로 운동선수 이하의 체지방률은 꼭 필요한 분이 아니라면 굳이 권장하지는 않습니다.

김원장의 핵심 정리

○ 다이어트는 체중이 아닌 체지방이 핵심이다.

○ 체지방률이 무조건 낮다고 좋은 게 아니다. 필수 체지방률 이하로 떨어지면 오히려 건강에 해가 된다.

○ 체지방률은 니즈에 따라 적절한 수준을 목표로 삼자. 건강이 목표라면 일반인에서 5% 내외까지, 미용이 목적이라면 준프로 수준까지 목표를 정하자.

대한민국에서 내 몸무게는 상위 몇 %일까?

요즘 주위를 보면 날씬한 사람들만 사는 것 같습니다. SNS에서는 다들 바디 프로필을 찍어 체지방이 극도로 줄어든 몸을 자랑합니다. 또, 요새 나오는 옷들을 보면 사이즈가 너무 작아 내가 비정상인가 싶기도 합니다. 그렇다면 실제로 내 체형과 몸무게는 대한민국에서 어느 정도일까요?

일단 SNS를 살펴보거나 여러 사람들이 말하는 것을 들어 보면 다들 BMI가 18~22 사이인 것 같습니다. 체지방률로 따지면 여자는 보통 20~25%대, 남자는 10~15%대 정도인 듯합니다. 이 정도는 되어야 평균일까요?

그렇다면 국민건강보험공단의 통계 자료를 살펴보겠습니다. 다음 페이지에 나오는 표의 오른쪽을 보면 비만으로 분류되는 사람의 비율이 나와 있습니다. 우리나라 20대 남자의 40% 이상이 비만이고, 30대 남자는 50% 이상이 비만입니다. 여자는 그것보다는 적은 25% 정도가 비만입니다. 즉 20~40대 남자의 경우 비만만 아니면 중간은 간다는 것이며, 여자의 경우에는 비만이 아니라면 하위 25%는 아니라는 겁니다.

이번에는 체지방률을 보겠습니다. SNS에서 몸매가 좋다는

이야기를 듣는 사람들의 체지방률을 보면 여자는 20%, 남자는
10% 정도입니다. 남자의 경우에는 10~15% 정도면 SNS에서 굉

(단위: 명)		종합	저체중 (BMI 18.5 미만)	정상체중 (BMI 18.5~ 25.0 미만)	비만1단계 (BMI 25.0 ~30.0 미만)	비만2단계 (BMI 30.0~ 40.0 미만)	비만3단계 (BMI 40.0 미만)	비만인 사람의 비율
20~ 24세	합계	658,753	69,521	414,920	124,006	47,525	2,781	26.5%
	남자	264,627	12,605	149,478	73,752	27,243	1,549	38.8%
	여자	394,126	56,916	265,442	50,254	20,282	1,232	18.2%
25~ 29세	합계	1,226,431	82,769	746,380	293,102	99,172	5,008	32.4%
	남자	625,765	12,460	324,229	217,183	68,939	2,954	46.2%
	여자	600,666	70,309	422,151	75.919	30,233	2,054	18.0%
30~ 34세	합계	1,442,628	71,213	804,953	415,631	144,201	6,630	39.3%
	남자	805,496	9,555	363,913	320,639	107,064	4,325	53.6%
	여자	637,132	61,658	441,040	94,992	37137	2,305	21.1%
35~ 39세	합계	1,350,874	48,077	713,216	444,089	140,678	4,814	43.6%
	남자	802,686	7331	336,488	349,426	106,371	3,070	57.2%
	여자	548,188	40,746	376,728	94,663	34,307	1,744	23.8%
40~ 44세	합계	2,006,127	65,369	1,106,802	1,106,802	175,991	4,549	41.6%
	남자	1,095,015	10,522	477,725	477,725	122,659	2,609	55.4%
	여자	911,112	54,847	629,077	171,916	53,332	1,940	24.9%
45~ 49세	합계	1,738,378	44,578	986,187	581,748	123,568	2,297	40.7%
	남자	935,638	9,247	434,658	410,097	80,500	1,136	52.6%
	여자	802,740	35,331	551,529	171,651	43,068	1,161	26.9%

연령과 성별에 따른 체중 비율

장히 자주 볼 수 있는 좋은 몸매 정도입니다. 거기에 비교하면 그 바로 위인 남자 체지방 20%는 살이 많이 찐 사람처럼 보입니다.

그러면 인바디에서 제공한 자료를 바탕으로 실제 체지방률 분포를 살펴보겠습니다. 남자는 230만 명 정도, 여자는 320만 명 정도를 취합한 자료입니다. 그런데 체지방률 평균을 보면 남자는 20%를 넘고, 여자는 30%를 넘습니다. 그럼 다시 60페이지의 체

한국	남자		
	데이터 수	체지방률 평균값(%)	골격근지수 평균값(kg/㎡)
20s	1,087,001	21.17	8.36
30s	707,056	23.72	8.49
40s	325,325	23.83	8.45
50s	177,934	23.64	8.25
60s	82,208	24.02	7.99
70s	30,357	25.35	7.64

한국	여자		
	데이터 수	체지방률 평균값(%)	골격근지수 평균값(kg/㎡)
20s	1,678,072	31.07	6.16
30s	1,249,369	31.42	6.34
40s	762,279	31.41	6.5
50s	446,029	32.6	6.45
60s	162,784	33.6	6.35
70s	44,653	34.77	6.14

연령과 성별에 따른 체지방률과 골격근 지수 평균값

지방률에 따른 몸매 그림을 봅시다. 남자 20%, 여자 30%를 보도록 하겠습니다. 어떻게 느껴지나요? 실제 평균은 저 정도입니다.

즉 우리가 보고 들은 것으로만 생각하면 세상 모든 사람이 엄청 날씬하고 나만 유독 살이 심하게 찐 것 같은데 실제로는 그렇지 않다는 겁니다. 이것이 바로 소위 말하는 '평균 올려 치기'입니다. 실제로는 그렇지 않음에도 불구하고 모든 사람의 평균이 굉장히 높은 수준에 있는 것처럼 생각하는 현상이죠.

SNS에는 잘 나온 사진만 올리거나 보정을 해서 올리는 경우가 많습니다. 거기다 애초에 마른 사람들이 체지방률이 평균인 사람들보다 본인의 몸매를 드러내는 사진을 더 많이 올리기 때문에 이런 현상은 더 심해집니다. 실제로는 그렇지 않은데도 말입니다.

그런데 저는 왜 다이어트를 돕는 책에서 이런 말씀을 드리고 있을까요? 모든 사람이 날씬하니 당신도 다이어트를 꼭 해야 한다고 말해야 책이 더 잘 팔릴 것 같은데 말입니다. 제가 드리고 싶은 말씀은 이겁니다. 평균 올려 치기를 심하게 하다 보면, 불필요한 자괴감이나 열등감이 생길 우려가 있습니다. 따라서 현실을 직시하고, 자신이 현재 노력하고 있는 것들을 칭찬하고 인정하는 것도 필요합니다.

'탄단지'는 각자 역할이 있다

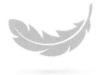

다이어트 식단에 들어가기에 앞서 먼저 알아야 할 것들이 있습니다. 3대 영양소, 바로 탄수화물, 지방, 단백질입니다. 뭐가 다른 걸까요? 아주 쉽게 말씀드리겠습니다. 지방은 기름입니다. 만지면 손에 묻어 나기도 하는 그 기름기입니다. 기름기 있는 음식은 지방이 있는 겁니다. 탄수화물은 달달하게 단맛이 나는 겁니다. 음식에서 단맛이 느껴지는 것은 탄수화물입니다. 그리고 마지막으로 단백질은 퍽퍽한 삶은 닭 가슴살을 한입 베어 물었을 때, 육즙도 거의 없는 목이 막힐 듯한 그 느낌을 생각하면 됩니다. 거의 아무 맛도 안 느껴지는 그냥 살덩이입니다.

3대 영양소의 역할은 크게 두 가지가 있습니다. 하나는 '에너지 공급'이고 또 하나는 '신체 구성 물질'입니다. 탄수화물은 에너지원으로만 쓰입니다. 지방은 에너지원과 구성 물질로 모두 쓰입니다. 단백질은 에너지원으로는 거의 안 쓰이고 구성 물질로만 쓰입니다.

그런데 같은 에너지원이더라도 서로 역할이 다릅니다. 탄수화물이 우리 몸 입장에서 바로바로 쓸 수 있는 현금이라면, 지방은 바로 쓰기는 어려운 부동산이라고 할 수 있습니다. 우리 몸 입장에서는 에너지가 없으면 활동도 못 하고 굶어 죽게 되니까 이런 음식들을 맛있게 느끼도록 만들어야 합니다. 그래야 계속 탄수화물과 지방을 찾아서 먹을 테니까요. 갑자기 월급이나 수입이 뚝 끊긴다고 생각해보면, 월급이 굉장히 소중하게 느껴지죠.

그럼 단백질은 에너지원으로 쓰일까요? 단백질도 에너지로 쓸 수는 있는데 아주 효율이 떨어집니다. 단백질은 적금이나 보험이라고 할 수 있습니다. 에너지원으로 쓰려면 절차도 굉장히 번거롭고, 애초에 해지하는 것도 쉽지 않습니다. 또 해지를 해도 환급금이 얼마 안 나옵니다. 단백질은 에너지로 쓰기에는 효율성도 떨어지고 남는 게 없습니다. 그래서 탄수화물과 지방에 비해서는 별로 맛이 없습니다.

물론 단백질은 우리 몸을 구성하는 구성 물질로서 아주 중요합니다. 나름 중요하니까 맛이 있어야 하지 않나 싶지만, 사실 구성 물질이 생각보다 그렇게 자주 필요한 게 아닙니다. 임신 기간이나 한참 성장할 때는 단백질이 좀 더 필요하겠지만, 그렇지 않다면 우리 몸을 보수할 때나 필요한데 그런 일이 그렇게 자주 있지 않습니다. 당장 매달 들어오는 수입이나 월급이 중요하지, 보험이나 적금을 더 중요시하는 사람은 없습니다. 물론 적금과 보험 있으면 좋고 가끔 쓸 일도 있지만, 당장 중요한 것은 월급이니까요. 따라서 다이어트를 할 때도 단백질만 먹으면 안 되며 이 세 가지를 전부 골고루 먹어야 합니다.

만약 단백질만 먹으면 어떻게 될까요? 사람이 당장 살아야 하는데 내가 받는 돈으로 적금과 보험만 들면 생기는 문제와 같습니다. 지금 당장 생활비는 있어야 살아갈 수 있습니다. 마찬가지로 우리 몸도 단백질만 먹으면 머리카락이 빠지든지 생리가 멈춘다든지 하는 여러 가지 문제가 생깁니다.

3대 영양소인 탄단지(탄수화물, 단백질, 지방) 외에 또 중요한 것으로 비타민과 미네랄이 있습니다. 탄단지는 대량 영양소로 불리며 비타민과 미네랄은 미량 영양소로 불립니다. 탄단지는 많은 양이 필요해서 대량 영양소입니다. 비타민과 미네랄은 조금만 필요해서 미량 영양소입니다. 물론 필요한 양이 다르다고 해서 비타민 미네랄이 중요하지 않은 것은 아닙니다.

비타민과 미네랄의 역할은 우리 몸 안에서 뭔가 조절하고 중재하는 신호등 또는 브로커입니다. 우선 신호등 역할은 교통정리를 해준다는 의미입니다. 비타민과 미네랄이 있어야 우리 몸의 모든 대사가

탄수화물	지방	단백질
에너지원	에너지원+구성 물질	구성 물질
단기 에너지	장기 에너지	에너지로 거의 안 씀 (효율성 떨어짐)
현금	부동산	적금, 보험

탄수화물, 지방, 단백질의 특징

순서대로 잘 돌아갑니다. 비타민과 미네랄이 없다면 이 생명 활동이 엉망진창 뒤죽박죽이 됩니다. 또 중요한 역할은 브로커 역할입니다. 여기서의 브로커는 일을 빠르게 진행시켜 주는 사람으로 보면 됩니다. 비타민과 미네랄이 없다면 100일 걸릴 일이, 비타민과 미네랄이 끼는 순간 1일로 줄어버립니다.

그렇다면 비타민과 미네랄의 차이는 뭘까요? 비타민은 동물이나 식물 등이 몸에서 직접 만들어내는 영양소입니다. 그래서 살아있는 유기화합물이며 탄소를 포함하고 있습니다. 미네랄은 말 그대로 그냥 땅속에 있는 돌입니다. 탄소를 포함하지 않는 무생물이며 무기화합물입니다. 쉽게 이해하려면 비타민은 살아 있는 생물, 미네랄은 생명이 없는 무생물이라고 생각하면 됩니다. (엄밀히 말하자면 비타민이 생물은 아니지만, 이해를 돕기 위해 그렇게 표현했습니다.) 그래서 비타민은 귤에 있고 미네랄의 일종인 마그네슘은 땅속에 있습니다. 이 정도면 영양학 기초는 이미 떼셨습니다. 다음으로는 탄수화물, 단백질, 지방에 대해서 조금 더 자세히 보겠습니다.

비타민	미네랄
식물, 동물의 몸 안에서 생성	땅 속의 돌
탄소를 포함한 유기화합물 (생물)	탄소가 없는 무기화합물 (무생물)
신호등, 브로커	

비타민과 미네랄의 특징

고급 탄수화물을 먹고
당질을 줄여야 한다

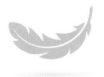

보통 다이어트를 할 때, 탄수화물은 무조건 줄여야 한다고 생각합니다. 탄수화물을 먹으면 살이 찐다고 생각하기 때문입니다. 그러면서 밥도 탄수화물이니 안 먹어야 한다고 합니다. 그러고는 감자나 고구마로 탄수화물을 채웁니다. 이게 과연 맞는 걸까요?

　다음 페이지에 제가 그린 표를 먼저 한번 보시기 바랍니다. 가장 큰 것부터 보면 탄수화물에 두 종류가 있습니다. 식이섬유와 당질입니다. 우리는 이 식이섬유와 당질을 뭉뚱그려서 한꺼번에 탄수화물이라고 부릅니다. 식이섬유는 섬유질이라고도 부릅니다. 쉽게 말해서 옷을 만들 때 쓰는 섬유, 즉 실입니다. 만약에 우리가 실을 먹으면 소화가 안 되고 그대로 변으로 나올 겁니다. 마찬가지로 식이섬유도 소화가 안 되고 몸을 그대로 통과합니다. 식이섬유는 흡수되는 칼로리가 거의 0이며 먹어도 살이 찌지 않습니다.

그 외에도 식이섬유는 다이어트에 굉장히 좋습니다. 식이섬유는 장내세균총에 있는 날씬균의 먹이가 되기도 하며 배변 활동을 원활하게 도와주어, 다이어트할 때 걸리기 쉬운 변비도 막아줍니다. 또 포만감도 크고, 혈당을 낮추고, 인슐린 분비를 조절합니다. 결과적으로 지방합성의 활성화를 막아낼 수 있습니다. 즉 탄수화물이라고 해서 다 살이 찌는 게 아닙니다. 식이섬유는 탄수화물의 한 종류지만, 오히려 살이 빠지게 해줍니다.

그리고 식이섬유에는 불용성과 수용성 두 가지 종류가 있습니다. 우선 수용성 식이섬유는 물에 녹는 식이섬유입니다. 물에 녹으면서 젤리처럼 변합니다. 수용성 식이섬유는 혈중 콜레스테롤도 낮춰주고

탄수화물

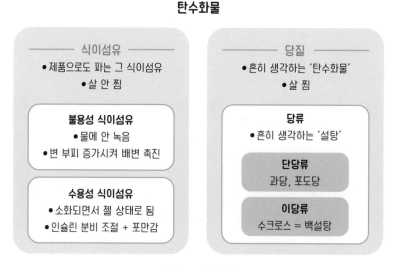

탄수화물의 종류와 특징

혈당도 낮춰줍니다. 그뿐만 아니라 혈당 조절 능력도 동시에 키워줘서 당뇨병 확률도 낮춰줍니다.

다음으로 불용성 식이섬유는 물에 녹지 않습니다. 대신 대변 안에서 수분을 끌어 모아서 대변을 더 부드럽게 만들어 줍니다. 그러면 변이 대장 통과를 더 잘하게 됩니다. 더불어 대장 건강도 좋게 만들어주고 수용성 식이섬유처럼 인슐린 민감도도 높여줍니다.

참고로 수용성과 불용성 식이섬유를 각각 따로 찾아서 먹을 필요는 없습니다. 모든 식물에는 이 수용성과 불용성이 다 들어있습니다. 다만 식물에 따라 조금씩 달라서 콩, 사과, 당근 등은 수용성이 좀 더 많고, 땅콩, 감자 등은 불용성이 조금 더 많습니다.

그런데 왜 식물에만 식이섬유가 있을까요? 식물은 동물처럼 뼈가 없기 때문에 자신의 형태를 유지하기 위해 뼈 같은 조직을 만들었고 그게 바로 '섬유질=식이섬유'이기 때문입니다. 즉 식이섬유는 식물의 뼈라고 보면 됩니다. 여러분이 동물 뼈를 먹으면 소화가 되지 않고 그대로 대변으로 나오는 것과 같습니다. 다만 식이섬유는 몸에 좋은 작용이 있어서 먹어도 된다는 점이 다릅니다.

반면에 살이 찌는 탄수화물이 있습니다. 바로 당질입니다. 당질은 쉽게 말해서 설탕 당糖자를 써서, 설탕으로 된 물질을 말합니다. 바로 이 당질이 살찌는 탄수화물입니다.

그런데 당질이라고 해서 다 살이 찌고 안 좋기만 한 것은 아닙니다. 당질에도 여러 종류가 있습니다. 당질은 당분자로 이루어져 있는데 당분자가 1개면 단당류, 당분자가 2개 연결되어 있으면 이당류입니다. 이 두 가지 당류는 당질 중에서도 좀 더 작은 형태이며 다이어트와 건강에도 가장 안 좋은 당들입니다. 물론 다른 당질도 살이 찔 수는 있는데 양이 더 문제이며 특히 복합당질은 적절한 섭취를 해줘야 합니다. 반면에 단당류와 이당류는 소량으로도 문제가 될 수 있습니다. 보통 설탕이라고 하기도 하고 나쁜 탄수화물이라고 부르기도 하고 여러 가지 다른 이름으로 불리지만 어쨌든 가장 살이 많이 찌는 성분은 바로 이 단당류와 이당류를 말하는 겁니다.

먼저 당분자가 1개인 단당류부터 살펴보겠습니다. 유명한 것으로는 ① 포도당(글루코스) ② 과당(프룩토스) ③ 갈락토스가 있습니다.

1) 포도당은 우리 인체에서 에너지원으로 가장 많이 쓰이는 것으로써 흔히 병원에 가면 맞는 '링거액'에 함유되어 있는 경우도 많습니다.
2) 과당은 말 그대로 과일의 당으로써 과일에서 많이 발견됩니다.
3) 갈락토스는 유당, 즉 우유에 들어있는 당의 구성 성분으로 보면 됩니다.

그다음 당분자가 2개인 이당류 중에서는 ① 자당(수크로스) ② 유당(락토스) ③ 맥아당(말토스)가 있습니다. 이들은 단당류가 두 개 합쳐진 것들이 가장 유명합니다.

1) 자당은 [포도당+과당]입니다. 보통 우리가 백설탕이라고 하는, 커피 믹스에도 들어가는 바로 그 설탕입니다.
2) 유당은 [포도당+갈락토스]입니다. 유당이란 말 그대로 우유에 들어있는 당입니다.

3) 맥아당은 [포도당+포도당]입니다. 곡물이 발아할 때 생성되며 맥주 제조 과정에서도 발생됩니다.

이 당들은 모두 다이어트에 불리한 면이 있습니다. 하지만 이 중에서도 특히 눈여겨봐야 할 것은 바로 과당입니다. '액상과당이 문제다. 과당이 비만의 주범이다.' 이런 말도 아마 많이 들어보셨을 겁니다. 그렇다면 과당은 다른 당류들과 뭐가 다르길래 주목을 받는 걸까요? 가장 안 좋은 것 중의 하나는 과당이 다른 여러 가지 당들과 비교했을 때 훨씬 더 달게 느껴진다는 겁니다. 과당은 일반 백설탕과 비교했을 때 1.5배에서 1.7배 더 달게 느껴진다고 합니다. 어떤 연구들에서는

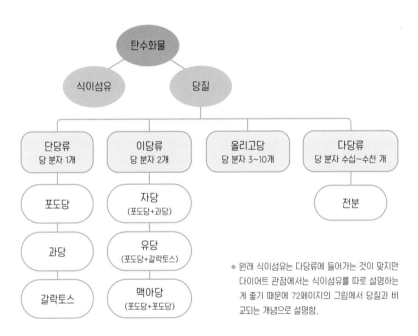

● 원래 식이섬유는 다당류에 들어가는 것이 맞지만 다이어트 관점에서는 식이섬유를 따로 설명하는 게 좋기 때문에 72페이지의 그림에서 당질과 비교되는 개념으로 설명함.

당질의 종류

2배까지도 달다고 표현합니다. 달다 보니 더 많이 먹게 되고 더 생각나게 됩니다.

보르도 대학의 2007년도 연구에 따르면 쥐들이 단맛이 나는 사카린과, 마약인 코카인 중에 94%의 확률로 사카린을 더 선호했다고 합니다. 그만큼 단맛은 중독성이 강합니다. 마약을 이길 정도로 말입니다. 따라서 단맛이 나는 것만으로도 이미 과당은 요주의 대상입니다.

여기에 더해서 과당은 다른 당과는 몸에서 대사되는 경로가 다릅니다. 다른 당은 대부분 혈관으로 가서 인슐린 분비를 자극하고, 인슐린을 통해서 세포 안으로 이동이 됩니다. 하지만 과당은 좀 다릅니다. 과당은 대부분이 간에서 대사가 됩니다. 문제는 이렇게 다른 과정을 거쳐서 대사될 때 중요한 몇몇 과정들을 건너뛴다는 겁니다. 특히 중요한 과정 중 하나는 PFK-1 과정인데, 이는 지나친 당 분해를 막아주는 신호등 역할을 합니다. 이 과정을 건너뛴다면 아무런 제약 없이 많은 양의 과당이 그대로 지방합성과 해당작용(세포가 포도당을 분해해서 에너지를 만드는 대사 과정)으로 들어가게 됩니다. 다른 당은 PFK-1 과정을 거쳐서 대사되므로 제한이 있고 조절이 되는데, 간에서 대사되는 과당은 이 과정을 아예 거치지 않으므로 무제한적인 해당작용을 거치면서 지질합성과 저장을 증가시킬 수 있습니다. 그러면 결과적으로 인슐린 저항성, 비알코올성 지방간 질환, 비만 등이 생깁니다.

그래서 예일대 의대 2013년 연구를 보면 과당이 포도당만큼 식욕을 억제할 수 없기 때문에 결과적으로 과식을 유발해 살이 찌게 할 수도 있습니다. 플로리다 약대 2011년 연구를 보면 과당을 과도하게 섭취하면 렙틴 저항성이 생겨서 체지방 조절에 문제가 생기고 결과적으로 비만이 됩니다.

여기까지 식이섬유는 좋은 탄수화물이며 이당류, 단당류는 상대적으로 안 좋은 탄수화물이며 그중에서도 특히 과당을 조심해야 한다고 말씀드렸습니다. 그렇다면 어떤 탄수화물을 먹어야 할까요? **다이어트에 좋은 탄수화물은 복합당질입니다.** 복합당질은 당분자가 수십, 수백 개 이상이 연결된 겁니다. 반면에 다이어트에 더 안 좋다고 말씀드린 단당류와 이당류는 각각 당분자가 1~2개로 굉장히 짧습니다. 이들이 다이어트에 더 안 좋은 이유는 구조가 단순하게 생겼고 짧기 때문입니다. 구조가 단순해서 단순당질이라고도 부르는데, 이들은 짧은 만큼 바로 분해되어 바로 혈관으로 들어갑니다. 그러면 혈당이 빨리 그리고 많이 올라갑니다. 결과적으로 인슐린이 많이 분비되어 지방합성도 더 빨리 많이 활성화됩니다.

이와는 다르게 당분자가 3개 이상으로 구조가 복잡하게 꼬인 녀석들이 있습니다. 바로 복합당질입니다. 앞서 말씀드렸듯 당분자가 적고 구조가 간단하면 단순당질, 당분자가 많고 구조가 복잡하면 복합당질이라고 부릅니다. 더 구체적으로 보면 당분자 3~10개는 올리고당이며 당분자 10개 이상은 다당류입니다. 복합당질은 당분자 여러 개가 뭉쳐 있고 구조도 더 복잡하고, 더 길다 보니 빨리 쓸 수가 없습니다. 적당히 썰어놓은 배추김치는 바로 먹으면 되지만, 통째로 있으면 일일이 꺼내서 썰고 작은 통에 옮겨 담아야 하는 것을 생각하시면 됩니다. 복합당질을 쓰려면 일단 길게 연결된 당분자들을 짧게 잘라 내기도 하고 손질도 좀 더 해야 됩니다. 그러다 보면 분해가 바로 안 될 것이고, 흡수도 느려지면서 혈당도 느리게 오르고, 결과적으로 인슐린도 덜 분비되어 지방합성도 덜 하게 됩니다. 즉 복합당질은 우리 몸에 반드시 필요한 에너지를 공급하면서도 단순당질에 비해서 살은 덜 찝니다.

어떤 식품이 복합당질인지 단순당질인지 쉽게 알 수 있는 방법도 있습니다. 정확도가 100%는 아니지만 쉽고 빠르게 알 수 있는 방법입니다. 혀 위에 그 음식을 조금 올려놓고 맛을 보는 겁니다. 단맛이 빠르게 날수록 단순당질에 가까운 녀석입니다. 콜라를 혀 위에 올리면 그 즉시 단맛이 납니다. 반대로 현미밥을 혀 위에 올려보면 단맛이 바로 나지 않습니다. 현미밥은 꼭꼭 씹어서 침과 오랫동안 섞여야 단맛이 더 납니다. 단맛이 빨리 많이 날수록 단순당질에 가까우며 단맛이 느리게 날수록 복합당질에 가깝습니다.

	단순당질	복합당질
구조	짧고 단순	길고 복잡
분해 흡수	빠름	느림
혈당	많이 빨리 올림	적게 느리게 올림
지방합성 활성화	큼	적음

단순당질과 복합당질의 차이

결론적으로 탄수화물을 아예 끊는 것은 권하지 않으며, 단순당질, 특히 과당을 줄이고 식이섬유와 복합당질 위주로 식사하기를 권합니다. 즉 '저당'을 해야 합니다. 그리고 반대로 식이섬유와 복합당질 등 고급 탄수화물을 먹으라는 의미에서 고탄을 먹어야 합니다. 고탄의 예시로는 채소, 과일, 잡곡밥 등이 있습니다. 따라서 과당 등의 안 좋은 당질을 줄이고, 식이섬유와 복합당질 위주로 먹는 **저당고탄**을 기억해 주시기 바랍니다.

김원장의 핵심 정리

○ 탄수화물은 크게 섬유질(식이섬유)과 당질로 분류된다.

○ 식이섬유는 흡수되는 칼로리가 거의 0이고 혈당 조절에 도움을 줘 다이어트에 좋다.

○ 당질은 혈당을 빠르게 올리고 인슐린 분비를 촉진해 지방합성을 유발하기 쉽다.

○ 과당은 PFK-1 과정을 건너뛰어 무제한적인 지방합성에 관여한다.

○ 이에 비해 복합당질은 혈당과 인슐린 분비가 완만하게 이뤄지므로 체중 관리에 유리하다.

○ 단순당질(특히 과당)을 줄이고, 식이섬유와 복합당질 중심의 '저당고탄' 식사 패턴을 권장한다.

저탄고지는 어떨까?

황제 다이어트, 저탄고지, 키토제닉 다이어트, 앳킨스 다이어트 등 아마 다이어트를 안 해본 사람도 이 네 가지 중 하나는 들어봤을 것입니다. 물론 이 다이어트들의 방법은 조금씩 다르지만, 탄수화물 섭취를 극도로 줄인다는 점에서 유사합니다. 여기서는 편의상 이들을 뭉뚱그려서 저탄고지로 표현하겠습니다. 저탄고지를 가장 단순하게 설명하자면 탄수화물을 줄이고 대신 지방을 먹는 것입니다. 탄수화물을 먹더라도 매우 조금 먹기 때문에, 사실상 탄수화물을 거의 안 먹는 것에 가깝습니다. 탄수화물 대신 에너지원으로 사용하기 위해 먹는 게 지방입니다. 단백질은 굳이 찾아 먹지는 않고, 건강한 지방 위주로 먹는 것을 권장합니다.

물론 지방이라고 해서 아무 지방을 먹지는 않습니다. 몸에 좋은 지방만 먹어야 합니다. 따라서 트랜스지방이 들어간 튀김 등의 음식은 안 되고 올리브유나 참기름, 들기름 등 공장에서 녹여 만든 기름이 아닌, 압착해서 짜낸 몸에 좋은 고급 지방만 먹는 것이 허용됩니다. (고급 지방은 뒤에서 설명드리겠습니다.) 따라서 고기를 실컷 먹어도 됩니다. 그러다 보니 황제 다이어트가 고기만 먹는 것으로 유명해지기도 했습니다.

저탄고지는 어떤 원리로 살이 빠질까요? 핵심은 인슐린입니다. 인슐린은 본래 혈액 속에 있는 당(에너지)을 세포 안으로 옮겨주는 역할을 합니다. 문제는 인슐린이 나오면 에너지가 세포 안으로 들어가기만 하고 나오지를 않습니다. 그러면 지방세포에도 에너지가 엄청 쌓이면서 살이 찔 겁니다. 그래서 인슐린 분비를 조절하는 게 저탄고지의 목표입니다. 탄수화물을 아예 안 먹으면 인슐린 분비가 될 일이 없으니까 탄수화물을 거의 안 먹다시피 하는 겁니다. 미국의 내분비 학자인 랄프 디프론조에 따르면 인슐린이 거의 없을 때 지방분해가 원활히 되다가 인슐린이 어느 정도만 나오면 지방분해가 급정거 수준으로 멈추게 됩니다. 즉 혈당을 일정 수준 이하로 유지시켜서 인슐린 분비도 그러한 수준 이하로 유지하려는 전략입니다. 그러면 몸이 탄수화물을 에너지로 쓰지 않고 지방을 대신 분해해서 나오는 키톤체를 에너지로 쓰게 됩니다. 이렇게 키톤체를 쓰는 상황을 키토시스라고 부르고 키토제닉이란 단어도 여기서 나왔습니다. 이 키토시스 상태에서는 지방분해는 활성화되고 지방합성이 활성화 될 일은 없습니다.

무노력 다이어트에서는 이 저탄고지의 인슐린 분비 조절 부분과 좋은 지방을 먹는 부분을 그대로 가져왔습니다. 따라서 인슐린 분비에 가장 큰 문제를 일으키고 살을 찌게 만드는 저급 당질은 줄이고, 반대로 섬유질은 많고 당질은 적은 고급 탄수화물 먹기를 권유합니다. 또한 지방을 아예 안 먹는 것이 아닌 고급 지방 위주로 먹기를 권유합니다.

식이섬유는 얼마나 먹어도 될까?

식이섬유가 다이어트에 좋다고 하니 무작정 많이 먹으려고 하는 분도 있습니다. 하지만 그러면 안 됩니다. 미국영양학회에 따르면 일반적인 식이섬유 일일 권장 섭취량은 남자 38g, 여자 25g입니다. 식이섬유를 너무 많이 먹으면 복부 팽창, 복부 가스, 지나친 포만감, 복통, 설사, 변비, 탈수, 구토, 메스꺼움, 어지러움, 위경련, 장폐색 등이 올 수도 있습니다. 이건 식이섬유의 소화가 잘 안되는 성질 때문입니다. 식이섬유는 소화가 되지 않다 보니 장운동에 부담이 되고 발효와 가스 형성도 더 활발하게 만듭니다. 그러다 보면 식이섬유 자체로 부피는 차지하는데, 장운동은 잘 안되니까 장이 꽉 막히고, 가스까지 차니 문제가 생기는 겁니다. 대부분의 경우에는 하루 70g 이상을 섭취하면 이상 반응이 있을 수 있고, 좀 예민한 사람은 40g 정도 선에서도 이상 반응이 있기도 합니다.

물론 식이섬유를 하루 70g 먹는 것은 굉장히 힘들어서 식이섬유 이상 반응은 겪기 어려운 일이기는 합니다. 대부분 이런 경우는 시중에서 판매하는 다이어트용 식이섬유 제품을 엄청 많이 먹었을 때 발생합니다. 예를 들어서 변이 술술 나오고 살이 쫙쫙 빠진다 하여 차전자피 같은 것들을 과도하게 섭취한 경우에 배가 빵빵해지고 힘들 수 있습니다. 특히 시판용은 아무래도 제품화를 해야 하기 때문에 고식이섬유 제품을 만들 수밖에 없고, 그러다 보면 식이섬유를 과다 섭취하게 되는 경우도 많아집니다. 20년도에 한국소비자원이 식이섬유가 많다고 강조 표시한 유가공품·음료류 15개를 분석한 결과, 일부 제품은 하루 2개만 먹어도 어린이 1일 충분섭취량(5세 이하 10~15g)을 초과했으며, 일부 건강기능 식품에는 성인 1일 충분섭취량(20~25g) 이상의 식이섬유가 들어있었습니다.

따라서 식이섬유를 이왕 드실 것이라면 이런 제품들 말고 채소, 과일로 섭취하는 것을 권장 드립니다. 참고로 채소, 과일을 주스로 만들어 먹으면 식이섬유가 파괴될 수도 있습니다. 갈아서 먹을 때 섬유질이 일부 파괴되는 경우가 있긴 하지만 큰 손해까지는 없을 수 있습니다. 하지만 압착 즉 짜 먹는 경우에는 주스에 섬유질이 거의 없어지게 됩니다. 그리고 갈아서 먹는 것도 씹는 맛이 거의 없다 보니 포만감 등에서 추가적인 손해가 좀 있습니다. 그러므로 가장 좋은 방법은 그냥 씹어서 먹는 겁니다. 가장 좋은 것부터 보자면 씹어 먹기 〉 갈아서 먹기 〉 압착해서 먹기가 됩니다.

단백질은
'적단'하게 먹어야 한다

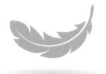

다이어트할 때 단백질을 많이 먹으라는 말은 아마 들어보셨을 겁니다. 그런데 단백질이 왜 중요한 걸까요? 근육 생성에 도움이 되어서? 탄수화물과 지방에 비해서는 살이 많이 안 쪄서? 만약 단백질이 다이어트에 좋다면 무한대로 많이 먹어도 될까요?

일단 옥스퍼드 대학의 2005년 논문을 보겠습니다. 제목은 〈단백질 지렛대 가설〉입니다. 이 논문에 따르면 어떤 생물이든 일정량의 단백질을 항상 먹어줘야 하는데, 그 필요량이 충족되지 못한 경우 이상 행동이 일어난다고 합니다. 예를 들어 단백질 섭취량이 부족하면 과일 파리는 번식을 그만둡니다. 귀뚜라미는 동족을 잡아먹고요. 단백질 섭취라는 작은 조건이 그 동물의 행동을 좌지우지하는 큰 변화를 가져오는 겁니다.

그렇다면 단백질이 부족하면 인간은 어떻게 될까요? 인간의 경우 단백질 필요량이 충족되지 않으면 단백질 최소량이 채워질 때까지 음식을 계속 먹게 된다고 합니다. 예를 들어 빵, 과자, 아이스크림, 음료수, 떡볶이 등의 음식은 먹어도 먹어도 배가 안 부르고 더 많이 먹게 됩니다. 생각해보면 이런 음식들은 단백질은 굉장히 적고, 거의 탄수화물과 지방 위주입니다. 즉 단백질을 적게 먹으면 자기도 모르게 음식을 더 많이 먹게 되고 단백질을 충분히 먹어줘야 식사량 조절이 더 잘된다는 겁니다. 이게 바로 단백질 지렛대 가설입니다.

그 외에도 단백질이 다이어트에 좋은 이유는 많습니다. 일단 단백질은 포만감 유지에 매우 좋습니다. 식욕을 줄여주고 포만감을 늘려주는 호르몬인 PYY는 단백질에 가장 많이 반응합니다. 또 단백질은 식욕 돋우는 호르몬인 그렐린을 억제하기도 합니다. 그리고 탄단지 3대 영양소 중에 소화시키는 데 가장 많은 칼로리가 소모됩니다. 따라서 고단백 식이를 하면 지방 탄수화물에 비교해 대사량도 늘어나고 칼로리 소모도 늘릴 수 있습니다.

그렇다면 단백질이 좋으니까 무한대로 먹어도 될까요? 그렇지는 않습니다. 아무리 다이어트에 좋다고 해도 단백질만 무한대로 먹거나 지나치게 많이 먹으면 문제가 생깁니다. 앞서 단백질 지렛대 가설을 발표한 로벤하이머에 따르면, 단백질을 너무 적게 먹어도 이상 현상이 있지만, 반대로 단백질을 너무 많이 먹으려고 하면 그것을 막는 기전도 존재한다고 합니다. 즉 단백질을 너무 적게 먹어도 문제지만, 너무 많이 먹어도 어떤 문제가 생긴다는 겁니다. 그 문제는 바로 수명이 줄어들 수 있다는 점입니다.

로벤하이머는 이를 위해 초파리 1,000마리를 대상으로 실험을 했는데 고단백으로 식단을 바꿀수록 초파리의 수명이 줄었습니다. 대신 더 많은 알을 낳아서 번식이 활발해졌습니다. 단백질과 탄수화물의 비율이 1:16이면 수명이 가장 길고, 1:4면 알을 가장 많이 낳았습니다. 즉 단백질을 소량만 먹으면 오래 살지만, 자식을 많이 낳지 못합니다. 반대로 단백질을 많이 먹으면 자식을 더 많이 남기지만, 수명이 짧아집니다.

참고로 이와 비슷한 연구는 5년간 쥐를 대상으로도 시행되었으며 여기서도 같은 결과가 나왔습니다. 쥐에서는 추가적으로 텔로미어(수명을 결정하는 끈)를 조사하였는데 이것은 나이를 먹을수록 짧아지며 전부 소모되면 죽는다고 합니다. 즉 텔로미어가 길수록 더 오래 살 수 있습니다. 그런데 고단백 식이를 한 쥐일수록 텔로미어의 길이가 더 짧아졌습니다. 기대 수명이 짧아졌다는 겁니다. 또 흥미로운 것은 고단백 식이를 할수록 고환과 자궁의 무게가 늘어나서 생식 능력은 좋아졌습니다. 즉 쥐 실험에서도 고단백 식이를 하면 생식 능력은 증가하고 수명은 줄어들었습니다. 따라서 거의 대부분의 생물은 무턱대고 단백질을 많이 먹지 못하게 하는 기전이 존재합니다. 단백질을 어느 정도 이상 먹게 되면 못 먹게 되는 이유입니다.

또 애초에 신장 손상 문제가 있을 수 있으므로 단백질은 적절히만 먹어야 합니다. 단백질은 소화시키는 대사 과정에서 단백질의 구성요소인 질소가 나오게 되고 이 질소는 신장에서 걸러내야 합니다. 그런데 단백질을 너무 많이 먹다 보면 신장에 부담이 가서 신장에 문제가 생길 수 있습니다. 대부분의 젊고 건강한 사람들은 괜찮겠지만, 나이가 많거나 신장이 원래 안 좋으신 분들, 집안에 누군가 신장병이 있어서 유전 문제가 있으신 분들은 장기간 고단백 식이를 하였을 때 문제가 발생할 수 있습니다. 이것과 비슷하게 통풍이 오는 경우도 있습니다. 동물성 단백질에는 푸린체가 들어있고 이게 분해되면 요산이 되는데, 이 요산이 쌓여 통풍이 됩니다. 통풍은 주로 엄지발가락 큰 관절에 많이 생기는데, 해당 관절이 퉁퉁 부으면서 마치 개한테 물린 것 같은 극도의 고통이 찾아오는 질환입니다.

그럼 단백질은 어느 정도를 먹어야 할까요? 일반적인 경우에는 자신의 체중 1kg당 2g의 단백질을 한계량으로 잡으면 됩니다. 그리고 건강하고 운동을 많이 하는 프로 운동선수의 경우에는 자신의 체중 1kg당 3.5g의 단백질을 한계량으로 잡으면 됩니다. 예를 들어 건강한 운동선수가 체중이 70kg이라면 하루 245g(70×3.5)의 단백질이 한계량이며 칼로리로 따지면 980kcal 정도가 됩니다. 남자의 하루 권장 칼로리 섭취량이 2,500~2,800kcal 정도이므로 계산해 보면 35% 정도가 나옵니다. 미국국립의학회에서 발표한 단백질의 적정 비율이 10~35%이므로 대강 맞는다고 볼 수 있습니다. 즉 아무리 건강하고 몸이 좋은 사람도 35%, 3분의 1 정도를 한계로 보는 게 좋습니다.

또 일반적인 한국인 단백질 권장량은 1일 기준 45~55g 사이입니다. 닭 가슴살 100g에 단백질 함량이 23g 전후이니까 대강 닭 가슴살 200~250g이면 끝납니다. 시중에서 파는 닭 가슴살들이 대부분 1봉지에 100~120g 사이이기 때문에 포장된 닭 가슴살 2봉지면 충분합니다.

생각해볼 점은 2013년 국민건강통계에 따르면 한국인은 권장량보다 단백질을 많이 먹고 있다는 사실입니다. 한국인의 주식인 쌀만해도 7%가 단백질이므로 충분히 가능한 일입니다. 그래서 대부분의 사람들은 다이어트 한다고 단백질 양을 늘리기보다는 탄수화물 비중을 줄이는 게 나은 경우가 많습니다.

실제 단백질 섭취를 위해서는 어떤 음식들을 먹으면 될까요? 가장 좋은 것은 생선, 닭 가슴살과 같은 백색 고기(굽기 전 상태가 흰색), 콩, 버섯 같은 식물성 단백질입니다. 이런 음식들은 지방은 적고 단백질은 많아서 다이어트에 적합하다고 할 수 있습니다. 반면에 보통 사람들이 먹기 좋아하는 돼지고기나 소고기 같은 적색 고기는 단백질도 많지만 지방도 많아서 지나치게 많이 먹으면 살이 찌기가 쉽습니다. 또 지방, 발암 물질, 호르몬이라는 삼총사를 섭취하게 되어 암 위험성도 올라갑니다. 따라서 이들은 적당히만 먹어야 합니다.

결론적으로 단백질을 무조건 많이 먹으면 좋을 것이라는 생각과는 달리 단백질도 적당히만 먹어야 합니다. 그리고 대부분의 한국인은 이미 단백질을 충분히 섭취하고 있을 가능성이 높으므로 굳이 단백질 보충제까지 찾아 먹을 필요가 없습니다. 단백질은 적당히 먹도록 합시다. '적단'을 꼭 기억하시기 바랍니다.

김원장의 핵심 정리

○ 단백질 섭취가 부족하면 인간은 더 많은 음식을 먹게 되어 과식할 가능성이 높다.

○ 반대로 단백질을 과도하게 섭취하면 수명 단축과 신장 부담을 초래할 수 있다.

○ 적절한 단백질 섭취량은 체중 1kg당 2g이 일반적인 한계이다.

○ 한국인은 이미 권장량 이상의 단백질을 섭취하는 경우가 많으므로 단백질을 더 먹기보다 탄수화물을 줄이는 게 더 중요하다.

○ 단백질 섭취는 생선, 닭 가슴살, 콩 등이 적절하며, 적색육은 지방과 발암 물질 섭취 우려가 있어 적당히 먹는 것이 좋다.

지방도 먹어야
살이 빠진다

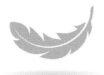

다이어트할 때 지방을 안 먹는 분들이 있습니다. 지방을 빼려고 하는 다이어트니 왠지 지방을 먹으면 안 될 것 같기도 합니다. 그런데 지방도 우리 몸에 필수적이며 꼭 먹어줘야 합니다. 특히 우리 몸에서 만들 수 없는 필수지방산이 있는데 이것들은 먹지 않으면 우리 몸의 모든 활동이 정지됩니다. 지방이 필요 없는 그냥 덩어리라고 보통 생각을 하지만 실제로 지방은 우리 몸의 아주 다양한 부분에서 필수적으로 쓰이기 때문입니다.

예를 들어 신경 전달을 할 때 전기 신호를 사용하게 되는데 이때 신호가 원활히 전달되도록 도와주는 미엘린초는 지방으로 이루어져 있습니다. 뿐만 아니라 세포를 구분하는 세포막에도 지방이 포함되어 있습니다. 또 성호르몬을 만드는 데도 지방세포가 중요한 역할을 하며, 그 외에도 지방은 충격 흡수, 에너지 저장, 체온 유지 등 아주 많은 곳에 쓰입니다. 따라서 지방을 먹지 않는 것은 몸에 문제를 일으킬 수 있습니다.

그런데 어떤 지방을 먹어야 하는 걸까요? 왠지 삼겹살의 지방은 동물성이라 살이 찔 것 같습니다. 반대로 해바라기씨로 만든 기름은 식물성이라 살이 빠질 것 같기도 합니다. 그런데 또 인터넷을 돌아다니다 보면 식물성지방이 더 나쁘다는 이야기도 있습니다. 도대체 어떤 게 맞는 걸까요?

일단 동물성지방과 식물성지방이 뭐가 다른지부터 보겠습니다. 동물성지방은 포화지방산이 많고 식물성지방은 불포화지방산이 많습니다. 어려운 말 같지만 알고 보면 쉽습니다. 여기서는 '포화'라는 단어만 알면 됩니다. 포화는 무언가로 꽉 차서 더 이상 채울 수 없을 때를 말합니다. 지방의 경우에는 H, 즉 수소로 꽉 찼느냐 아니냐를 말합니다. 수소로 꽉 차면 포화지방 아니라면 불포화지방입니다.

그림을 보면 이해가 쉽습니다. 다음 페이지 그림을 보면 포화지방산과 불포화지방산의 차이점이 보일 겁니다. 포화지방산은 모든 C, 즉 탄소가 서로 막대 1개로 연결되어 있습니다. 그런데 불포화지방산은 좀 다릅니다. 중간에 막대 2개로 C를 연결한 부분이 있습니다. 그리고 이렇게 이중 막대로 연결된 것은 불안정합니다. 우리 생각에는 막대를 2개 쓰면 더 단단해질 것 같은데 그렇지가 않습니다. 이렇게 이중 결합이 되면 도리어 더 불안정하게 연결됩니다. 그림도 보면 뭔가 꺾여있습니다. 쉽게 부러질 것 같습니다.

불안정하냐 안정적이냐의 차이는, 평상시 액체 상태냐 고체 상태냐의 차이를 만들게 됩니다. 당연히 안정적일수록 고체에 가깝고 불안정할수록 액체에 가깝습니다. 그래서 안정적인 포화지방은 실온에 두면 고체가 되고, 불안정적인 불포화지방산은 실온에 두면 액체가 됩니다.

단일 불포화지방산, 다중 불포화지방산이라는 말도 들어보셨을 겁니다. 꺾인 부분, 즉 이중 결합이 1개면 단일 불포화지방산이라고 하고 꺾인 부분이 여러 개면 다중 불포화지방산입니다. 이러한 구조와 성질의 차이는 건강과 다이어트에 정말 중요합니다.

이제 포화지방과 불포화지방의 차이는 이해하셨을 겁니다. 그런

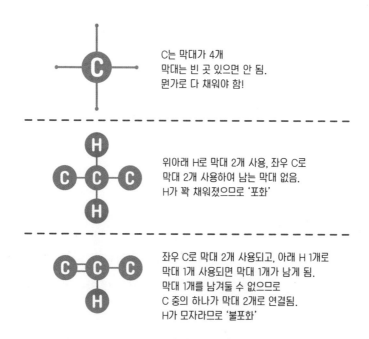

C와 H의 구성에 따른 지방산 구분

데 대부분의 사람들은 포화지방이 건강과 다이어트에 안 좋다고 알고 있습니다. 왜 그럴까요? 잠시 시간을 거슬러 올라가겠습니다. 미국의 생리학자 안셀 키스는 1950년대 '7개국 연구'에서 포화지방이 혈중 콜레스테롤을 증가시켜 심장 질환을 일으킬 수 있다고 하였습니다. 그리고 1977년에는 바로 이 연구를 바탕으로 미국 최초의 국가 영양 가이드라인이 발표됐습니다. 해당 가이드라인에 따르면 지방을 너무 많이 먹으면 안 되며, 특히 고기 등에 들어간 포화지방이 문제입니다. 물론 우리나라도 이러한 미국의 가이드라인을 거의 그대로 받아들였습니다. 현재 우리가 지방을 먹으면 안 된다, 특히 고기 먹으

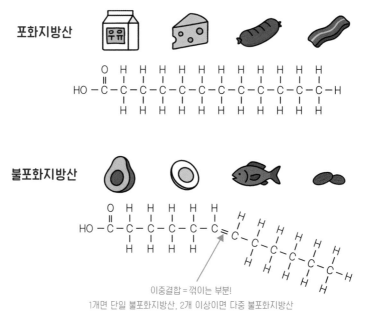

포화지방산과 불포화지방산 차이

면 살찐다, 포화지방이 안 좋다, 라고 여기는 게 모두 여기서 비롯된 겁니다.

그런데 이건 틀린 인식입니다. 애초에 7개국 연구를 주관한 안셀 키스 박사는 "먹는 지방에만 주의를 기울이는 것은 거의 효과가 없습니다."라고 말했습니다. 왜냐하면 우리가 먹는 지방은 콜레스테롤 문제에 거의 영향을 미치지 않기 때문입니다. 콜레스테롤은 간에서 만들어지는데, 우리가 지방을 많이 먹으면 간은 콜레스테롤을 알아서 적게 만듭니다. 따라서 우리가 먹는 지방의 양은 혈중 콜레스테롤에 미치는 영향이 적습니다. 단, 코네티컷 대학의 2015년도 연구에서 나오듯이 전체 인구 중 최대 25% 정도의 사람들은, 먹는 지방이 몸에 나쁜 LDL과 몸에 좋은 HDL 콜레스테롤을 모두 증가시키기 때문에 조금 조심해야 합니다.

또 포화지방이라고 다 나쁜 것도 아닙니다. 포화지방마다 차이가 있습니다. 지방의 사슬에 탄소가 짝수인지 홀수인지도 중요합니다. 케임브리지 대학의 2014년도 연구에서 16,000명의 유럽 성인을 대상으로 연구를 해봤더니 짝수 개의 탄소를 가진 포화지방산은 제2형 당뇨병 위험을 높였고, 반대로 홀수 개의 탄소를 가진 포화지방산은 당뇨병 위험을 낮췄습니다. 짝수 개의 포화지방의 예로는 코코아 버터 및 완전 수소화된 식물성 오일 등이 있습니다. 홀수 개의 포화지방에는 헵타데카노산과 펜타데카노산이 있는데 주로 소고기와 유제품에서 나옵니다.

지방을 구분하는 또 다른 기준은 지방 사슬의 길이입니다. 이건 지방마다 다른데 짧은 사슬지방산(탄소 6개 미만), 중간 사슬지방산(탄소 6~10개), 긴 사슬지방산(12~22개 탄소), 매우 긴 사슬지방산(22개 이상)이 있습니다. 앞의 케임브리지 대학의 14년도 연구에서 매우 긴 사슬지방산VLCFA을 섭취하면 제2형 당뇨병 위험이 감소하였습니다. 매우 긴 사슬지방산은 땅콩기름 등 견과류에서 주로 발견됩니다. 즉 포화지방이라고 다 나쁘고 불포화지방이라고 다 좋은 게 아닌 겁니다. 오히려 정말 봐야 할 기준은 따로 있습니다.

실제로 문제가 되는 기준은 무엇인지 알려드리기 전에 한 가지만 더 짚고 넘어가겠습니다. 대부분의 사람들이 동물성지방은 다 포화지방이고 식물성지방은 다 불포화지방인 줄 알지만 그렇지 않습니다. 아래 표를 보시면 돼지고기, 소고기에도 불포화지방이 있으며 심지어 포화지방보다 불포화지방이 더 많습니다. 또 올리브오일 같은 식물성 기름에도 포화지방이 있습니다. 심지어 코코넛오일은 포화지방이 압도적으로 더 많습니다. 즉 '동물성지방=포화지방'이라고 하거나 '식물성지방 = 불포화지방'이라고 하는 것은 틀린 말입니다.

	삼겹살 100g	소고기 100g
총 지방	31.54g	23.94g
포화지방	13.27g	10.83g
단일불포화	14.09g	11.73g
다중불포화	4.02g	0.62g

삼겹살과 소고기의 지방 함량

결론적으로 ① 포화지방이라고 다 나쁜 것도 아니고, ② 동물성지방이라고 다 포화지방인 것도 아닙니다. 따라서 동물성지방이 좋다, 나쁘다 이렇게 단순하게 말해서는 절대 안 된다는 겁니다. 다만 정말 안 좋은 지방이 분명히 있습니다.

다이어트와 건강의 진정한 적은 트랜스지방입니다. 이것은 인공적으로 안 썩게 만든 지방, 화학적으로 녹여서 만드는 지방입니다. 일단 트랜스지방은 음식 중에서는 도넛, 치킨 등 튀김 요리에 사용됩니다. 케이크 등에 들어가는 마가린도 트랜스지방입니다. 즉 대부분의 공장 음식에 들어가는 지방이지요. 트랜스지방은 트랜스 결합이 되어 있어서 트랜스지방이라고 부릅니다. 트랜스 결합이란, 이중 결합이 되어서 약한 부분에 달린 H가 1개는 위, 1개는 아래로 달려 있는 겁니다. 원래는 Cis 결합이라고 해서 H는 같은 방향에만 달려 있습니다. 트랜스지방은 바로 이러한 구조적인 차이 덕분에 쉽게 변질이 되지 않고 그래서 식품 업계에서 자주 쓰입니다.

또 인공적으로 안 썩게 만든 지방도 문제입니다. 물론 실제로 썩는 것은 아니고 기름이 변질된다는 의미입니다. 참기름이나 들기름 같은 것들이 보관을 조금만 잘못하면 전 내가 나고 못 먹게 되는 것이 바로 이러한 현상입니다. 특히 불포화지방이 불안정해서 변질에 취약합니다. 따라서 식품 업계에서는 이렇게 쉽게 상하는 불포화지방에 수소를 쏟아부어서 불포화를 포화로 만들어 버립니다. 수소가 없는 자리에도 인공적으로 수소를 꽉꽉 채우는 겁니다. 사람이 자연에 없던 새로운 기름을 만들어낸 겁니다. 오랫동안 안 상하고 쓰기 좋으니까요.

그런데 리딩 대학의 2010년도 연구에 따르면 트랜스지방은 체중 증가를 유발할 수 있습니다.

흔히들 많이 먹는 녹여 만든 기름, 즉 식용유, 콩기름, 카놀라유, 해바라기씨유 등도 문제입니다. 이 기름들은 우리가 요리에 많이 쓰는 기름이라 아마 마트에서도 많이 보셨을 겁니다. 문제는 이 기름들은 대부분 자연적으로 짜내는 기름이 아니라 화학적으로 녹여서 만드는 기름이라는 점입니다.

인공적이라고 해서 다 나쁜 것은 아니지만, 진짜 문제는 이 기름들의 오메가6 비중이 오메가3에 비해서 너무 높다는 겁니다. 오메가3, 오메가6, 오메가9은 다중 불포화지방산의 한 종류들인데요, 둘 다 필수지방산이라 우리 몸에는 어느 정도 필요합니다. 참고로 오메가는 끝을 상징하는데 이것은 지방산의 한쪽 끝(메틸기)의 몇 번째 탄소에서 이중 결합이 처음 시작되느냐를 따지는 겁니다. 예를 들어 메틸기에서 3번째 탄소에서 이중 결합이 처음 시작되면 오메가3가 되는 겁니다.

	올리브오일 1스푼	코코넛오일 1스푼	카놀라유 1스푼
총 지방	14g	14g	14g
포화지방	2.17g	11.6g	0.93g
단일불포화	9.58g	0.88g	8.76g
다중불포화	1.33g	0.24g	3.54g

기름 종류별 지방 함유량

그런데 이 오메가지방산은 적절한 비율이 있는데, 그 비율을 벗어나 오메가6의 비중이 너무 높아지게 되면 체중이 증가할 수도 있습니다. 앤드루 젠킨슨이 쓴 《식욕의 과학》을 보면 오메가6가 많이 포함된 식물성 기름, 즉 공장에서 생산된 해바라기씨유 등을 많이 먹을수록 체중이 증가하였습니다.

즉 진정한 적은 동물성지방과 포화지방이 아닙니다. 진정한 적은 ① 트랜스지방 ② 인공적으로 안 썩게 만든 기름 ③ 공장에서 화학적으로 녹여서 만드는 기름인 겁니다. 따라서 튀김 기름, 쇼트닝, 트랜스지방, 마가린을 피하고 또 공장에서 녹여서 만든 식용유인 해바라기씨유, 포도씨유, 카놀라유, 옥수수유, 콩기름 등을 피해야 합니다.

반대로 먹어야 하는 것은 좋은 기름, 즉 **고급 지방**입니다. 좋은 기름은 녹여서 만든 기름이 아닌 압착을 해서 만든 기름입니다. 대표적으로는 참기름, 들기름, 엑스트라 버진 올리브오일 등이 있습니다. 버터도 적당량 먹는 것은 괜찮습니다. 동물성지방이라고 해서 반드시 피할 필요는 없습니다. 요리할 때는 짜서 만든 기름과 버터까지 활

활용할 수 있는 기름		덜 먹거나 피할 기름	
짜서 만든 기름	동물성지방(소량)	튀김 기름	공장에서 만든 식물성 기름
올리브오일, 참기름, 들기름	라드, 버터	쇼트닝, 트랜스지방, 마가린	해바라기씨유, 포도씨유, 카놀라유, 옥수수유, 콩기름

나쁜 기름과 고급 지방

용해도 됩니다. 또 음식을 먹을 때 건강한 지방을 먹고 싶다면 가급적 오메가3가 풍부한 해산물, 견과류 등을 좀 더 섭취하면 좋습니다. 결론적으로 나쁜 지방은 피하고 고급 지방을 먹으면 됩니다.

김원장의 핵심 정리

○ 지방은 신경 전달, 세포막 형성, 호르몬 생성 등 필수적인 역할을 하므로 다이어트 중에도 적절히 섭취해야 한다.

○ 포화지방과 불포화지방은 구조적 차이가 있으며, 포화지방도 종류에 따라 건강에 미치는 영향이 다르다.

○ 다이어트와 건강에 진짜 해로운 지방은 트랜스지방, 인공적으로 가공된 기름, 공장에서 화학적으로 추출한 기름이다.

○ 튀김 기름, 마가린, 쇼트닝, 해바라기씨유, 포도씨유, 카놀라유 등 가공된 기름을 피하는 것이 중요하다.

○ 건강한 지방은 압착 방식으로 얻은 기름(참기름, 들기름, 엑스트라 버진 올리브오일), 버터, 오메가3가 풍부한 해산물과 견과류를 통해 섭취하면 된다.

Chapter 3.

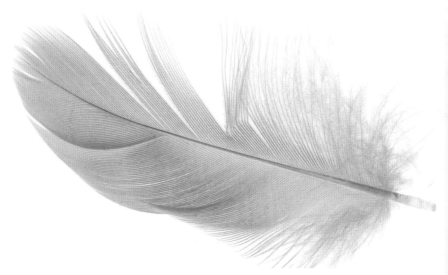

무노력
식단
가이드

DIET
REVOLUTION

저당고란
적단고지 해야 한다

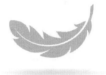

다이어트를 시작한다고 하면 대부분 가장 먼저 하는 것이 두 가지 있습니다. 첫 번째는 헬스장 회원권을 끊는 것, 두 번째는 닭 가슴살을 네이버에 검색해 보는 겁니다. 그렇게 해서 닭 가슴살에 채소, 고구마, 소위 말하는 '닭고야'가 완성됩니다. 이런 식단을 '클린식clean食'이라고도 합니다.

소위 말하는 다이어트 식단, 클린식을 좀 더 자세하게 정리해 보면 다음과 같습니다.

1) 칼로리는 1,000~1,500kcal 사이로 제한한다.
2) 탄수화물과 지방은 최대한 낮추고, 단백질은 최대한 많이 섭취한다.
3) 설탕, 소금 등의 양념은 최대한 피한다.

4) 채소 위주로만 식사를 구성하고 고기는 닭 가슴살만 먹는다

5) 자연 상태에 가깝게 먹고, 조리도 최소한으로만 한다.

6) 가공식품은 아예 먹지 않는다.

7) 면 요리, 빵 등 밀가루는 아예 먹지 않는다.

8) 튀김 종류 등 기름을 사용한 음식도 절대 먹지 않는다. 조리 시에도 기름은 최소한으로만 사용한다.

이 외에도 여러 가지 특징들이 있겠지만 대부분의 다이어트식은 위와 같은 형태로 진행이 됩니다.

하지만 저는 이런 방법을 권장하지 않습니다. 다이어트 식단은 단기적으로 빨리 뺄 때는 좋지만 장기적인 감량에는 영 불리합니다. 음식량을 줄일수록 대사량이 줄어서 칼로리 소모가 줄어들기 때문입니다. 즉 살이 빠질수록 음식량을 더 줄여야 한다는 의미입니다. 그러면 살이 빠지다가 정체기가 자주, 심하게 올 겁니다. 그리고 요요도 훨씬 쉽게 올 겁니다. 적게 먹어서 대사가 줄어든 상태에서는 조금만 더 먹어도 칼로리가 많이 남아 살이 확 찌기 때문입니다.

그리고 무엇보다 이렇게 하는 것은 노력이 너무 많이 들어갑니다. 우리는 무노력을 목표로 삼아야 합니다. 무노력 다이어트의 핵심은 힘들게 의지력을 쓰지 않고도 저절로 살이 빠지는 몸을 만들어내는 것입니다.

다이어트식에는 위의 칼로리와 대사적응 말고도 또 다른 문제가 있습니다. 채소, 고구마, 닭 가슴살 등으로만 이루어진, 뭔가 깨끗한

느낌의 클린식은 맛이 없다는 점입니다. 오래 먹다 보면 채소 고유의 단맛을 느낄 수 있다고는 하지만, 어지간히 오래 먹지 않는 이상 일반인이 그렇게 느끼기는 사실 어렵습니다. 즉 다이어트식은 맛은 거의 무시하고 오직 저칼로리, 고단백질, 저탄수화물, 저지방에 초점을 맞추고 있어서, 보통 사람들은 계속 먹기가 매우 고역입니다.

그런데 인간에게는 미각이라는 것이 있는데, 맛을 포기하는 것이 과연 가능할까요? 맛있는 것이 넘쳐나는 현대 사회에서 클린식을 평생 유지할 수 있을까요? 코네티컷 대학의 20년도 연구에서 2,702명을 대상으로 연구를 해봤더니 다이어트를 한 번이라도 해본 사람들은 평생에 걸쳐서 여덟 번 정도 요요를 겪었습니다. 또 존스 홉킨스 의대의 18년도 연구를 보면 대부분의 요요 원인은 식단이 원래대로 돌아가는 데 있다고 합니다. 즉 대부분의 사람은 클린식 위주의 다이어트 식단을 유지하기 어렵다는 겁니다. 처음 몇 달 동안 체중을 빨리 감량할 때는 어떻게든 참으면서 하겠지만 그것도 한계가 있는 것이죠. 어떤 악덕 회사든 처음 몇 달은 버틸 수 있지만, 결국 몸과 마음이 피폐해져 퇴사하게 되듯이 말입니다.

열심히 노력해서 다이어트를 하는 것도 잠깐입니다. 결국에는 무노력 다이어트로 가야 유지가 되고 영원히 계속할 수 있습니다. 언젠가는 일반식으로 돌아가야 하기 때문입니다. 따라서 어차피 평생 하지 못할 것이라면, 감량 속도는 좀 느리더라도 처음부터 일반식으로 다이어트를 하는 게 좋습니다.

참고로 제가 말하는 일반식은 삼겹살, 짜장면, 피자, 마라탕은 아닙니다. 이것들은 '특식'입니다. 즉 특별한 식사라는 말입니다. 실제

일반식의 정의는 좀 다릅니다. 일반식의 정의를 좁게 보자면 병원 같은 곳에서 주는 일반식, 즉 병원 밥을 생각하면 됩니다. 특정한 영양소나 음식을 제한 없이 주는 정말 '일반적인 식사'입니다. 위장 문제가 있어서 죽 같은 것만 나오는 '유동식'과는 상대되는 개념입니다. 병원에서 일반식이 따로 존재하는 이유는 어떤 환자들은 특정한 영양소, 성분이나 음식을 주면 큰 탈이 나는 경우가 있기 때문입니다. 예를 들어 단백질을 제한해야 하는 통풍 환자에게는 고등어구이를 주지 않아야 합니다. 이런 특별한 경우를 제외하면 누구나 먹을 수 있는 식단이 바로 일반식입니다.

물론 일반식으로 했을 때 감량 속도가 다이어트식처럼 빠르지는 않을 겁니다. 다이어트식이 빠른 체중 감량에는 좋습니다. 하지만 장기적으로 봤을 때 다이어트식보다는 일반식이 요요와 정체기 면에서 유리합니다. 적어도 3개월만 지나면 장기적으로 가는 것이기 때문에, 1~2개월 미만으로 진행했을 때는 다이어트식이 유리하고, 3개월 이후에는 일반식이 더 유리하다고 하겠습니다.

여러분이 잠깐 살을 빼고 다시 요요가 오길 바란다거나, 아니면 대사적응으로 인해 살이 잘 찌는 체질로 변하고 싶은 게 아니라면 일반식으로 다이어트를 하는 것이 장기적으로 가장 유리하고 또 현실적인 방법입니다. 즉 다이어트 한다고 해서 뭐 특별하게 대단한 식단을 준비할 이유가 없습니다. 그냥 보통의 식단을 드시면 됩니다. 다만 정말 아무거나 드시라는 말은 아닙니다. 음식의 종류는 '저당고탄' '적단고지'로 드셔야 합니다.

'저당고탄'은 저당질 고급 탄수화물을 말합니다. 당질은 그 자체로도 1g에 4kcal라 살이 찔 뿐만 아니라 인슐린 분비를 활성화시켜 지방 합성이 활성화 됩니다. 따라서 당질은 최대한 적게 먹는 것이 좋습니다. 특히 그중에서도 조심해야 할 것은 첨가당 또는 설탕입니다. 음식에 굳이 설탕을 뿌려 먹는다든지 설탕이 많이 함유된 음식들은 피하는 게 좋습니다.

그렇다고 해서 탄수화물을 아예 안 먹을 수는 없습니다. 탄수화물도 일정 비중 먹어줘야 합니다. 따라서 고급 탄수화물을 먹기를 권합니다. 고급 탄수화물이란 섬유질이 풍부하며 복합 탄수화물 비중이 높은 음식을 말합니다. 여기에 비타민과 미네랄까지 풍부하면 금상첨화입니다. 가장 좋은 예로는 각종 채소들이 있습니다. 또 밥도 나쁘지 않습니다. 밥은 심지어 단백질까지 포함하기 때문에 만약 여기에 잡곡을 섞어서 먹는다면 저당고탄의 전형적인 예가 됩니다.

저당고탄 다음으로는 '적단고지'입니다. 적당한 단백질과 고급 지방을 먹어야 합니다. 앞선 챕터에서 말씀드렸다시피 단백질은 적당히만 먹어야 합니다. 너무 적게 먹어도 또 너무 많이 먹어서도 안 됩니다. 딱 적당한 양의 단백질만 드시기 바랍니다.

고급 지방은 저급 지방을 뺀 나머지입니다. 수소를 들이부어서 만든 인공적인 기름은 피하시는 게 좋습니다. 튀김 등에 쓰이는 트랜스지방도 마찬가지입니다. 또 압착해서 짜낸 기름이 아닌 녹여서 만든 기름도 좋지 않습니다. 이것들을 뺀 나머지는 고급 지방이라고 보시면 됩니다.

　이렇게 저당고탄 적단고지 원칙을 지키면서 식단을 꾸려나가시면 됩니다. 그렇다면 이러한 영양소들의 비중은 어떻게 될까요? 우리 인간에게 필요한 3대 다량 영양소인 탄수화물, 단백질, 지방의 권장 섭취 비율을 따지면 탄수화물은 55~65%, 단백질은 7~20%, 지방은 15~30%입니다. 하지만 이 수치들은 대략적으로 기억만 해두시고 이걸 철저히 지키면서 식사하실 필요는 없습니다. 왜냐하면 애초에 어떤 음식이든 탄단지가 모두 골고루 들어있습니다. 또 음식마다 탄단지 비율이 다르므로 그걸 다 외우는 것도 사실상 불가능합니다.

　예를 들어 쌀밥을 탄수화물로만 계산하시는 분들이 있는데 흰쌀밥에도 100g 중에 단백질이 5~6g 정도는 들어가고 이는 쌀밥 전체 칼로리에서 5~10%를 차지합니다. 그리고 하루 단백질 권장량이 50~60g인 것을 생각하면 하루 세 끼 쌀밥만으로도 단백질 권장량이 3분의 1 정도는 차버립니다. (6g×300g 1공기×3끼) 또한 우리가 어떤 음식을 먹든 대파만 먹거나 쌀만 먹거나 하는 일은 없습니다. 예를 들어 비빔밥에는 다양한 식재료가 들어가는데, 각종 음식의 탄단지 비율을 다 따져서 계산하기도 고역입니다. 따라서 이러한 음식들의 영양소 비중을 일일이 외우는 것보다는 전반적인 음식별 비율로 따져서 먹는 것이 현실적입니다.

　저당고탄 적단고지를 위해 권장하는 식단의 비율을 다음 페이지에 그림으로 표현하였습니다. 오른쪽 위의 노란색 부분은 곡류로써 전체의 3분의 1을 차지하도록 드시면 됩니다. 곡류는 쌀밥, 현미밥, 잡곡밥, 옥수수, 고구마, 감자, 식빵, 국 수 등 곡식으로 만든 음식을 말합니다. 생각해보면 매일 끼니에 국수, 감자만 먹을 수는 없으니 한국인의 주식인 밥을 먹는 것을 기본으로 하고 가끔 다른 것들로 바꾸면됩니다.

　밥으로 3분의 1을 채웠으나 이제 3분의 2만 남았습니다. 그림에서왼쪽을 보시면 초록색 부분이 채소류입니다. 전체에서 약 3분의 1 정도를 채소로 먹으면 됩니다. 채소는 어떻게 먹으면 될까요? 일단 채소 중에 가장 좋은 것은 잎채소, 줄기채소, 꽃채소입니다. 간단하게는 각각 이파리처럼 넙데데한 것, 줄기(가지)처럼 길쭉한 것, 꽃처럼생긴 것으로 생각하면 됩니다. 채소에 대한 더 자세한 설명은 해당 챕터를 참고하시면 됩니다.

　이렇게 해서 3분의 1은 곡류로 채웠고 3분의 1은 채소로 채웠습니

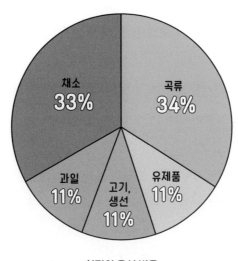

최적의 음식 비율

다. 나머지는 뭐로 채우면 될까요? 나머지 3분의 1은 다시 3등분을 합니다. 전체에서는 9분의 1입니다. 9분의 1 덩어리 3개 중에 하나는 우유와 유제품류입니다. 또 하나는 과일입니다. 마지막 하나는 고기, 생선, 달걀, 콩류 등의 단백질 공급원입니다.

다시 정리하면 3분의 1은 밥으로 채우고, 또 다른 3분의 1도 채소로 채운 다음에 나머지를 유제품, 고기, 과일 중에 적절히 먹으면 됩니다. 유제품, 고기, 과일은 꼭 3분의 1씩 안 하셔도 되고 한 끼는 고기, 한 끼는 과일을 먹는 식으로 적절히 배분해 주셔도 됩니다.

여기까지 가장 보편적인 식단을 말씀드렸습니다. 일단 고도비만이나 과체중에서 정상체중으로 가시려는 분들은 이것만 철저하게 따르면 됩니다. 저당고탄 적단고지만 지킨다면 분명히 체중은 정상으로 돌아올 겁니다. 미용 체중으로 가려는 분들도 잠깐 미용 체중에 갔다가 돌아올 게 아니라면 이 방법대로 하는 것이 좋습니다. 다른 식단들은 오래 유지하기 어려워서 결국에는 살이 찌는 경우가 많습니다.

건강을 위해 빼는 분들은 더더욱 이 방법을 지키셔야 합니다. 저당고탄 적단고지로 먹어줘야 몸에 필요한 영양소는 모두 확보하면서 건강에 무리 없이 다이어트를 할 수 있습니다. 특히 다이어트하면서 탈모 등이 걱정되신다면 더더욱 지켜야 하는 원칙입니다.

김원장의 핵심 정리

○ 극단적인 다이어트 식단(클린식)은 단기 감량에는 효과적이지만, 대사적응과 요요로 인해 장기적으로 유지하기 어렵다.

○ 다이어트는 지속 가능해야 하므로, 일반식을 기본으로 하되 '저당고탄, 적단고지' 원칙을 적용하는 것이 효과적이다.

○ 저당고탄은 당을 줄이고 섬유질과 비타민이 풍부한 복합 탄수화물을 섭취하는 것이며, 적단고지는 단백질을 적절히, 고급 지방을 충분히 먹는 것이다.

○ 트랜스지방, 인공 가공 기름, 첨가당이 많은 음식은 피하고, 건강한 지방(올리브오일, 참기름), 잡곡, 채소, 유제품, 단백질을 균형 있게 섭취해야 한다.

○ 식단의 기본 비율은 곡류 1/3, 채소 1/3, 나머지 1/3을 유제품, 단백질, 과일로 나누어 구성하면 건강하고 지속 가능한 다이어트가 가능하다.

밥 먹으면 살찐다?

제가 일반식을 권유하면서 다이어트할 때 밥을 먹으라고 하면 많은 분들이 놀랍니다. 그런데 인터넷에 떠도는 말과 다르게, 다이어트할 때 밥을 먹어도 됩니다. 아니 오히려 먹어야 합니다. 우리 한국인은 몇천 년간 밥을 먹어왔습니다. 옛날 사진에서 보듯이 고봉밥을 먹으면서도 비만이 거의 없던 나라입니다. 오히려 식단이 서구화되고 나서 비만 환자가 확 늘었습니다. 당시 조선시대에는 밥을 600~700g까지도 먹었다고 합니다. 현대인의 밥 1공기 기준은 200~300g이므로 거의 2배에 가깝습니다. 그런데도 조선시대에는 비만이 많지 않았습니다. 즉 밥에는 죄가 없습니다.

영양 성분만 봐도 알 수 있습니다. 밥 중에 제일 안 좋다는 백미밥도 7% 정도가 단백질이며, 비타민, 미네랄도 풍부하고 복합 탄수화물이기 때문에 비만 폭탄 같은 단순당질 설탕과는 수준이 다릅니다. 시드니 대학의 95년도 논문을 보면 하얀 식빵의 포만감을 100%로 잡았을 때, 밥은 포만감이 138%, 면은 포만감이 119%입니다. 밥은 밥, 빵, 면 중에 포만감 지수도 가장 높아서 오랜 시간 배부름을 유지합니다. 밥을 설탕과 같은 취급을 하는 것은 밀가루와 마약을 비교하는 것과 같습니다.

그리고 임상에서 보면 평상시에 빵이나 다른 간식을 자주 드시면서 살찔까 봐 밥은 안 먹는 분들이 많습니다. 즉 내가 간식을 이렇게 먹는데 밥까지 먹으면 더 살이 찌지 않을까 해서 밥으로 식사를 제대로 안 하시는 겁니다. 하지만 이건 술과 담배를 실컷 하면서 건강에 안 좋을까 봐 계란 노른자를 안 먹는 것과 같습니다. 제때 식사를 안 챙기면 가짜 식욕이 생겨서 간식을 먹게 되는 경우도 많습니다. 직관적 식사 파트에서도 다루겠지만, 이렇게 하면 오히려 살이 더 많이 찌게 됩니다.

밥을 먹는 게 정 걱정되신다면 잡곡밥을 드시면 됩니다. 현미, 카무트, 귀리, 오트밀, 렌틸콩 등등 다양한 잡곡을 섞어서 먹으면 도정된 백미밥보다 훨씬 더 다이어트에 유리합니다. 물론 간혹 소화가 안 되시는 분들이 있는데 이런 분들은 어느 정도까지 섞어서 먹으면 속이 편한지 실험해 보시면 됩니다. 처음에는 잡곡을 조금만 섞어서 먹어보고 괜찮으면 계속 양을 늘려나가면 됩니다. 이때 백미는 20~30%까지 줄여도 무방합니다.

어떤 채소를
어떻게 먹는 게 좋을까?

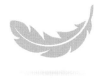

다이어트할 때 뭘 먹어야 할지 참 말이 많습니다. 어디서는 무엇을 먹으라 하고, 어디서는 무엇을 먹지 말라고 하고. 그런데 모든 다이어트 방법에서 공통으로 권하는 식품군이 있습니다. 바로 채소입니다.

다이어트에 있어서 채소는 선택이 아니라 필수입니다. 로마린다 의대의 2009년 연구에서 22,434명의 남성과 38,469명의 여성을 대상으로 조사를 해봤더니 채소를 먹으면 BMI가 낮아졌고, 2형 당뇨병이 생길 확률도 내려갔습니다. 플로렌스 의대의 2018년도 연구에서는 3개월간 채소를 먹었더니 1.88kg이 감량되었을 뿐만 아니라 BMI와 지방량이 모두 감소하였습니다.

그렇다면 채소는 어떻게 다이어트에 도움이 되는 걸까요? 채소에는 식이섬유가 많고 비타민과 미네랄이 풍부합니다. 또 채소는 복합 당질이라 탄수화물 보충에 최적입니다. 앞서 말씀드린 저당고탄에서 고탄의 대표주자가 바로 채소입니다.

그렇다면 어떤 채소를 먹어야 할까요? 다이어트에 좋은 채소를 구분하는 가장 간단한 방법은 바로 당질 함유량을 보는 겁니다. 당질이 많은 채소일수록 앞서 말씀드린 채소의 좋은 점이 상쇄되기 때문에, 같은 채소라면 당질이 적은 쪽이 더 좋습니다. 채소가 복합당질이기는 하지만 단순당질에 비해서 괜찮다는 것이지, 복합당질도 많이 먹으면 살이 찌기 때문입니다.

채소를 크게 두 가지로 구분해 보면 땅 위에서 자라는 채소와 땅 밑에서 자라는 채소가 있습니다. 전반적으로 봤을 때 땅 위에 있는 채소들은 속이 좀 비어 있고, 하늘하늘하고, 얇고, 당질도 적고 살이 덜 찌는 것들이 많습니다. 반면에 땅 밑에 있는 채소들은 꽉 차 있고, 통통하고, 당질도 많고 살이 찌는 것들이 많습니다.

먼저 땅 위에 있는 것들부터 살펴보겠습니다.

우선 잎채소는 말 그대로 이파리처럼 생긴 것들이고 밥이나 고기를 싸서 먹을 수 있는 쌈 채소를 생각하시면 됩니다. 일단 깻잎, 배추, 상추, 양배추, 겨잣잎, 케일 같은 넙데데한 이파리들이 있습니다. 그리고 넙데데하지는 않지만 대부분의 나물도 여기에 포함됩니다. 시금치, 냉이, 명이, 미나리, 청경채, 케일, 치커리, 쑥갓, 아욱, 근대, 곤드레, 달래, 부추, 치커리, 쑥갓 등이 있죠. 또 그냥 채소 샐러드에 들어갈 만한 것들도 전부 됩니다. 루꼴라, 새싹, 무순 등이 있죠. 이러한 잎채소는 전부 저당질이므로 실컷 먹어도 크게 문제가 없습니다. 다만 와파린이라는 혈전 예방약을 드시는 분들은 잎채소에 풍부한 비타민 K가 이 약의 효과를 막을 수 있으므로 주의하시는 게 좋습니다. 특히 시금치, 겨잣잎 같은 잎채소뿐만 아니라 케일, 브로콜리, 아스파라거스 등도 포함입니다.

다음으로 줄기채소는 길쭉하고 줄기같이 생긴 것들 전부 포함입니다. 대파, 아스파라거스, 샐러리, 콩나물, 고구마줄기, 숙주, 고사리 등등이 있습니다. 꽃채소는 말 그대로 꽃처럼 생긴 녀석들입니다. 브로콜리, 아티초크, 파슬리, 컬리플라워 등이 있습니다. 이 채소들 전부 저당질이므로 마음껏 드셔도 됩니다. 이렇게 채소 중에 잎채소, 줄기채소, 꽃채소는 실컷 드셔도 됩니다. 당질은 굉장히 적고, 섬유질, 미네랄, 비타민 등도 많아서 건강과 다이어트에 큰 도움이 됩니다.

이 외에도 땅 위에 있는 채소가 있습니다. 일단 열매채소는 말 그대로 열매처럼 생긴 채소들입니다. 주로 껍질이 있고 채소 안을 쪼개서 보면 부드럽고 먹음직한 살이 많죠. 애호박, 오이, 고추, 가지, 토마토, 피망, 파프리카, 방울토마토 등입니다. 이 열매채소들은 당질이 좀 있어서 적절한 양만 드셔야 합니다. 하지만 단호박은 여기서는 제외합니다. 단호박도 열매채소이지만, 당질이 굉장히 많아서 구황작물로 취급해야 합니다.

마지막으로 씨앗채소입니다. 이 채소들은 말 그대로 생명력이 응축된 씨앗 형태입니다. 이 씨앗에서부터 해당 채소가 통째로 자라나게 됩니다. 씨앗채소에는 콩, 옥수수 등이 있습니다. 씨앗채소는 고당질이라서 주의해서 먹어야 합니다. 물론 고당질이라고 해서 먹지 말라는 것은 절대 아닙니다. 예를 들어 콩 같은 경우는 단백질도 풍부해서 단백질원으로도 가치가 있습니다.

그다음은 땅 밑에 있는 채소들입니다.

우선 뿌리채소는 땅 밑에서 자라는 채소들로 마트에서 볼 수 있는 약간 길쭉하게 생긴, 흙이 묻어 있는 채소들입니다. 뿌리채소에는 당근, 연근, 무, 우엉, 마 등이 있습니다. 같은 뿌리이지만 모양이 좀 달라서 공처럼 둥글게 생긴 것들도 있습니다. 이것들은 알뿌리, 구근이라고도 합니다. 모양이 동그랗다 보니 구球자를 써서 구근이라고 하죠. 알뿌리채소에는 양파, 마늘, 토란 등이 있습니다. 뿌리채소와 알뿌리채소 모두 당질이 중간 정도 있습니다.

땅 밑에 있는 채소이면서 특별한 대우를 받아야 하는 채소들이 있는데 바로 구황작물입니다. 구황작물이라고 하면 가뭄이 들어 먹을 게 없을 때 밥을 대신해 주는 채소죠. 즉 밥을 대신할 정도로 당질과 영양분이 풍부한 채소가 되겠습니다. 고구마, 감자, 단호박이 여기에 포함되며 이 채소들은 고당질이기 때문에 채소로 생각하기보다는 밥으로 생각하는 게 좋습니다.

채소가 아니지만 채소와 비슷하게 볼 수 있는 것도 있습니다. 버섯입니다. 버섯은 균체이므로 채소는 아니지만 보통 마트에 가면 채소 코너에 있죠. 버섯은 몸에 해롭고 더러운 세균이 아니라 효모, 곰팡이, 버섯 등이 포함되는 진균입니다. 버섯은 엽록소가 없어서 광합성을 하지 못하고 당질이 매우 적어서 마음 놓고 드셔도 됩니다. 포만감도 크고 콩과 더불어 훌륭한 단백질원입니다.

지금까지 살펴본 다양한 채소군을 다음 페이지에 표로 정리했습니다. 저탄수는 100g당 당질 5g 이하이므로 실컷 드시고 중탄수는 100g당 당질 10g 내외이므로 양을 조금만 신경 쓰면 됩니다. 고탄수는 100g당 당질 15g 이상이므로 밥처럼 생각해서 양을 조절해서 드시는 게 좋습니다.

이제 채소 구분법을 알았으니, 잘 먹는 법도 살펴봅시다.

첫 번째는 지방이 많은 양념 등은 쓰지 않든지 최소량만 쓰는 겁니다. 앞서 말씀드린 당질과 마찬가지로 고지방 양념, 소스 등을 쓰면 결국 고칼로리 음식이 되기 때문에 더 이상 다이어트에 유리하지 않게 됩니다. 마요네즈 등이 여기에 해당이 되는데요, 가끔 저탄고지 하는 분들의 유튜브나 자료 등을 보시고 마요네즈와 같은 소스류는 살이 안 찐다고 하는 분들이 있는데, 그건 어디까지나 저탄고지를 철저하게 하는 분들에게만 해당이 됩니다. 그분들은 애초에 채소도 탄수화물이 있기 때문에 최소한만 먹는 경우가 많습니다. 그러므로 일반 다이어터들은 지방이 많이 들어간 양념이나 소스는 피하는 게 좋습니다.

두 번째는 튀기지 않는 겁니다. 양파튀김 등 채소를 튀겨서 먹으면 기름이 채소 안쪽까지도 다 배어들기 때문에 결국 고칼로리 음식으로 변합니다. 안에 뭐가 들었든 튀긴 음식은 모두 튀김이라는 점 꼭 명심해 주세요. 야채튀김은 더 이상 채소가 아니라 튀김이라는 비다이어트 음식입니다.

세 번째는 굳이 생으로 먹을 필요는 없다는 겁니다. 간혹 체질적으로 생채소를 소화시키기 어려운 분들이 있습니다. 이런 분들은 채소의 영양소를 살리겠다고 굳이 생으로 꼭 드실 필요는 없으며 익혀서

종류	탄수화물 함량	특징	예시
버섯	저탄수 (5g 이하)	버섯은 바로 구분이 가능	표고버섯, 송이버섯
해조류	저탄수 (5g 이하)	바다의 채소, 미끌거림, 짠맛, 초록색	미역, 매생이, 톳, 파래
잎채소	저탄수 (5g 이하)	이파리, 풀때기, 나물, 쌈채소	깻잎, 배추, 상추, 양배추, 겨자잎, 케일, 시금치, 냉이, 명이, 미나리, 청경채, 케일, 치커리, 쑥갓, 아욱, 근대, 곤드레, 달래, 부추, 치커리, 루꼴라, 새싹, 무순
꽃채소	저탄수 (5g 이하)	대체적으로 동그란 느낌의, 채소의 꽃 같은 종류	브로콜리, 아티초크, 파슬리, 컬리플라워
줄기채소	저탄수 (5g 이하)	길쭉한 줄기 같은 종류, 나뭇가지	대파, 아스파라거스, 샐러리, 콩나물, 고구마줄기, 숙주, 고사리
열매채소	중탄수 (10g 내외)	속이 텅비거나 살이 있는 열매 같은 종류. 꽃과는 다르게 속이 있다	애호박, 오이, 고추, 가지, 토마토, 피망, 파프리카, 방울토마토
씨앗채소	고탄수 (15g 이상)	심으면 자라는 씨앗	콩, 옥수수
그냥 뿌리	중탄수 (10g 내외)	길쭉한 뿌리, 통통한 아이들도 있음	당근, 연근, 무, 우엉, 마
알뿌리	중탄수 (10g 내외)	공 모양처럼 알을 형성한 뿌리	양파, 마늘, 토란
구황 작물	고탄수 (15g 이상)	인간을 굶주림에서 구해주는 작물. 많이 먹으면 살이 찜	고구마, 감자, 단호박

채소 종류별 탄수화물 함량과 특징

드시면 됩니다. 아무리 좋은 영양소도 내가 소화를 못 시키면 아무 소용이 없기 때문이죠. 구워서 먹든 데쳐서 먹든 쪄서 먹든 큰 문제는 없습니다. 참고로 보통 성인에게 하루 권장되는 채소량은 2~3컵 정도 입니다.

김원장의 핵심 정리

○ 채소는 다이어트 필수 식품이다. 채소에는 식이섬유, 비타민, 미네랄이 풍부하고 저당고탄 식단에 적합하여 BMI 감소 및 체중 감량에 도움이 된다.

○ 땅 위 채소(잎채소, 줄기채소, 꽃채소)는 저당질로 마음껏 먹어도 되지만, 땅 아래 채소(뿌리채소, 구황작물 등)는 당질이 많아 양을 조절해야 한다.

○ 채소 섭취 시 지방이 많은 소스(마요네즈 등)를 같이 먹거나 튀겨 먹는 것은 피해야 하며, 생채소를 소화하기 어려운 경우에는 익혀서 먹어도 무방하다.

○ 채소 이외의 건강한 대체 식품인 버섯과 해조류(미역, 톳, 파래 등)는 저당질이면서 섬유질이 풍부하여 다이어트에 효과적이다.

○ 성인은 하루 2~3컵 정도의 채소를 섭취하는 것이 적절하며, 다양한 채소를 골고루 섭취하는 것이 중요하다.

어떤 고기를
어떻게 먹는 게 좋을까?

다이어트할 때는 고기를 먹으면 안 된다고 생각하는 분들이 가끔 있습니다. 그런데 다이어트할 때도 고기는 먹어도 됩니다. 아니 오히려 고기를 꼭 먹어야 합니다. 그 이유는 고기에서 섭취할 수 있는 필수아미노산과 필수지방산 때문입니다. 일단 필수아미노산은 단백질의 일종입니다. 또한 필수지방산은 지방의 일종입니다. 지방과 단백질 중에서 특별히 '필수'라는 단어가 붙은 영양소들이 있는데 이것들을 섭취하기 위해서 고기를 먹어야 한다는 겁니다.

'필수'라는 단어가 붙은 영양소들은 우리 몸에 필수적으로 있어야 하고, 이 영양소들이 없으면 신체 기능에 문제가 생기거나 생명에 위협을 받습니다. 문제는 이 영양소들을 우리 몸에서 스스로 만들어 낼 수가 없으며, 반드시 음식으로 섭취해야 한다는 겁니다. 즉 외부에서

이 영양소들을 꼭 들여와야 하는 겁니다. 물론 고기가 아닌 채소로도 이 영양소들을 섭취하는 것이 가능하지만 채소의 경우에는 이 영양소들이 부분적으로만 들어있습니다. 예를 들어 필수아미노산 총 9종 중한두 개만 있다든지 하는 식입니다. 반면에 고기에는 이러한 필수아미노산과 필수지방산의 모든 종류가 다 들어 있어서 이것들을 한 번에 다 섭취할 수 있습니다.

그렇다면 고기 중에서는 어떤 고기가 다이어트와 건강에 더 좋을까요? 우리가 흔히 많이 먹는 고기들을 보도록 하겠습니다. 가장 좋은 것부터 순서대로 닭고기=오리고기 〉 양고기 〉 계란 〉 돼지고기 〉 소고기입니다. 기준은 단백질이 많고 지방이 적을수록 왼쪽에 있으며 다이어트와 건강에 유리합니다. 물론 다이어트를 한다고 해서 꼭 닭고기만 드실 필요는 없습니다. 다만 평상시 자주 먹는 고기는 왼쪽에 있는 것들로 고르고 오른쪽으로 갈수록 먹는 횟수를 줄이는 것이 유리하겠습니다.

고기 종류만큼 중요한 것은 부위별 지방 함량입니다. 고기별로도 차이가 나지만 부위에 따라서도 매우 큰 차이가 납니다.

소고기부터 살펴보면 사태 〈 우둔 〈 설도 〈 안심 〈 목심 〈 토시살 〈 아래등심 〈 채끝 〈 안창 〈 윗등심 〈 꽃등심 〈 양지 〈 갈비 〈 살치 〈 차돌박이 순으로 지방이 점점 많아집니다. 가장 오른쪽에 있는 차돌박이가 지방이 가장 많고 가장 왼쪽의 사태가 지방이 가장 적습니다. 숯불에 구워 먹는 것을 기준으로 봤을 때 1순위는 안심과 목심이라고 생각합니다. 2순위는 토시살, 아래등심, 채끝, 안창살, 윗등심, 꽃등심까지이며, 3순위는 갈비, 살치살, 차돌박이입니다. 살을 좀 많이 빼고 싶은 분이라면 1순위로 드시는 게 좋고, 너무 힘들지 않게 적당히 하고 싶다면 2순위, 크게 신경 쓰지 않는다거나 오늘은 치팅데이라고 생각하면 3순위로 드시면 됩니다.

다음은 돼지고기입니다. 왼쪽부터 지방이 가장 적고 오른쪽으로 갈수록 지방이 더 많아지는 순서대로 배열해 보면 안심 = 등심 〈 홍두깨살 〈 갈매기살 〈 갈비 〈 목심 〈 항정살 〈 오돌삼겹 〈 삼겹살 순입니다. 역시 구워 먹는 것을 기준으로 보면 1순위는 등심과 갈매기살이고, 2순위는 항정살, 3순위는 삼겹살입니다.

다이어트할 때 가장 선호하는 닭고기 부위는 가슴 〈 다리 〈 날개 〈 넓적다리 순입니다. 왼쪽부터 지방이 가장 적고 오른쪽으로 갈수록 지방이 더 많습니다. 닭고기는 어떤 부위를 먹든 다른 고기들에서는 1순위 수준이므로, 닭고기 내에서 순위 따지는 것은 큰 의미는 없습니다. 다만 닭 가슴살이 워낙 압도적으로 단백질이 많고 지방이 적어 부동의 1위인 것은 맞습니다. 닭 넓적다리도 다른 고기에 비교하면 단백질이 훨씬 많고 지방이 적으므로 얼마든지 다이어트에 활용이 가능합니다.

고기의 종류와 부위 외에 차이를 만드는 것이 또 있습니다. 바로 조리 방법입니다. 경희대학교의 2013~15년 논문에서는 각각 소고기, 닭고기, 돼지고기를 여러 가지 방법으로 조리했을 때 어떤 차이가 나는지를 실험했습니다. 조리 방법에는 삶기, 구이(팬, 오븐, 숯불), 전기 그릴, 찜 등이 있었고, 소고기는 갈비와 등심, 닭고기는 가

습살과 다리살, 돼지고기는 삼겹살과 목살이 있었습니다. 결과만 보면 소고기의 경우 오븐구이의 지방이 가장 적었고, 그다음으로는 찜과 삶기였습니다. 닭고기는 찜과 삶기가 지방이 가장 적었고 돼지고기도 마찬가지였습니다. 즉 소고기, 돼지고기, 닭고기 모두 삶거나 찌는 것이 지방을 가장 많이 빼주는 조리 방법이었습니다. 이것은 고기를 물에 넣고 조리하면 지방이 더 많이 용출되어 그런 것이며, 아무래도 지방을 적게 먹으면 다이어트에 유리하기 때문에 고기를 먹을 때는 삶거나 쪄서 먹는 게 좋습니다.

물론 앞서 말씀드린 조리법은 단순히 가열 방법에 대해서만 진행된 연구이며 실제 조리를 할 때는 고려할 것들이 더 많습니다. ① 고기를 양념에 버무리거나 재운 후에 프라이팬에 볶는 제육볶음이나 불고기 같은 요리는 설탕을 많이 넣지 않고 조리해야 합니다. 고기의 지방에 양념의 설탕이 합쳐져 고탄수화물 고지방 음식이 되기 때문입니다. ② 고기 튀김 종류는 트랜스지방에 튀김옷의 탄수화물까지 겹쳐서 살이 많이 찝니다. 지방 적은 고기를 골라봤자 튀김으로 먹으면 아무런 소용이 없습니다. 그래서 치킨은 다이어트할 때 가급적 피하는 것이 좋습니다. 돈까스도 마찬가지입니다. ③ 삶거나 쪄서 물로 조리를 할 때도 설탕 등을 듬뿍 넣어서 조리하면 살이 많이 찝니다. 갈비찜 등이 특히 그렇습니다.

조리에서 끝나는 것이 아니라 고기를 먹는 방법도 신경을 쓰는 게 좋습니다. 특히 구운 고기를 찍어 먹는 소스나 장 종류를 잘 살펴봐야 하는데, 된장, 고추장, 쌈장 모두 당질이 꽤 많은 편입니다. 당질이 들어간 비율로 따지자면 가장 많은 것부터 고추장 > 쌈장 > 된장 순인데, 특히 요즘 고추장에 설탕을 굉장히 많이 넣어서 더 문제입니다. 이런 장보다는 가급적 소금간만 살짝 해서 먹는 게 좋습니다. 너무 심심하다면 들기름에 소금을 넣으면 됩니다. 당연히 기름은 듬뿍 묻히기보다는 살짝 찍는 게 좋습니다.

그리고 먹는 순서도 신경을 써주면 좋은데 고기 먹을 때 밥이나 냉면 등은 식사의 가장 마지막에 먹는 게 좋습니다. 탄수화물을 고기보다 먼저 먹으면 인슐린 분비를 촉진해서 지방합성이 더 활성화되기 때문에 그렇습니다.

반대로 채소는 고기를 먹을 때 최대한 많이 먹는 게 좋습니다. 특히 쌈 채소는 고기를 먹을 때 같이 많이 먹어주면 좋습니다. 쌈 채소는 당질은 적고 식이섬유가 많아서 고기의 소화 흡수를 늦춰 혈당이 빠르게 많이 오르는 것을 막아줄 뿐만 아니라 비타민, 미네랄 같은 영양소는 풍부하고, 포만감은 오래 가는 등 이득이 굉장히 많습니다.

이번에는 고기를 고를 때 신경 쓰이는 마크들을 하나씩 살펴보겠습니다.

1) 무항생제

항생제를 안 썼다는 표시인데, 그 동물이 살아있는 동안 항생제를 전혀 안 썼다는 뜻은 아닙니다. 원래 상품화 되서 출하하기 며칠 전부터는 휴약 기간이라고 해서 약을 쓰지 않는 기간이 있습니다. 이것은 무항생제 마크가 없는 고기도 전부 마찬가지입니다. 무항생제 마크가 있는 고기는 이 휴약 기간만 2배일 뿐이지 평상시에는 항생제를 썼을 수 있습니다. 즉 평생 항생제 맞고 자란 동물이더라도 상품화되기 직전에 항생제 안 맞는 기간을 며칠만 더 가지면 무항생제 마크를 받을 수 있습니다. 따라서 없는 것보다는 낫겠지만 사실 큰 의미가 없는 마크라고 할 수 있습니다.

2) 유기농

동물을 유기농 사료로만 키웠다는 의미입니다. 유기농 마크를 달기 위해서는 사료에 농약이나 화학비료를 쓰지 않아야 하고 유전자변형GMO도 불가합니다. 또 항생제, 성장 촉진제를 맞아서도 안 됩니다. 유기농 마크는 굉장히 따기가 어려운 마크이므로 이 마크가 있으면 좋습니다.

3) 동물복지

동물이 살기 좋은 환경에서 키웠다는 의미입니다. 쉽게 말해서 좁은 우리에 막 욱여넣지 않고 넓은 초원 같은 곳에서 방목해 키운 느낌입니다. 아무래도 살기 좋은 곳에서 자란 동물은 스트레스도 적고 성장이 잘 됩니다. 당연히 영양 성분이나 맛이 더 좋을 수도 있고 무엇

인증마크

보다 항생제 등을 쓸 필요가 줄어듭니다. 동물복지 마크를 받으려면 좋은 사육 환경뿐만 아니라, 도축할 때도 동물이 스트레스를 안 받게 기절시켜서 인도적으로 도축을 해야 하며, 동물을 차에 싣고 옮겨 다닐 때도 정해진 이동 수단을 지켜야 합니다. 이 또한 정말 까다로운 인증이며 있으면 좋은 마크입니다.

그런데 닭고기, 돼지고기, 소고기 등 종류에 따라 차이가 좀 있습니다.

일단 닭고기, 오리고기 등의 가금류는 무항생제와 유기농 마크가 있는 게 좋습니다. 그리고 특히 동물복지 마크가 있으면 매우 좋습니다. 닭의 경우 동물복지 마크를 받으려면 케이지라는 좁은 우리 안에 몰아넣어서 키우지 못하고 어느 정도 넓은 곳에서 방목을 해야 합니다. 그리고 원래는 닭끼리 서로 쪼아대는 것을 막기 위해 부리를 자르는데, 그것도 못하게 합니다. 즉 닭들이 스트레스를 안 받고 큰다고 보시면 됩니다. 계란도 닭한테서 나오니까 이러한 기준들이 똑같이 적용됩니다.

다음으로 돼지는 기본적으로 병에 잘 걸려서 항생제를 맞는 경우가 많습니다. 그런데 동물복지 마크가 붙어 있는 돼지고기는 상대적으로 항생제를 덜 맞췄다고 보시면 됩니다. 돼지도 스톨이라는 작은 틀에 몰아넣고 키우는 경우가 대부분입니다. 동물복지 인증 농장과 비교해 보면 여유 공간에 큰 차이가 납니다. 돼지도 넓은 곳에서 키우면 상대적으로 깨끗하고 병에 걸릴 확률도 적어지고 항생제도 덜 쓰게 되지요. 앞서 말씀드린 대로 무항생제 마크는 평생 항생제를 안 썼다는 의미가 아니라서 별 의미가 없고, 오히려 동물복지 마크가 붙어 있으면 항생제를 덜 썼을 거라고 짐작해 볼 수 있습니다.

소고기는 상대적으로 동물복지 마크가 굉장히 적습니다. 동물복지 인증이 2012년도에 도입되었는데 동물복지 한우는 단 1개도 없다가 2021년도에 최초로 생겼습니다. 한우는 동물복지 마크를 그만큼 받기 어렵다는 것이죠. 그래서 무항생제와 유기농을 먼저 확인하시고, 동물복지가 있으면 좋지만 구하기가 쉽지 않으므로 목초 사육grass fed이냐 곡물 비육grain fed이냐를 확인해 주시면 됩니다. 목초 사육은 풀을 먹고 자란 소를 말하며, 상대적으로 지방이 적고 마블링이 적지만 그만큼 건강하고 다이어트에도 좋습니다. 곡물 비육은 곡물을 먹고 자란 소를 말하며, 건강하지 못한 지방이 더 많고 마블링도 많지만, 그만큼 건강과 다이어트에도 더 안 좋습니다.

	무항생제	유기농	동물복지
닭고기(오리고기)	○	○○	○○
달걀	○	○○	○○
돼지고기	○	○○	○
소고기	○	○○	○○○

※ 동그라미가 많은 항목부터 우선적으로 살펴보자!

고기별 사육 환경에 따른 추천

김원장의 핵심 정리

○ 고기는 다이어트의 필수 영양소 공급원이다. 필수아미노산과 필수지
   방산을 포함하고 있어 단백질과 건강한 지방을 균형 있게 섭취할 수
   있다.

○ 고기 중 닭고기·오리고기가 다이어트에 가장 유리하며, 부위별로는
   사태, 안심(소고기), 등심, 갈매기살(돼지고기), 가슴살(닭고기)이 지
   방이 적어 다이어트에 적합하다.

○ 조리 방법 중 삶거나 찌는 것이 가장 건강하며, 양념(설탕, 소스)과 튀
   김 요리는 피해야 한다.

○ 고기를 먹을 때 채소를 많이 섭취하고 탄수화물(밥, 냉면)은 식사 마
   지막에 먹는 것이 좋다.

○ 고기 섭취 시 소스(고추장, 쌈장 등)는 당질이 많아 최소한으로 사용
   해야 한다.

과일을 먹을 때
무엇을 조심해야 할까?

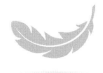

다이어트할 때 과일을 먹어도 될까요? 보통 나이 드신 분들은 다이어트할 때 과일을 먹어도 된다고 생각하시는 반면에, 젊은 사람들은 과일도 가려 먹어야 된다고 인식하는 경우가 있습니다. 이것은 건강과 다이어트에 관한 인식이 세대별로 차이가 있어서 그런 것인데요, 1950년대부터 2010년 이전까지 우리나라에서 주류를 이루던 생각은 포화지방이 많이 들어있는 고기 섭취를 줄이고 채소와 과일을 먹는 것이 건강과 다이어트에 더 좋다는 것이었습니다. 하지만 2010년 이후부터 혈당과 인슐린 작용에 대한 관심이 늘어나기 시작하고 설탕과 당질에 대한 경각심이 높아지면서 과당과 과일에 대한 인식도 조금씩 바뀌었습니다. 현재 세대별로 과일에 대한 인식이 다른 것도 이러한 흐름에서 기인한 것으로 보입니다.

몇 가지 기본적인 것들을 짚고 넘어가겠습니다. 과일도 살이 찔 수 있습니다. 과일은 단맛이 나는데 이것이 바로 과당입니다. 과일 안에 들어있는 과당과 과자, 음료수, 사탕 등에 들어 있는 액상과당은 똑같은 과당입니다. 물론 과일에는 섬유질, 수분, 비타민, 미네랄 등 다양한 성분이 있기 때문에 설탕 범벅인 과자들과 같은 취급을 해서는 안 됩니다. 예를 들어 초코쿠키인 칙촉은 100g 중 탄수화물이 61g이라면, 사과는 100g 중 탄수화물이 12g이라 거의 5배 차이가 납니다. 쌀과 비교했을 때도 쌀 100g 중 탄수화물은 28g이므로 사과는 반도 되지 않습니다. 그리고 탄수화물이 적은 만큼 섬유질, 수분이 많아서 배가 더 많이 부르게 되는 게 과일의 특징입니다. 펜실베니아 주립대의 2009년도 연구를 보면 과일을 먹으면 포만감도 매우 많이 생긴다고 합니다. 과당에 대한 더 자세한 내용은 본 책의 과당 부분에서 확인해 주시기 바랍니다.

어쨌든 과일도 정말 많이 먹으면 살이 찌기는 하지만, 절대 과자와 같을 정도로 나쁘지는 않고 적당히 먹는 것은 오히려 다이어트와 건강에 도움이 됩니다. 또한 포만감이 높다 보니 애초에 살이 찔 정도로 많이 먹기는 어려울 수 있습니다. 다만 어떤 과일을 어떻게 먹느냐는 중요합니다.

일단 과일을 올바르게 먹는 방법부터 체크해 보겠습니다.

첫 번째는 과일을 밥으로 먹지 않는 겁니다. 간혹 소화기가 안 좋거나 과일을 특별히 좋아하시는 분들 중에 밥 대신 과일을 드시는 분들이 있습니다. 이런 분들은 과일을 박스째로 쌓아놓고 드십니다. 또한 번에 많이 먹기는 어려우니 수시로 드시는 분들도 있습니다. 앞서 말씀드렸지만 과일도 과당이 있으므로 이렇게 대량으로 먹게 되면 당연히 살이 찝니다. 특히 과당의 특성상 지방분해를 계속 막아서 문제가 될 수 있으므로 과일을 밥 대신으로 생각해서는 안 됩니다. 가장 적절한 양은 전체 식단의 3분의 1에서 9분의 1 정도를 과일로 먹는 겁니다. 이는 사람마다 다를 수 있지만, 권장량을 넘지 않게 주의해야 합니다.

두 번째는 음료로 마시지 않고 씹어서 먹는 겁니다. 일단 마트에서 판매하는 과일주스는 설탕을 넣어서 맛을 내므로 아예 드시지 않는 것이 좋습니다. 그런 주스들은 일반 탄산음료와 똑같거나 오히려 더 안 좋을 수도 있습니다. 이러한 주스들은 거의 대부분 가공 후 맛이 떨어지기 때문에 과당 등의 첨가물로 맛을 낼 수밖에 없습니다. 집에서 생과일을 갈아드시면 조금 더 낫지만, 씹어서 먹는 것이 가장 좋습니다. 퍼듀 대학의 2009년 연구를 보면 과일을 액체 형태로 갈아서 먹으면 더 많이 먹게 될 뿐만 아니라 포만감과 양 조절, 식감 등의 측면에서 불리합니다. 물론 과일을 아예 안 먹으면 비타민, 미네랄 섭취에 문제가 생길 수 있으므로 안 먹는 것보다는 갈아서라도 먹는 게 낫긴 합니다. 또 압착을 해서 먹으면 섬유질이 많이 손실되기 때문에 가급적이면 압착보다는 갈아 먹는 것을 추천합니다.

세 번째는 말린 과일은 가급적 피하는 겁니다. 마트 등에서 판매하는 말린 과일은 대부분 설탕이 첨가되어 있어서 살이 많이 찝니다. 또한 방부제로 아황산염sulfite을 넣는 경우도 많은데, 특히 색을 낼 때 많이 넣기 때문에 말린 과일이 밝은 색일수록 더 주의해야 합니다. 집에서 건조기 등에 과일을 말려 먹는다면 수분이 증발되어 포만감이 떨어지므로 과잉 섭취 가능성이 커집니다. 따라서 많이 먹지 않도록 양을 조절해서 먹는 게 중요합니다.

최종적으로 정리하면, 씹어 먹기 〉 갈아 먹기 〉 압착해서 먹기 〉 말려서 먹기 순서로 몸에 좋습니다. 이를 참고해 본인의 상황과 취향에 맞춰서 섭취하면 됩니다.

그러면 어떤 과일을 먹어야 할까요? 단맛이 많이 날수록 과당이 많아서 다이어트에 불리한 과일이며 단맛이 적고 신맛이 나거나 수분이 많고 섬유질이 많을수록 좋은 과일입니다. 대표적인 좋은 과일로는 블루베리, 키위, 오렌지, 사과, 포도 등이 있습니다. 다이어트에 약간 더 불리한 과일은 바나나 등의 열대 과일 종류인데요, 대부분의 열대 과일이 굉장히 달아 과당이 많기 때문입니다. 그렇다고 해서 열대 과일을 아예 안 드실 필요는 없으며 양을 조절하시면 됩니다.

총정리 해보겠습니다. 일단 과일 먹는 원칙은 ① 살이 찌는 과당은 최소로 하고 ② 다이어트 시 부족할 수 있는 유용한 영양소를 최대한 많이 섭취하면서 ③ 포만감을 주는 겁니다.

따라서 ① 과당이 많아 살이 찌기 쉬운 과일은 피하고 ② 영양소가 풍부한 제철 과일 위주로 드시는 게 좋습니다. ③ 또 압착이나 건조 등의 가공을 피하고 ④ 적당한 양만 드셔야 합니다. 하루 기준으로 컵에 들어가는 과일은 한 컵, 개수로 세는 과일은 1~2개 이내로 드시기 바랍니다.

김원장의 핵심 정리

○ 과일도 살이 찔 수 있지만 적당히 먹으면 건강과 다이어트에 도움이 된다. 다만 과일의 과당은 다이어트에 방해가 될 수 있으므로 과일을 과하게 섭취하는 것은 피해야 한다.

○ 과일은 씹어서 먹는 것이 가장 좋으며, 주스나 말린 과일은 피해야 한다. 주스는 당 함량이 높아 다이어트에 불리하고, 말린 과일은 방부제와 과당이 많고 과잉 섭취할 위험이 있다.

○ 과일의 종류 선택이 중요하다. 단맛이 강한 열대 과일(바나나 등)은 과당 함량이 높아 다이어트에 불리하며, 블루베리·키위·오렌지·사과·포도 같은 새콤한 과일이 더 적합하다.

○ 과일은 밥 대용이 아니라 간식으로 적당량 섭취해야 한다.

○ 과일을 먹을 때는 과당 섭취를 최소화하면서 비타민·미네랄을 섭취하고 포만감을 높이는 것이 핵심이다. 가장 좋은 방법은 가공을 최소화하고 제철 과일을 중심으로 적절한 양을 섭취하는 것이다.

과일의 과당은 문제가 없을까?

앞서 저당고탄을 설명하면서 특히 과당을 조심하라고 말씀드렸습니다. 그렇다면 과일은 어떨까요? 과당은 과일에도 들어 있습니다. 따라서 과일의 과당도 문제가 되지 않을까요? 액상과당과 과일의 과당의 분자 구조를 비교해보면 다른 점이 전혀 없습니다.

하지만 콜라, 과자의 액상과당은 다이어트에 안 좋고 과일의 과당은 괜찮습니다. 일단 액상과당이 많이 들어간 콜라를 예로 들어보겠습니다. 콜라를 마시게 되면 거의 모든 성분은 과당 뿐입니다. 콜라 외에도 거의 모든 음료수는 대부분 인공적으로 과

달달한 과자 안에 있는 과당   과일 안에 있는 과당

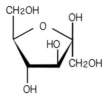 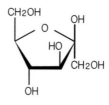

달달한 과자와 과일 안의 과당 분자 구조 비교

당만 추출한 다음에 거기에 물과 탄산을 섞은 것뿐입니다. 즉 과당을 인공적으로 추출해서 그걸 베이스로 놓고 거기에 물과 탄산을 섞으면 음료수일 것이고, 과당만 단단하게 굳히면 사탕이고, 과당에 밀가루 넣어서 구우면 과자입니다.

하지만 과일은 전혀 다릅니다. 인공적으로 과당을 추출한 적이 없습니다. 과일의 영양성분은 애초에 과당이 주가 아닙니다. 섬유질과 수분을 베이스로, 거기에 비타민과 미네랄이 들어가고, 추가적으로 과당이 들어있는 겁니다. 주성분이 무엇이냐는 음식에 큰 차이를 가져옵니다. 섬유질은 혈당이 올라가는 것을 막아주고, 포만감도 많이 주고, 흡수되는 칼로리는 없고, 보너스로 다이어트할 때 오는 변비도 막아줍니다. 비타민, 미네랄도 지방분해에 도움이 됩니다. 지방분해도 몸에서 하는 일이기 때문에 비타민과 미네랄이 부족하면 살이 잘 안 빠집니다. 워싱턴 의대의 2014년 연구에 따르면 218명의 비만 여성을 1년간 관찰해보니 비타민 D를 섭취한 쪽이 3.2kg 더 감량되었습니다.

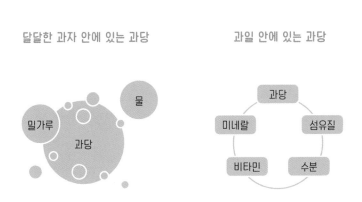

달달한 과자와 과일 안의 과당 형태 비교

즉 과자, 콜라 등의 액상과당이 들어간 가공식품들은 과당을 위주로 만든 것이기 때문에 과당을 주로 섭취하면서 다른 안 좋은 것들도 딸려옵니다. 반면에 과일은 온갖 좋은 성분들이 균형과 조화를 이루면서 있는데 거기에 과당도 붙어 있는 형태입니다.

애초에 과당은 우리 몸에서 에너지 보충에 잘 써먹는 영양소 중 하나입니다. 그래서 적당량만 먹으면 별문제가 없고 오히려 유용할 수 있습니다. 과일은 섬유질과 수분이 많아서 과자보다 포만감이 훨씬 크고, 따라서 많이 먹기도 어려우니 보통은 큰 문제가 안 됩니다. 반면에 과자 등은 많이 팔아야 식품회사에 이득이 있으니 애초에 많이 먹도록 설계가 되었습니다. 그러다 보니 끝도 없이 들어갑니다. 이 두 가지의 차이를 알고 건강하게 과당을 섭취하도록 합시다.

어떤 해산물이
건강과 다이어트에 좋을까?

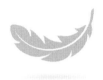

다이어트할 때 먹으면 참 좋은데 준비하기 불편한 게 뭘까요? 바로 해산물, 그중에서도 생선입니다. 미국심장협회에서는 1주일에 두 번은 생선을 섭취할 것을 권유합니다. 생선이 칼로리는 낮고, 단백질 함량은 높고, 각종 영양소도 풍부하기 때문이죠.

돼지고기, 소고기 같은 우리가 가장 자주 먹는 육고기와 가장 보편적인 생선인 고등어구이를 비교해 봐도 생선이 단백질은 굉장히 많은데 지방과 칼로리가 적다는 것을 알 수 있습니다. 즉 다이어트에 유리한 거죠. 물론 닭 가슴살도 굉장히 좋지만 한 가지 음식만 먹으면 영양 불균형이 올 수도 있고 또 애초에 질려서 못 먹습니다.

그런데 닭 가슴살에 비해서 생선은 지방이 많지 않나? 하고 생각할 수 있습니다. 하지만 생선의 지방은 애초에 육류의 지방과는 다릅니다. 미국심장협회에서는 육류에 많은 포화지방은 우리 몸에 들어와 혈관을 막기 때문에 포화지방 섭취를 줄이길 권유하고 있습니다. 반면에 생선에 많은 불포화지방산은 혈관을 막지 않고요, 필수지방산이라서 우리 몸에 필요합니다. 또 게티즈버그 대학의 2010년 연구에 따르면 생선에 풍부한 오메가3 지방산을 섭취하면, 지방저장과 연관되어 있는 호르몬인 코티졸이 줄어들어서 결과적으로는 체중 감량에도

종류(100g)	에너지(kcal)	단백질(g)	지방(g)	탄수화물(g)
돼지고기, 삼겹살	372	13.90	33.31	0
소고기, 한우, 등심	313	15.61	26.30	0
닭고기, 가슴	106	22.97	0.97	0
갈치	149	18.5	7.5	0.1
고등어	183	20.2	10.4	0
대구	86	19.5	0.3	0.3
삼치	112	20.08	2.93	0
연어	106	20.6	1.9	0
새우, 대하	82	18.1	0.6	0.2
오징어	94	18.84	1.44	0.1
미역	12	1.68	0.29	3.70
바지락	74	12.27	0.93	3.20

각종 식재료의 영양 정보

도움이 된다고 합니다.

그리고 생선 중에서도 다이어트에 좀 더 좋은 종류가 있습니다. 다랑어류, 새치류, 상어류처럼 수은이 많이 쌓이는 생선 종류는 피하고 고등어, 갈치, 꽁치처럼 오메가3, 오메가6, B12 비타민이 많은 것이 더 좋습니다. 깊은 바다에 서식하면서 먹이 사슬 위에 있는 생선은 중금속인 수은이 훨씬 많이 쌓이므로 수면 가까이 사는 등 푸른 생선이 좋습니다. 통조림에 쓰는 참치는 다랑어류지만, 주로 수면 가까이에서 활동하는 2~4년생을 써서 괜찮습니다.

생선은 조리할 필요 없이 간이 되어 있으니 그냥 구워서 먹으면 됩니다. 심지어 최근에는 대부분의 마트에서 생선을 손질해서 팔기 때문에 정말 프라이팬에 굽기만 하면 돼서 간편합니다.

해산물에는 생선만 있지 않습니다. 우리가 자주 먹는 해산물에는 새우도 있습니다. 특히 대하는 칼로리와 지방은 매우 낮은데 단백질이 굉장히 풍부합니다. 또 새우에는 아연이 풍부해 대사와 면역 기능을 지원하며, 에너지 소비를 촉진합니다. 역시 풍부한 셀레늄은 항산화 효과를 제공하여 체내 염증을 줄이고 건강한 대사 활동에 기여합니다. 새우는 굽기만 해도 되니 먹기도 편하고 여러 요리에 잘 어울립니다. 새우는 바다의 닭 가슴살입니다.

또 오징어도 있습니다. 오징어도 새우와 맞먹을 정도로 단백질은 많고 지방은 적습니다. 거의 닭 가슴살과 비견될 정도입니다. 또 오징어에는 타우린이 풍부하여 콜레스테롤을 낮추고 간 기능을 개선하며 피로 회복에 도움이 됩니다. 타우린은 운동을 더 잘하게 도와주기도 합니다. 오징어에 풍부한 비타민 B군도 대사를 촉진하고 에너지 생성에 필수적입니다. 철분은 체내 산소 전달을 원활하게 하여 운동 시 체력을 유지하는 데 도움을 줍니다. 덤으로 포만감도 굉장히 큰 편입니다.

해산물 하면 빼놓을 수 없는 게 조개입니다. 흔한 바지락을 예로 들어보자면 칼로리와 지방은 굉장히 적고 단백질 함량은 높습니다. 또 오메가3 지방산, 철분, 아연, 셀레늄, 비타민 B12 등 다이어트와 건강에 좋은 성분도 많죠. 대부분의 다른 조개들도 비슷합니다.

마지막으로 해산물 중에서 가장 건강에 좋다고 생각되는 해조류입니다. 특히 미역은 섬유질이 굉장히 풍부해서 다이어트에 큰 도움이 됩니다. 섬유질은 흡수되는 칼로리가 0에 가까우면서도 다른 음식이 혈당을 올리는 것은 막아주고 지방합성이 활성화 되는 것도 막아줍니다.

미역 외에도 매생이, 톳, 파래 등은 전부 저당질이며 섬유질이 매우 풍부합니다. 따라서 많이 드셔도 됩니다. 다만 해조류에 요오드가 있어서 갑상선 질환이 있는 분들은 우려하실 수도 있습니다. 하지만 대부분의 근거를 보면 미역국 등의 섭취로 갑상선 문제가 생기기는 어렵다는 생각이 듭니다. 호주 뉴사우스웨일스주 보건부가 2017년에 미역국에는 요오드가 과도하게 포함돼 있어 산모와 신생아에게 해롭다는 권고문을 발표했지만, 이는 음식 전체를 보지 않고 함유된 개별 성분만을 봐서 생긴 오류인 듯합니다. 이렇게 따지면 사람이 먹을 수 있는 음식이 하나도 없겠죠. 특히 미역국 등의 음식으로 섭취를 했을 때 큰 문제가 있기는 어려워 보입니다. 만약 갑상선 관련 질환이 이미 있거나 가족력이 있는 사람들은 지나치게 많이 먹는 것만 피하면 될 듯합니다.

해산물의 조리법에 대해서 간략하게 말씀드리면 가장 좋은 방법은 구워서 먹는 겁니다. 어떤 해산물이든 담백하게 구워서 먹는 게 가능하기 때문에 소금 간만 약간 해서 구워 먹는 게 가장 좋습니다. 설탕이 많이 들어가는 양념만 피하면 됩니다. 회로 먹는 것도 괜찮은데 물회는 설탕이 많이 들어가는 경우가 있어서 안 좋습니다. 또한 구워 먹든 회로 먹든 뭔가에 찍어 먹는 경우가 많은데 초장은 설탕이 많이 들어가서 조금만 먹어야 하고 간장이 가장 무난합니다. 좋은 순서대로 보면 간장 〉된장 〉초장 순입니다. 매운탕을 끓일 때는 설탕이 많이 든 고추장보다는 고춧가루를 활용하는 것이 좋고, 튀김은 트랜스지방 때문에 가장 안 좋습니다. 한 문장으로 요약하면, 해산물을 조리할 때는 설탕과 튀김을 가장 조심하면 됩니다.

해산물은 다이어트에 정말 좋은데 우리나라에서는 다이어트 식단에 관해 이야기할 때 닭 가슴살과 채소가 주로 언급되고 해산물은 논외인 경우가 많습니다. 그런데 다른 나라의 사정은 좀 다릅니다. 스탠퍼드대 의대 교수, 하버드대 의대 교수, 듀크대 운동영양학 교수 등등 27인이 뉴스 매거진 〈U.S. 뉴스 & 월드 리포트〉에서 다이어트 랭킹을 12년째 뽑고 있는데, 거기서 세상의 모든 다이어트 방법 중 1위를 차지한 게 지중해 다이어트입니다. 지중해 다이어트를 하려면 1주일에 해산물을 최소 두 번은 먹어야 합니다. 이 다이어트를 한마디로 표현하자면 채식을 위주로 하면서 불포화지방산 위주로 먹는 겁니다. 즉 채소 위주로 먹으면서 해산물을 곁들이면 딱 맞습니다. 이 식단은 장수와 다이어트를 연구하는 발터 롱고 박사도 권장하는 식단인데, 지중해뿐만 아니라 오키나와 등 장수하고 날씬한 사람이 많은 지역에서는 보통 이렇게 많이 먹는다고 합니다. 무노력 다이어트에서도 해산물을 잘 챙겨 먹기를 권합니다.

김원장의 핵심 정리

○ 해산물은 단백질이 풍부하고 칼로리가 낮아 다이어트에 유리하며, 생선의 불포화지방산(오메가3)이 체중 감량과 건강에 도움을 준다.

○ 등 푸른 생선(고등어, 꽁치, 갈치 등)이 건강에 좋으며, 수은이 많은 다랑어·새치·상어류는 피하는 것이 좋다.

○ 새우·오징어·조개류는 단백질이 풍부하고 지방이 적으며, 해조류(미역, 매생이, 톳 등)는 섬유질이 많아 포만감을 높이고 혈당 조절에 도움을 준다.

○ 해산물 조리는 소금 간을 살짝 해서 굽거나 회로 먹는 것이 가장 좋으며, 설탕이 많이 들어간 양념(초장, 고추장)이나 튀김은 피해야 한다.

○ 지중해식 식단에서는 해산물을 주 2회 이상 섭취하는 것을 권장하며, 채소와 함께 먹으면 건강과 다이어트에 더욱 효과적이다.

짜게 먹으면 살찐다?

소금을 먹으면 왠지 살이 찌는 것처럼 느껴지기는 합니다. 그래서 다이어트를 할 때 소금을 아예 안 드시는 분들도 있습니다. 실제로 나트륨을 과잉 섭취하면 일시적으로 몸에 수분이 쌓이면서 몸이 붓습니다. 그러면 물의 무게 때문에 실제로 체중도 올라가고 몸의 부피도 커 보입니다. 그런데 이건 실제로 살이 찐 것이 아닙니다. 부은 것은 수분이 쌓여서 부피나 무게가 늘어난 것일 뿐이고 지방이 늘어난 것은 아니기 때문입니다. 이렇게 부은 것은 일시적이라서 수분만 빠지면 곧 원래대로 돌아옵니다.

애초에 소금은 0kcal라서 아무리 먹어도 살이 찌지 않습니다. 또 인슐린 합성을 활성화 시킨다든가 해서 다른 음식이 살찌게 하는 일도 없습니다. 즉 소금 자체로만 본다면 살이 찌지 않습니다. 그리고 소금은 필수 미네랄이라 아예 먹지 않으면 무력감, 피로감, 정신불안증, 현기증, 정신 혼란 등 몸과 마음에 다양한 문제가 일어납니다. 또 붓는 게 무서워서 소금을 계속 안 먹을 수도 없기 때문에 언젠가 소금을 정상적으로 먹는 순간 갑자기 더 붓게 될 수도 있습니다. 저는 그래서 저염이나 무염 다이어트를 권하지 않습니다.

하지만 소금은 다른 음식을 많이 먹게 만드는 것이 문제입니다. 2014년에 418명을 대상으로 한 스페인의 연구를 보면 소금을 많이 먹을수록 칼로리 섭취가 늘어나서 살이 더 쪘다고 합니다. 아예 소금기가 없는 감자튀김과 짭짤한 감자튀김을 비교해서 생각해보면 쉽습니다. 또 2013년 호주 디킨대학의 연구에 따르면 소금을 먹다 보면 설탕이 들어간 음료수를 더 많이 먹게 되었다고도 합니다. 즉 소금이 음식을 더 먹게 하는 부분을 조심하면 됩니다.

소금 자체는 문제가 없다고 해도 적정량을 먹어야 합니다. 나트륨의 하루 적정 섭취량은 2000mg이며, 우리나라 사람들의 하루 평균 나트륨 섭취량은 3478mg입니다. 아마 대부분은 적정량을 초과해 먹고 있을 것입니다. 신라면 1봉지의 나트륨이 1790mg이므로 대략 본인이 얼마나 먹는지 파악하고 적절한 양을 먹어야 하겠습니다.

효과적인 간헐적 단식
따라 해보자

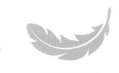

간헐적 단식이라는 단어는 아마 다이어트에 조금이라도 관심이 있다면 들어보셨을 겁니다. 간헐적 단식은 한마디로 간헐적으로 진행하는 단식입니다. 간헐적의 반대는 지속적으로 진행하는 방식입니다. 즉 간단은 단식을 했다가 안 했다가 하는 방식입니다.

간헐적 단식은 따라 하기 정말 쉽습니다. 보통 다음의 세 가지 방식을 많이 사용합니다.

1) 23:1, 23시간 단식하고 1시간 먹는 방법

2) 16:8, 16시간 단식하고 8시간 먹는 방법

3) 12:12, 12시간 단식하고 12시간 먹는 방법

물론 이 외에도 본인의 선택에 따라 먹는 시간과 단식하는 시간을 자유자재로 조절할 수도 있습니다.

그렇다면 간헐적 단식은 어떤 원리로 다이어트에 도움이 될까요? 우리가 음식을 먹으면 그 음식 안에 있는 당질로 인해 혈당이 올라갑니다. 그러면 혈당을 낮추기 위해 인슐린이 분비되는데 문제는 인슐린이 나오는 순간 혈당, 즉 에너지가 세포 안으로 들어가기만 하고 세포 바깥으로 나오지를 않습니다. 즉 뭔가를 먹는 행위 자체가 무조건 살이 찌게만 하는 상황을 만드는 겁니다. 무언가를 먹는 행위 자체가 인슐린 분비를 촉진해서 지방합성을 활성화하는 겁니다. 그렇다면 이것을 이용해서 아무것도 안 먹는 시간을 만들면 어떨까요? 아무것도 안 먹으면 혈당도 오르지 않고 인슐린 분비도 되지 않으므로 지방합성도 활성화되지 않을 겁니다.

또 에너지가 세포 바깥으로 나올 수 있는 시간을, 즉 지방이 분해될 수 있는 시간을 확보해 줄 수도 있습니다. 이것이 바로 간헐적 단식의 원리입니다. 먹지 않는 시간대를 만듦으로써 인슐린이 나오지 않는 시간대를 늘려서 살을 덜 찌게 하는 것입니다. 그래서 8시간만 먹고 16시간은 안 먹는 식으로 간헐적 단식을 하는 겁니다. 정리해 보면 다음의 네 문장입니다.

- **인슐린 = 지방 저장시킴**
- **음식을 먹으면 혈당 올라감 = 인슐린 나옴 = 살 찜**
- **단식하면 혈당 안 올라감 = 인슐린 안 나옴 = 살 안 찜 = 살 빠짐**
- **계속 굶을 수는 없으니 먹을 때만 먹고, 나머지 시간에는 단식해**

서 인슐린 나오는 시간을 줄임 = 간헐적 단식

이제 실제로 간헐적 단식을 하는 방법을 알아보겠습니다. 가장 먼저 단식 시간을 정해야 합니다. 보통 가장 많이 하는 세 가지 방법을 각각 알아봅시다.

1. 12:12 = 12시간 먹고 12시간 굶는다.

이 방법은 보통 3끼를 먹게 됩니다.

예) 아침 6시 이후 식사 / 점심 1시 식사 / 저녁 6시 전에 식사 완료.

여기서 포인트는 단식 시간을 12시간 확보해야 한다는 점입니다. 따라서 저녁 식사를 끝내고 12시간이 지나야 아침을 먹을 수 있으므로 저녁은 항상 6시 이전에 끝내고, 아침은 6시 이후에 먹는 것이 좋습니다. 물론 아침, 저녁 식사 시간은 예시와 다르게 조절 가능합니다. 저는 여기서 살짝 변형을 하여 시행합니다.

예) 아침 8시 이후 식사 / 저녁 8시 전에 식사 완료.

아침은 매우 간단하게 먹고 점심은 먹지 않습니다. 점심을 먹지 않는 이유는 점심을 먹으면 식곤증으로 인해 졸리기 때문입니다. 점심 식사 후에 졸림 증상이 심하신 분들은 이렇게 하는 것도 한 방법입니다.

2. 16:8 = 8시간 먹고 16시간 굶는다.

여기서는 우선 하루 세 끼와 두 끼 중에 본인 생활 스타일에 맞는 쪽으로 먼저 선택하면 됩니다. 우선 세 끼를 먹는 방법입니다.

예) 아침 9시 이후 식사 / 점심 1시 식사 / 저녁 5시 전에 식사 완료.

이 방법은 세 끼를 먹기 때문에 중간에 식사가 비는 시간이 거의 없습니다. 따라서 건강에는 가장 무난한 방법입니다. 하지만 아침을 챙겨 먹기 힘든 경우 두 끼로 하는 방법도 있습니다. 첫 번째 두 끼 방법은 11시 이후에 식사를 하고 저녁 7시 전에 식사를 완료하는 것입니다. 특히 직장인들이 현실적으로 가장 많이 선택하는 방법이기도 합니다. 두 번째 두 끼 방법은 아침 6시 이후에 식사하고 점심 2시 전에 식사를 완료하는 것입니다. 아침은 간단하게 먹고 일하면서 점심을 좀 든든하게 먹는 분들은 이렇게 하는 경우도 있습니다. 만약 이 방법대로 했을 때 자꾸 야식을 참기 어려워지면 아침 식사량을 좀 늘리는 게 도움이 될 수 있습니다.

3. 23:1 = 23시간 단식하고 1시간 먹는다.

먹는 시간이 1시간밖에 없으므로 사실상 1일 1식이 됩니다. 만약 이렇게 한다면 모든 식사는 하루 중에 정해진 시간 1시간 안에만 가능합니다.

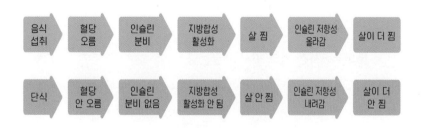

음식 섭취할 때와 단식할 때 몸의 변화

위의 방법들 중에는 무엇이 가장 좋을까요? 일단 금식 시간이 길수록 효과는 좋을 수 있습니다. 하지만 자신의 생활에 맞게 설정해 꾸준히 하는 것이 더 중요합니다. 이 부분이야말로 여러분이 토핑을 얹어야 할 때입니다. 본인의 생활 습관과 일하는 스케줄에 따라서 나에게 맞는 방식을 찾아보시기 바랍니다. 다만 한 가지 주의할 점이라면 23:1은 바로 시작해서는 안 되며, 하기 전에 반드시 16:8 또는 12:12로 시작하여 몇 주간 몸을 훈련시키는 게 좋습니다.

또한 시간을 정할 때 중요한 것은 단식하는 시간대를 정했으면 그 시간대를 정확하게 지켜야 한다는 겁니다. 예를 들어 16:8을 한다고 할 때 어떤 날은 오후 2~10시 사이에 먹고 어떤 날은 오전 7시~오후 3시 사이에 먹는 식으로 하면 안 됩니다. 항상 같은 시간대로 하는 것이 원칙입니다.

또 먹는 시간대라고 해서 아무 때나 계속 먹는 것이 아니라 식사 시간을 정해놓고 그때만 먹어야 합니다. 예를 들어 16:8이라면 8시간 내내 먹으라는 것이 아닙니다. 식사 시간을 딱딱 정해놓고 그때만 먹어야 합니다. 그리고 당연히 식사와 식사 사이에 간식은 먹지 않아야 합니다. 단식 시간을 만드는 이유 자체가 인슐린 분비를 조절하기 위함인데 끼니 사이에 군이 간식을 집어넣어 인슐린 분비를 더 시킬 이유가 없기 때문입니다. 즉 단식 시간대를 정할 뿐만 아니라 식사 시간까지 정해서 규칙적으로 진행해야 합니다.

그렇다면 단식 시간에는 어떻게 해야 할까요? 간헐적 단식의 원리상 단식 시간에는 인슐린 분비가 되지 않도록 조절해야 합니다. 따라서 인슐린 분비가 안 되는 것만 먹어도 됩니다. 일단 단식 시간에 얼마든지 마셔도 되며, 하루에 2L 정도는 마셔야 지방분해도 원활해지고 몸에 무리가 없습니다.

물 외에 칼로리가 없어서 인슐린 분비를 촉진시키지 않는 음료들도 모두 가능합니다. 예를 들어 보리차, 둥굴레차, 아메리카노, 허브차, 탄산수, 홍차, 녹차 등이 있습니다. 뭔가 우려내면 칼로리가 아주 조금이라도 있을 수 있고 따라서 인슐린 분비가 조금은 촉진될 수도 있다고 하지만, 굉장히 미량이기 때문에 이 정도는 괜찮습니다. 물론 율무차, 유자차처럼 뭔가 건더기가 들어가 있는 것은 전부 안 됩니다. 찻잎 같은 것을 우려낸 것만 된다고 생각하십시오. 정확한 기준으로 말씀드리자면, 법적으로 100mL당 4kcal 미만일 때는 제로 칼로리로 표현할 수 있기 때문에 그걸 기준으로 삼으면 됩니다.

여기서 조금은 애매한 부분이 인공 감미료를 활용한 제로 칼로리 음료수들입니다. 이러한 제로 음료들에 관해서 굉장히 많은 논란이 있지만, 결론적으로 봤을 때 단기적으로는 간헐적 단식에 영향은 없습니다. 다만 장내세균총 등 인공 감미료가 다양한 부분에 악영향을 미칠 수 있다는 연구들이 자꾸 나오고 있어서 장기적으로는 어떨지 모릅니다. 프랑스 국립보건의료연구소의 2013년 연구에서 66,118명의 여성들을 14년간 추적해 봤더니 대체 감미료 음료수를 먹은 여성들도 2형 당뇨병 확률이 올라갔다고 합니다. 따라서 단기적으로는 어떨지 모르겠지만 장기적으로는 문제가 있을 수 있습니다.

또 약이나 영양제 등 대부분의 의약품 종류는 혈당을 올리지 않으니 상관없습니다. 같은 원리로 영양제 또한 마찬가지입니다. 다만 간혹 영양제의 탈을 쓰고 설탕처럼 단맛을 내는 것이 들어가 있는 경우가 있는데 이런 것들은 전부 불가합니다. 그 외의 것들에 대해서는 대원칙으로 이렇게 생각하면 됩니다. 단식 시간은 말 그대로 단식을 해야 하는 시간이므로, 무엇을 먹을 생각을 하면 안 됩니다. 단식 시간에 먹어도 되는 것들은 아주 소수입니다.

간헐적 단식은 모든 사람에게 추천하지만, 건강을 위해 다이어트를 하는 사람, 특히 혈당이 높은 사람이나 당뇨 등이 걱정되는 사람에게 특히 추천합니다. 간헐 적 단식의 원리 자체가 혈당과 인슐린 저항성을 낮추는 것이기 때문입니다. 리드 의대의 2016년 연구를 보면 간헐적 단식을 하면 혈중 인슐린이 크게 줄어든다고 합니다. 지린 대학병원의 2022년 연구에서 총 157개의 연구를 분석해 보았더니 혈당과 콜레스테롤이 내려가고 인슐린 저항성도 크게 좋아졌습니다.

간헐적 단식을 해봤을 때 생각보다 안 빠진다고 하시는 분들이 있습니다. 원래 하던 다이어트대로 굶는 게 빠지는 속도는 훨씬 빠르기 때문이죠. 대신 간헐적 단식을 하면 인슐린 저항성이 줄어들고, 평상시에 적은 양의 인슐린으로도 혈당 조절이 충분히 되기 때문에 전반적인 인슐린 농도가 줄어듭니다. 이렇게 살이 덜 찌는 체질이 되는 것이 간헐적 단식이기 때문에 장기적으로는 간헐적 단식이 더 좋습니다.

또 하나 간헐적 단식에 있어서 의외의 단점이 있다면 정상체중에 가까울수록 체중 감량이 적을 수 있다는 겁니다. 똑같이 시작을 하더라도 살이 많이 찐 사람일수록 더 많은 체중이 빠진다고 느낄 것이고, 정상체중이거나 약간 마른 분들은 굉장히 느리다는 생각이 들 수 있습니다. 여기에는 두 가지 원인이 있습니다.

첫 번째 원인은 간헐적 단식의 원리 자체가 먹는 시간만 조절하고 먹는 양과 종류는 똑같이 하는 것이지만, 비만인 사람들은 먹는 시간을 조절하다 보면 총 섭취 칼로리가 저절로 줄어드는 경우가 많습니다. 평소에 쉴 새 없이 드셨던 분들은 시간을 제한하다 보면 평소 먹던 것을 다 먹을 시간이 없습니다. 그러다 보면 저절로 총 섭취 칼로리도 같이 줄어듭니다. 그러나 원래 정상체중에 가까웠던 분들은 식습관이 정상에 가까운 경우가 많아서 총 섭취 칼로리가 그대로이므로 변화가 미미하게 느껴집니다. 즉 원래 식습관이 안 좋았던 사람일수록 간헐적 단식의 효과가 좋다고도 할 수 있습니다.

두 번째 원인은 비만인 사람들은 밤낮없이 아무 때나 먹고 워낙 엉망이던 식습관이 개선되면서 인슐린 저항성이 좋아지는 폭도 크기 때문입니다. 반면에 정상체중인 사람들은 비만인 분들에 비해 식습관이 상대적으로 규칙적인 경우가 많기 때문에 인슐린 저항성 문제도 애초에 더 적습니다. 수학 점수를 예로 들자면, 비만인 분들은 20점에서 시작해서 약간의 공부로 50~60점에 쉽게 가는 경우이고, 정상인 분들은 애초에 60점 정도라서 도움을 받아도 70점 정도밖에 못 가는 경우라고 할 수 있습니다. 그러면 같은 노력에도 비만인 사람은 30~40점이 올랐는데 정상인 사람은 겨우 10점 올랐네? 할 수도 있는 겁니다.

참고로 간혹 간헐적 단식을 하면 근 손실이 유발되거나 건강에 안 좋을까 봐 걱정을 하시는 분들이 있는데 이건 오해입니다. 간헐적 단식보다는 조금 먹고 운동을 하는 게 근 생성에 유리한 것이지, 간헐적 단식을 한다고 근육이 녹지 않습니다. 반대로 간헐적 단식을 하면 체지방이 더 분해돼서 좋은 점도 있습니다. 16년도에 273명을 조사한 SR 논문에 따르면 공복 상태에서 운동을 하는 것이 같은 시간 운동량 기준으로 3.08g의 지방을 더 분해했다고 합니다. 반대로 메이요 클리닉의 임상 지침에 따르면 운동하기 전에 뭔가를 살짝 먹어주면 운동의 강도와 퍼포먼스가 올라가서 근 생성에 유리하다고 합니다.

또 간헐적 단식을 하면 오히려 건강이 좋아지는 경우가 많습니다. 특히 오토파지Autophagy가 일어나서 오히려 건강에 더 좋다는 주장도 많습니다. 오토파지는 우리 몸의 노폐물을 버리고 부산물을 재활용하는 좋은 작용입니다.

생각해보면 우리는 매일 단식을 하고 있습니다. 잠을 잘 때는 아무것도 먹지 않고 잠만 자기 때문입니다. 그래서 대부분의 간헐적 단식은 자는 시간을 단식 시간에 포함시켜서 합니다. 애초에 아침 식사는 영어로 breakfast인데 여기서 'fast'는 '굶다'라는 뜻이고 'break'는 '멈추다'라는 뜻입니다. 즉 단식을 멈추는 게 아침 식사입니다. 잠을 자는 한 우리는 매일 단식을 하고 있는 겁니다. 존스 홉킨스 의대의 2019년도 논문을 보면 6시간을 식사하고 18시간을 단식하게 되면 스트레스에 대한 저항력이 강해지고, 항노화 효과 및 암과 비만 등이 생길 확률도 줄어든다고 합니다.

간헐적 단식을 하면 좋은 점이 또 있습니다. 식사를 규칙적으로 하게 되므로 습관이 형성되고 식단을 유지하기 쉬워집니다. 외울 것도 없고 준비할 것도 없습니다. 먹는 시간만 정해서 잘 지키면 됩니다. 미국 터프츠 대학의 사이 다스 교수도 칼로리를 줄이는 방식의 다이어트가 주는 압박 때문에 더 쉽고 덜 부담되는 다이어트를 만들다 보니 간헐적 단식이 만들어졌다고 합니다. 즉 간헐적 단식은 무노력 다이어트의 핵심 중 하나입니다.

김원장의 핵심 정리

○ 간헐적 단식은 일정 시간 단식하여 인슐린 분비를 줄이고 지방분해를 촉진하는 다이어트 방식으로, 12:12, 16:8, 23:1 등의 방법이 있다.

○ 간헐적 단식을 시행할 시, 단식 시간을 정해 규칙적으로 유지해야 하며, 단식 중에는 물, 차, 아메리카노 등 칼로리가 거의 없는 음료만 섭취 가능하다.

○ 간헐적 단식은 인슐린 저항성을 개선하고, 체중 감량에 효과적이며, 특히 비만인 사람일수록 감량 효과가 크다.

○ 간헐적 단식은 근 손실 우려는 적고, 오토파지 등 건강상 이점이 많으며, 규칙적인 식사 습관 형성에도 도움이 된다.

○ 간헐적 단식은 특별한 준비 없이 실천할 수 있는 무노력 다이어트 방식으로, 장기적으로 유지하기 쉽다.

아침 식사는
체중 감량에 도움을 준다

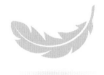

다이어트를 하러 오는 환자분들 중에 많은 분들이 아침을 굶고 있습니다. 특히 일도 하고 가정도 돌봐야 하는 워킹 맘들은 더욱 그렇습니다. 그런데 제가 그런 워킹 맘들에게 이 질문을 하면 거의 비슷한 답이 돌아옵니다. "아이가 아침도 안 먹고 학교 간다고 하면 속상하시죠?" 거의 100% 그렇다고 말씀하십니다. 그래서 아이만은 꼭 아침을 먹인다고 합니다. "아이가 아침도 안 먹고 학교 가면 몸에 안 좋을까봐 그러시죠?" 이 부분도 대부분 동의하십니다. 거기다 아침을 먹어야 집중력이 올라간다는 사실을 아는 분들이 많습니다. 그런데 다음 질문에는 거의 모든 분이 꿀 먹은 벙어리가 됩니다. "아침 먹는 게 건강에 좋은 것을 알면서 왜 본인은 드시지 않나요?"

건강뿐만이 아닙니다. 살을 잘 빼기 위해서도 반드시 아침을 먹어야 합니다. 하지만 아침을 드시라고 말씀드리면 또 이렇게 물어보시는 분들도 있습니다. "원래 아침을 안 먹었는데 추가로 아침을 더 먹으면 오히려 살이 더 찌지 않을까요? 칼로리를 추가로 섭취하게 되니까요." 실제로 아침을 먹으면 오히려 칼로리를 추가로 섭취하게 되어 살이 찐다는 연구도 있습니다.

모나시 의대의 19년도 SR 논문에서 13개의 연구를 분석한 결과를 보면 아침을 거른 그룹의 체중이 약간 더 감소한 것으로 나타났습니다. 수치상으로는 평균 0.44kg(95% 신뢰 구간: 0.07~0.82kg) 차이가 났습니다. 아침을 먹으면 안 먹은 사람들보다 하루 에너지 섭취량이 약 260kcal 더 많았습니다. 따라서 해당 논문에서는 아침 식사가 체중 감량을 돕는다는 증거는 부족하며, 오히려 아침을 안 먹는 것이 약간의 체중 감소를 유도할 수 있다고 결론을 내렸습니다.

그런데 문제가 있습니다. 이 논문에서 인용한 논문 13개 중 12개가 영미권에서 나온 연구입니다. 6개는 미국, 6개는 영국입니다. 그리고 영국과 미국, 특히 미국에서 현재 주로 먹는 아침을 보면 거의 설탕 덩어리 위주입니다. 씨리얼은 설탕을 잔뜩 묻혀놓고 빵에도 설탕이 가득합니다. 해당 논문의 결론 자체가 아침으로 추가 칼로리를 섭취해서 살이 찐다는 것인데, 저런 설탕 덩어리들만 골라서 먹으면 당연히 그럴 만합니다. 하지만 우리나라의 전통적인 아침 식사는 저런 것들과는 거리가 있습니다.

우리나라에서 아침 식사라 하면 보통 밥에 간단한 반찬 1~2개입니다. 이렇게 음식을 먹으면 설탕 같은 첨가당 섭취는 미국의 아침 식사에 비해서는 훨씬 적습니다. 따라서 해당 논문처럼 아침 식사를 하면 칼로리를 더 섭취해서 살이 찐다는 생각은 아침 식사의 종류 자체에 문제가 있는 것을 간과한 결과라고 할 수 있습니다.

그래서인지 여러 선진국 정부들의 권고 사항도 아침을 먹는 게 건강과 다이어트에 좋다고 말하고 있습니다. 연세대의 2019년도 연구에 따르면 아침을 아예 안 먹는 사람들은 1주일에 아침을 5~7회 먹는 사람들에 비해 죽상 경화성 심혈관 질환 발생 위험이 2.1배 높았습니다. 참고로 죽상경화성 심혈관 질환은 콜레스테롤 등이 혈관을 막아서 심장에 피가 안 통하는 병입니다. 또한 해당 연구에 따르면 1주일에 1~2회만 아침을 먹더라도 심혈관 질환의 위험도가 아침을 안 먹는 것보다 68% 낮아졌습니다. 즉 아침을 매일은 못 먹더라도 최대한 자주, 적어도 주 1회라도 아침을 먹어주는 게 좋습니다.

아침을 먹으면 좋은 것은 건강뿐만이 아닙니다. 아침을 먹는 것이 체중 감량에도 좋다는 연구도 많습니다. 라이프치히 대학병원 소아청소년과의 21년도 연구에서는 독일 라이프치히의 공립 및 사립 학교에 다니는 1,215명의 아동을 대상으로 신체검사와 설문 조사를 하였습니다. 결과는 아침을 규칙적으로 먹는 아이들은 아침을 안 먹는 아이들보다 BMI가 더 낮았으며, 과체중 및 비만의 위험이 낮았습니다. 심지어 아침 식사를 집과 학교에서 두 번 먹는 경우, 더 낮은 BMI가 나왔으며 비만 위험도 더 낮아졌습니다. 점심 식사를 하는 것도 BMI와 연관성이 있었으나, 아침 식사와 BMI의 연관성보다는 약했습니다. 따라서 해당 연구에서는 학교에서 제공되는 무료 아침 식사 프로

그램이 체중 감소에 유익할 수 있다고 강조합니다. 다양한 서방 선진 국들의 정부에서 아무 근거 없이 체중 감량 수단 중의 하나로 아침을 권하는 것이 아닙니다.

아침을 먹어야 하는 이유는 또 있습니다. 아침을 안 먹는 것은 야식 증후군으로 이어질 수도 있기 때문입니다. 야식 증후군은 다음 네 가지 증상이 같이 있습니다. ① 밤에 식욕이 증가해서 자꾸 뭔가를 먹

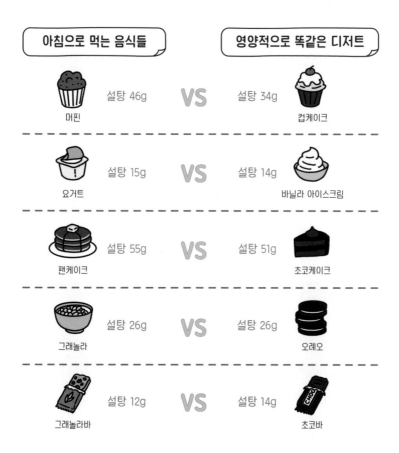

아침으로 먹는 음식들		영양적으로 똑같은 디저트	
머핀	설탕 46g	VS	설탕 34g	컵케이크
요거트	설탕 15g	VS	설탕 14g	바닐라 아이스크림
팬케이크	설탕 55g	VS	설탕 51g	초코케이크
그래놀라	설탕 26g	VS	설탕 26g	오레오
그래놀라바	설탕 12g	VS	설탕 14g	초코바

영미권 아침 식사 음식과 디저트의 설탕 함량 비교

게 됩니다. ② 아침을 거르게 됩니다. 아침을 먹으면 속이 더부룩하고 소화가 잘 안 되서 아침을 못 먹는 경우가 많습니다. ③ 소화기에 문제가 생깁니다. 이 문제는 밤에 뭔가 먹고 잠을 자면 위에 음식물이 가득 차서 소화가 안 되므로 위식도 역류증, 식도염, 위염, 위궤양 등이 생기는 겁니다. 따라서 아침을 먹었을 때 소화가 안 되는 것과는 별개입니다. ④ 불면증 등으로 수면의 질이 떨어집니다. 무언가를 먹으면 당장 잠에 드는 것은 괜찮을지 몰라도 수면의 질이 떨어지게 됩니다.

반대로 아침을 자꾸 먹다 보면 야식 증후군이 저절로 없어지는 경우가 많습니다. 아침을 먹는 것과 야식 증후군이 없어지는 것이 무슨 상관이냐고요? 왜냐하면 아침을 안 먹으면 저녁과 그다음 날 점심 사이에 간격이 너무 길어지기 때문입니다. 간격이 길어지면 자연스럽게 야식이 더 당기게 되겠죠.

예를 들어 저녁을 오후 6시에 먹고 아침을 그다음 날 6시에 먹었다면 12시간 간격이 됩니다. 이건 몸에서도 정상이라고 생각할 정도의 수준입니다. 하지만 저녁을 오후 6시에 먹은 사람이 아침을 굶고 다음 날 오후 12시에 점심을 먹는다면 굶는 시간이 18시간으로 길어지기 때문에 50%나 차이가 나게 됩니다. 이러면 몸이 버티기 힘들어지겠죠. 그러면 몸 입장에서는 자연스럽게 자기 전에 뭔가를 먹어서 그 시간 간격을 조금이라도 줄이려고 할 겁니다.

야식 증후군이 특히 더 무서운 것은 악순환 때문입니다. 밤에 뭔가 먹고 잠들면 소화기 능력이 떨어집니다. 소화기 능력이 떨어진 상태에서 아침에 뭔가를 먹으면 더부룩해서 아침을 못 먹게 됩니다. 이렇게 아침을 못 먹으면 식사 간격이 너무 길어지니 몸에서는 밤에 자꾸 식욕을 일으켜서 뭔가 먹게 만듭니다. 그러면 야식을 더 먹게 되고, 그렇게 잠들면 소화기가 안 좋아지는 악순환이 발생합니다. 이 악순환을 깨려면 결국 아침을 먹어주는 수밖에 없습니다.

야식은 다이어트의 주적입니다. 가끔 인터넷을 돌아다니는 정보들을 보면 야식으로 먹나 낮에 먹나 먹는 양이 똑같으면 상관이 없다고 하는 경우가 있는데 그렇지 않습니다. 이건 이론일 뿐이고 실제로 야식을 먹는 사람은 안 좋은 음식을 먹을 확률이 높습니다. 노스웨스턴 의대의 2013년 연구와 그리피스 간호대학의 2018년 연구를 보면 야간에는 건강과 다이어트에 안 좋은 음식을 먹을 확률이 더 높았다고 합니다. 이유는 당연합니다. 피자 가게와 치킨 가게가 언제 오픈하는지를 생각해보면 됩니다. 아침에 여는 곳은 잘 없고 보통 오후 늦게 엽니다. 사람들이 피자, 치킨 같은 음식을 밤에 주로 먹기 때문입니다. 인간의 소화기가 보통 아침에는 준비가 덜 되기 때문에, 이렇게 살이 찌고 부담되는 음식은 아침에는 잘 안 들어갑니다. 반대로 밤에는 양배추, 당근은 절대 생각이 안 나고 치킨 생각이 간절해집니다. 이것만 봐도 밤에 먹으면 어떤 음식을 먹게 될지 알 수 있습니다. 그리고 낮에 일을 하거나 생활하면서 받은 스트레스를 먹을 것으로 풀려고 가짜 식욕이 생기는데, 그것도 밤에 더 폭발하는 경향이 있습니다. 그래서 일 끝나고 오면 그렇게 맵고 기름지고 단 게 당기는 겁니다.

그뿐만 아니라 야식을 먹으면 더 많이 먹게 될 확률이 높습니다. 미국보건복지부의 당뇨병 및 비만 연구부의 2008년 연구와 노스웨스턴 의대의 2014년 연구를 보면, 야식을 먹는 사람들은 주간에만 음식을 섭취하는 사람들보다 더 많이 먹었습니다. 더 자세히 들여다보면 ① 자는 시간과 가까운 시간에 먹을수록 더 많이 먹었고, ② 밤 11시부터 새벽 5시 사이에 먹은 사람은 500kcal 정도를 더 먹었습니다.

거기에 더해서 야식을 먹으면 실제로 살이 더 찌기도 합니다. 하버드 의대의 2022년도 연구를 보겠습니다. 해당 연구에 따르면 밤늦게 야식을 먹는 사람은 다음의 문제가 발생할 수 있습니다.

1) 식욕이 늘어난다.
2) 24시간 렙틴이 감소한다.
  — 날씬 호르몬으로 불리는 렙틴은 식욕을 억제하는 역할을 한다.
3) 깨어 있는 동안 에너지 소모가 줄어든다.
  — 가만히 있어도 저절로 에너지가 소모되는 기초대사량이 내려간다.
4) 깨어 있는 동안 중심 체온이 내려간다.
  — 중심 체온이 낮을수록 에너지 소모도 덜하고 신진대사가 느려지면서 살도 덜 빠진다.
5) 지방조직의 유전자 표현형이 변형되어 지방저장은 증가하고 지방분해는 감소한다.

이렇게 되는 이유는 밤늦게 먹게 되면 지질대사에 관련된 여러 경로에 문제가 생기기 때문입니다. 예를 들어 자가 포식, MAPK 신호, TGF−b 신호, 티로신 키나아제 수용체의 조절 등에 문제가 생깁니다. 이렇게 몸에서 지방을 태우고 에너지를 쓰는 경로 전체에 큰 혼란과 문제가 발생하다 보니 거기에 관련된 다른 신체 기능에도 전부 문제가 온다는 겁니다. 그러다 보니 식욕, 렙틴, 에너지 소모, 체온 등이 모두 영향을 받아서 문제가 생깁니다.

그뿐만이 아닙니다. 생체 시계가 영향을 받으면서 건강도 나빠지고 살도 더 찝니다. 일반적으로는 생체 시계가 우리가 먹는 시간을 조절합니다. 그런데 역으로 우리가 먹는 시간을 마음대로 바꿔버리는 것도 생체 시계에 영향을 줄 수 있습니다. 컬럼비아 의대의 2021년 연구에 따르면 야식을 먹게 되면 생체 시계에 교란이 일어나서 결과적으로 살이 찌기 쉽게 될 뿐만 아니라 심혈관계 및 대사 질환의 가능성이 증가합니다. 따라서 아침을 먹고 야식을 먹지 말아야 합니다. 이것은 모두에게 해당되는 절대 원칙입니다.

참고로 일반적인 저녁 식사는 6~7시를 기준으로 하므로 저녁 8시 이후 먹는 것은 전부 야식으로 보면 됩니다. 또 자는 시간을 기준으로 하기도 하는데, 잠드는 시간에서 4시간 내에 먹는 것을 야식으로 보면 됩니다. 예를 들어 자는 시간이 자정이라면 저녁 8시에 이후에 먹는 것은 야식이 됩니다. 저녁을 늦게 먹는 것이든, 저녁을 먹고 무언가를 또 먹는 것이든 저 시간 이후로 무언가를 먹는 것은 모두 야식입니다. 교대 근무하시는 분들은 본인의 수면 시간을 체크하고, 잠들기 4시간 전에는 아무것도 안 먹는 게 좋습니다.

무노력 다이어트에서 어찌 보면 가장 노력이 많이 들어가는 부분이 바로 이 야식을 끊는 것과 아침을 먹는 것일 수 있습니다. 하지만 앞서 보신 것처럼 이 두 가지는 연결되어 있기 때문에 둘 다 하는 것이 가장 큰 도움이 됩니다. 아침 식사를 하는 것은 대부분의 초등학생도 할 수 있는 것이므로 그렇게 힘들지는 않을 겁니다. 이 정도의 노력은 익숙해지면 거의 무노력으로 되니 꼭 따라주시기 바랍니다.

김원장의 핵심 정리

○ 아침 식사는 건강과 체중 감량에 도움을 주며, 아침을 거르면 야식 증후군과 비만 위험이 높아질 수 있다.

○ 아침을 먹으면 심혈관 질환 위험이 감소하고, 규칙적인 식습관 형성에 도움이 되며, BMI가 낮아지는 경향이 있다.

○ 야식을 먹으면 식욕 증가, 렙틴 감소, 에너지 소모 감소, 지방 저장 증가 등으로 인해 살이 찌기 쉬운 환경이 조성된다.

○ 늦은 시간에 하는 식사는 생체 시계를 교란시켜 신진대사를 방해하고 심혈관 및 대사 질환 위험을 증가시킨다.

○ 아침을 챙겨 먹고 저녁 8시 이후에는 음식 섭취를 피하는 것이 다이어트와 건강을 유지하는 핵심 전략이다.

직관적 식사와 함께
먹는 양을 조절해야 한다

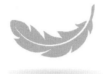

제가 15년 넘게 다이어트 임상을 보면서 깨달은 것이 하나 있습니다. 몇 칼로리 먹으라는 말이 아무 쓸모가 없다는 점입니다. 솔직하게 말해서 다이어트하는 사람 중에 몇 명이나 각종 음식의 칼로리를 외우고 있을까요? 그리고 그렇게 외우고 있어 봤자 과연 얼마나 소용이 있을까요? 예를 들어 밥 1공기는 대략 300kcal라고 하는데 만약에 고봉밥이라면 어떨까요? 밥그릇이 크거나 작다면? 식판에 놓인 밥은 어떨까요? 내가 얼마나 먹어야 하는지 칼로리로 측정이 가능하긴 하지만, 사실 평생 유지해야 할 다이어트에 있어서 별 소용이 없습니다.

따라서 저는 직관적 식사를 추천합니다. 직관적 식사를 통해 적절한 식사량을 찾는 것이 다이어트를 지속하는 가장 좋은 방법입니다. 애초에 먹는 양을 칼로리로 측정하면 모든 음식의 칼로리를 외워야 합니다. 그건 사실상 불가능한 일입니다. 뿐만 아니라 적절한 양만 먹기 위해 매일 스스로와 싸움을 계속해야 합니다. 이것 또한 너무 힘든 일입니다. 우리는 무노력 다이어트를 해야 합니다. 그러기 위해서는 직관적 식사를 권유합니다.

직관적 식사를 간략하게 요약하자면 '탈다이어트'입니다. 다이어트에서 벗어나라, 다이어트를 하지 말라는 겁니다. '다이어트 지식을 아무리 많이 쌓아도 실천 안 하면 소용없다. 다이어트 방법도 수없이 개발되었지만 결국에 다 한때 유행하고 지나갔다. 소위 말하는 클린식, 즉 샐러드 같은 것만 먹는 것도 결국 입이 터지면서 나중에 폭식하니까 아무 소용없다.' 이런 말을 할 바에는 아예 다이어트를 하지 말라고 하는 겁니다. 즉 탈다이어트는 무노력 다이어트와 맥을 같이 합니다.

또 직관적 식사에서는 음식 종류를 가리지 말고, 그냥 자유롭게 먹으라고 합니다. 아무거나 먹고 싶은 것을 먹으라는 겁니다. 대신 한 가지 꼭 배워야 할 게 있습니다. 지식이나 논리가 아닌 내면의 목소리를 들어야 합니다. 정확히는 자신의 배고픔과 포만감에 대해서 깨달으라는 겁니다. 그러면 자연스레 적당히만 먹게 된다는 것이죠. 얼핏 듣기에는 허무맹랑한 것 같지만 나름대로 근거도 있고 역사도 있는 방법입니다.

근거들을 먼저 살펴보겠습니다. 찰스 스튜어트 대학의 2014년 연구에서 직관적 식사에 대한 다양한 논문과 연구를 살펴보았더니, BMI가 감소하고, 체중을 유지하고, 정신 건강이 좋아지는 장점이 있었습니다. 켄트 주립대학의 2014년 연구에서도 자존감이 올라가고 전반적인 삶의 질이 높아지면서 우울감이나 공황이 줄어들었다고 합니다. 가장 중요한 건 사람들이 직관적 식사를 포기하지 않고 꾸준히 하는 비율이 꽤 높았다고 합니다. 또 디킨 대학의 2015년 연구에서 직관적 식사에 대한 다양한 연구를 취합해 보니 직관적 식사를 하면 식이 장애가 생길 가능성도 줄었다고 합니다.

직관적 식사라는 단어가 처음 사용된 것은 1995년이며, 영양학자인 애블린 트리볼리와 앨리스 레시가 만든 단어입니다. 직관적 식사라는 단어 자체는 이때 처음 만들어졌지만, 그 개념 자체는 더 오래전부터 있었습니다. 1973년에 셀마 웨일러는 체중 조절 프로그램을 만들면서 다이어트는 소용없으니 생활 습관을 바꾸고 자아 성찰을 하는 게 장기적으로 건강에 더 좋을 것이라고 하였습니다. 이후에는 1978년에 심리치료사인 수지 오바크도 이 개념을 주장했습니다. 1982년에는 지닌 로스가 직관적 식사의 중요 포인트 중의 하나인 감정적 섭식에 대해서 논했습니다.

그럼 이제 직관적 식사의 핵심인 진짜 배부름과 진짜 배고픔에 대해 알아보겠습니다. 일단 진짜 배부름을 느끼지 못하게 되는 유형에 대해 말씀드리겠습니다. 첫 번째는 대중없는 식습관을 가진 경우입니다. 이 유형은 손에 닿는 대로 아무 때나 아무것이나 먹든지 때로는 바쁘다는 핑계로 끼니를 건너뛰기도 합니다. 두 번째는 거절을 못하는 유형입니다. 이분들은 누군가 주는 대로 다 먹습니다. 옆에 사람이 뭔가를 먹으면 자신도 항상 따라서 먹습니다. 세 번째는 음식을 남기지 못하는 유형입니다. 아무리 배가 불러도 음식을 절대 버리지 못

하고 전부 다 먹어야 직성이 풀립니다. 네 번째는 스트레스성으로 먹는 유형입니다. 이분들은 스트레스를 받을 때마다 맛있는 음식을 시켜서 왕창 먹어야 기분이 풀립니다. 다섯 번째는 음식을 먹을 때 계속 딴짓을 해서 음식에 집중을 못하는 유형입니다.

이 다섯 가지 경우가 하나씩만 있는 게 아니라 전부 다 있는 사람들도 많습니다. 음식을 이런 식으로 먹으면 음식을 실컷 먹고 나서도 본인이 배가 부른지 안 부른지도 모르게 됩니다. 그러면 정말 계속 먹게 됩니다.

하지만 진짜 배부름은 다릅니다. 진짜 배부름을 아는 사람은 자신의 몸에 민감하게 반응합니다. 매끼 제시간에 먹다 보니 진짜 식욕이 저절로 생겨 있습니다. 때가 되면 음식이 안 들어와도 장이 미리 움직이면서 음식을 받아들일 준비를 하고 배에서 꼬르륵 소리가 나는 것이죠. 그렇게 자연스럽게 시간을 맞춰서 먹게 됩니다. 이처럼 진짜 식욕은 스트레스 등으로 인한 가짜 식욕과는 다르게, 정말 몸에서 영양분이 필요할 때 생기는 식욕입니다.

진짜 식욕을 바탕으로 식사를 시작하다 보니, 적당한 영양분이 들어오면 몸에서도 만족을 합니다. 또 식사에 집중하기 때문에 음식의 맛과 향을 온전히 느낄 수 있고, 식사를 즐기면서 할 수 있습니다. 이런 사람은 먹는 중간에도 자신이 배가 부른지 안 부른지 신경을 쓰면서 먹습니다. **식사 시간에는 오직 음식과 그걸 즐기는 나, 그리고 적당한 때에 만족하는 위장 이 세 가지만 존재합니다. 이게 바로 진짜 배부름에 따라 먹는 것입니다.**

이게 과연 가능할까요? 리앤버치의 연구에 따르면 사람은 어느 정도 먹으면 적절히 먹은 것인지 판단할 수 있는 타고난 능력이 있습니다. 사실 당연한 겁니다. 개나 고양이 등 동물들도 배가 부른 것을 인지합니다. 그런데 사람이 그걸 모르는 게 말이 될까요?

진짜 배부름을 찾기 위해서는 여러 가지 훈련이 필요합니다. 일단 **첫 번째는 식사에 집중해야 합니다.** 먹을 때는 먹는 것에만 집중해야 합니다. 방법은 매우 간단합니다. 밥 먹을 때 딴짓하지 말고 식사에만 집중하면 됩니다. 다만 같이 밥 먹는 사람들과의 가벼운 대화 정도는 식사에 집중하는 데 방해가 되지 않습니다. 하면 안 되는 것은 밥을 먹으면서 TV를 보거나, 핸드폰을 보거나, 책을 읽거나 하는 것들입니다.

버밍햄 대학의 2013년 연구에 따르면, 다른 일을 하면서 음식을 먹으면 당장 먹고 있는 음식을 더 먹기도 하지만, 식사 후에 다른 음식을 추가적으로 더 먹을 확률이 크게 늘어났다고 합니다. 그뿐만 아니라 먹는 도중에 음식이 실시간으로 줄어드는 것을 보는 것도 당장 먹는 음식 양에 차이가 생겼다고 합니다. 해당 연구에서는 식사에 집중을 하지 않으면 뭘 먹었는지도 뇌에서 잘 인식을 못하고 그러다 보면 더 먹을 수도 있다는 결론을 내렸습니다. 쉽게 말하면 먹는 데 집중하지 않고 딴 데 정신이 팔려 있으니 자신이 뭘 먹는지도 모르고, 무의식적으로 먹어서 뇌에서도 먹었다는 사실을 인지하지 못해 더 먹게 된다는 겁니다.

진짜 배부름을 위한 훈련 **두 번째는 음식을 최대한 즐기면서 잘 씹**

어 먹는 것입니다. 이것도 사실 식사에 집중하는 한 분야입니다. 음식을 열심히 잘 씹으면서 음식에 최대한 집중하여 미각, 후각, 시각 전체로 음식을 즐기는 것입니다. 그리고 이러한 감각들은 포만감에 큰 영향을 미칩니다. 우리가 음식을 먹을 때는 일단 눈으로 보고 나서 냄새를 맡고, 실제로 그걸 씹으면서 맛도 느끼고, 마지막으로는 삼키면서 목 넘김까지 느끼게 됩니다. 이렇게 음식을 섭취하는 모든 부분을 통해 포만감이 생기게 됩니다. 만약 이러한 과정 없이 배에 구멍을 내서 위장에 직접 음식을 넣어버렸다고 생각해봅시다. 뭔가 전혀 밥을 먹은 것 같지 않겠지요? 포만감은 음식을 심리적으로 충분히 즐겨야 생긴다는 사실을 기억합시다.

오감 말고도 중요한 게 또 있습니다. 바로 잘 씹어 먹는 것입니다. 2015년에 캘리포니아 대학에서 진행된 연구에 따르면 저작 작용이 길어질수록, 즉 오래 씹어 먹을수록 공복감이 줄어들고, 포만감은 올라가고, 결정적으로 추가로 먹는 음식량이 줄어든다고 합니다. 또 음식의 식감을 즐기는 것도 중요한데, 2020년 〈네이처〉에 실린 연구에 따르면 식감은 포만감과 추가적인 음식 섭취 그리고 식욕 억제에 영향을 미쳤다고 합니다.

그런데 이것은 연구가 아니더라도 현실에서 얼마든지 경험하는 일입니다. 죽 같은 유동식들은 먹어도 먹은 것 같지 않지요. 배가 금방 꺼지고 다른 음식을 또 먹게 되는 경우가 많습니다. 죽이 전혀 씹는 맛이 없기 때문에 포만감이 줄어들어서 생기는 현상이기도 합니다. 따라서 음식을 씹지 않고 삼키면 포만감이 떨어져서 자기도 모르게 더 먹게 되는 것이고, 음식을 오래 씹고 맛보고 즐기면 포만감이 생겨서 덜 먹는다는 겁니다.

진짜 배부름을 위한 훈련 **세 번째는 중간중간에 스스로를 돌아보는 것입니다.** 이건 자신을 돌보는 행위이기도 합니다. 음식에 집중해서 먹으면서 스스로 이걸 먹으면 얼마나 만족감을 느끼는지, 기분은 어떻게 바뀌는지, 지금 얼마나 배가 부른지 등등 몸의 상태 변화를 관찰하는 겁니다. 이렇게 몸 상태를 관찰하면서 먹다 보면, 약간 배가 부른 정도를 캐치할 수 있게 됩니다. 딱 한 입만 더 먹고 그만 먹어야겠다는 생각이 들면, 진짜 배부름을 찾은 것입니다. 물론 처음에는 이 구간을 지나치거나 잘 모를 수 있지만, 계속 스스로의 몸 상태를 관찰하다 보면 저절로 알게 됩니다. 이건 아기들도 할 수 있는 당연한 본능이기 때문에 따로 설명하기도 어렵습니다. 지금 그것이 잘 되지 않는다면, 식습관이 안 좋아져서 가짜 식욕으로만 살았기 때문일 것입니다.

또 중요한 것은 자신이 **좋아하는 음식을 먹으면서 정말 즐겨야 한다는 겁니다.** 그래야 엉뚱한 음식으로 대충 때우고 나중에 입이 터져서 폭식하는 일을 막을 수 있습니다. 음식 먹을 때 항상 자신을 잘 관찰해야 내가 어떤 것을 정말로 좋아하는지 알아낼 수 있고, 그 부분을 정확하게 충족시킬 수 있습니다. 오늘은 바삭한 식감이 당기는 것인지, 짠 맛이 조금 더 필요한지 등등 스스로에게 귀를 기울여서 내가 진짜로 원하는 게 뭔지 알아야 합니다. 여기서 현실적인 팁 하나를 드리자면, 저 같은 경우에는 진짜 배부름을 알기 위해 식사 중 자리에서 잠깐 일어나 봅니다. 서 있으면 위장이 중력으로 내려오면서 약간 더 배부름이 느껴지기 때문에 양을 조절하기 수월합니다.

이런 식으로 세 가지 훈련을 해가면서 내가 어떤 음식에 어떻게 만족하는지 뭘 어떻게 먹으면 만족하고, 어떤 몸 상태면 어떤 음식이 당기는지 파악해 나가는 겁니다. 이렇게 훈련을 하다 보면 서서히 진짜 배부름을 파악할 수 있게 됩니다. 그렇게 되면 적절한 양만 먹고 멈출 수 있게 됩니다.

먹을 때마다 할 게 많아서 걱정이 될 수 있습니다. 하지만 이 훈련들 모두 초반이 가장 힘들고 뒤로 갈수록 편해집니다. 처음에는 힘들지 몰라도 나중에는 제가 말하는 무노력이 됩니다. 직관적 식사법이 익숙해지면, 굳이 생각할 것도 없이 숨 쉬듯이 자연스럽게 배부르면 식사를 멈추게 됩니다. 운전으로 따지면, 초보 때는 정신없이 백미러를 봤다가 정면을 봤다가 당황하지만, 익숙해지면 필요할 때만 딱딱

여자	19~30세	2,000~2,400kcal
	31~59세	1,800~2,200kcal
	60세 이상	1,600~2,000kcal

남자	19~30세	2,400~3,000kcal
	31~59세	2,200~3,000kcal
	60세 이상	2,000~2,600kcal

성별과 연령에 따른 하루 적정 섭취 칼로리

보면서 능숙하게 운전을 하는 겁니다.

이 단계가 되면 건강에 좋은 음식들도 저절로 찾아서 먹게 됩니다. 건강한 음식들을 억지로 먹는 게 아니라 몸이 저절로 좋은 영양소를 원하게 되는 겁니다. 또 가짜 식욕도 사라지고 스트레스나 부정적인 감정은 다른 방법으로 해결하게 되고 자신의 몸에도 점점 만족하게 됩니다. 그러다가 최종 단계로 가면 배고픔과 배부름이 무엇인지를 체득하게 됩니다. 머리로 아는 것이 아니라 그냥 숨 쉬듯이 할 수 있는 단계입니다. 보통 모든 동물은 배가 고플 때만 먹고 적당히 먹으면 멈추는데, 바로 그 영역에 드디어 도달한 겁니다. 어떻게 보면 먼 길을 돌아온 것이기도 합니다. 이 정도면 이제 가짜 배고픔으로는 먹지 않습니다. 먹는 것은 그냥 기분 좋은 이벤트입니다. 가끔 실패할 때도 있지만, 원래대로 돌아올 것을 아니까 더 이상 크게 신경 쓰지 않습니다. 운동하는 것도 좋아지고 기분도 몸도 점점 좋아지는 게 느껴집니다. 다이어트에 대해서 누가 무슨 이야기를 하든 맞장구도 치고 그냥 웃어넘깁니다. 이처럼 자신만의 방법을 터득하면 쉽게 흔들리지 않게 됩니다.

김원장의 핵심 정리

○ 직관적 식사는 칼로리 계산 없이 자신의 배고픔과 포만감을 인식하며 자연스럽게 적절한 양을 먹는 방식이다.

○ 직관적 식사는 식습관을 개선하고 식이 장애를 예방하며, BMI 감소와 정신 건강 향상에도 긍정적인 영향을 준다.

○ 식사에 집중하며 음식을 즐기고, 천천히 씹어 먹고, 먹는 중간에 자신의 포만감을 인식하는 훈련이 필요하다.

○ 진짜 배부름을 체득하면 가짜 식욕이 사라지고 자연스럽게 건강한 음식을 찾게 되며, 다이어트가 쉬워진다.

○ 시간이 지나면 노력 없이도 가짜 식욕과 진짜 배부름을 조절할 수 있어, 지속 가능한 다이어트가 가능해진다.

당 중독자는 내게 오라!
혈당 다이어트

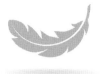

효율성을 중시하는 MZ 세대들 사이에서 유행하는 '혈당 다이어트'라는 것이 있습니다. 효율성은 제가 가장 좋아하는 단어 중 하나입니다. 무노력 다이어트가 '효율성'과 관련이 있기 때문입니다. 작은 요소들에서 이득을 챙겨서, 최소한의 노력으로 최대한 효율적으로 살이 빠지는 몸을 만드는 것이 무노력 다이어트의 목표인데, 혈당도 무노력 다이어트를 위해 지나칠 수 없는 요소입니다.

일단 혈당 다이어트에서 혈당이란 뭘까요? 혈당은 혈액 안에 있는 포도당을 말합니다. 더 쉽게 말하자면 여러분 피 안에 떠다니는 설탕입니다. 이것들은 혈액 안에 녹아들어서 둥둥 떠다니다가 에너지가 필요한 곳에 가서 에너지로 바로 쓰입니다. 그럼 혈당이 다이어트와 무슨 상관일까요? 혈당은 바로 인슐린과 밀접한 관련이 있기 때문입니다. 혈당이 어느 정도 수준으로 오르면 췌장에서 인슐린이 분비됩니다. 그리고 이 인슐린은 혈당을 세포 안으로 배달합니다. 문제는 인슐린이 나오면 혈당이 세포 안으로 들어가기만 하고 나오지를 못합니다. 택배로 따지자면, 배달은 되는데 반품이 안 되는 셈입니다. 세포 안으로 설탕이 들어가기만 하면 어떻게 될까요? 당연히 지방합성이 활성화될 겁니다. 단순하게 말해서 인슐린이 많이 나오면 살이 찌는 겁니다. 따라서 혈당을 적정 수준으로 조절하여 인슐린 분비가 많이 안 되게 해서, 지방합성이 덜 되게 막는 것이 혈당 다이어트입니다.

혈당 다이어트가 유행하게 된 배경을 보면 MZ 세대들이 효율적인 다이어트를 좋아해서 그런 것도 있지만, 최근 유행하는 음식에 설탕이 많이 사용되면서 거기에 대한 반발로 이 다이어트가 각광을 받게 된 것 같습니다. 식약청의 발표 자료에 따르면 한국인의 하루 평균 당류 섭취량은 65.3g이며 대한민국 국민의 1인당 하루 당류 섭취량은 매년 증가 추세입니다. 한국인들이 설탕을 가면 갈수록 더 먹는데 한국인이 당에 더 강한 건 아니고 오히려 약할 수도 있다는 연구들도 나오고 있습니다. 분당 서울대 병원의 18년도 연구에 따르면 한국인의 췌장은 서양인보다 12% 작고, 인슐린 분비 기능은 36% 떨어졌습니다. 즉 혈당 다이어트는 어찌 보면 효율성뿐만 아니라, 현대 한국 사회에 맞는 다이어트라고도 할 수 있습니다.

그럼 구체적인 혈당 다이어트 하는 법들을 하나씩 알려드리겠습니다. 일단 혈당 다이어트의 핵심은 혈당을 최대한 낮게 유지하는 것입니다. 미국의 내분비학자인 랄프 디프론조가 만든 도표를 보면, 인슐린이 얼마나 있냐에 따라 지방을 분해하는 정도가 달라집니다. 그래프의 왼쪽 끝에 보시면 인슐린이 거의 없을 때 지방분해가 잘 되다가 인슐린이 어느 정도만 나오면 지방분해가 크게 줄어듭니다. 인슐린은 혈당이 높을수록 많이 나오므로 건강에 무리가 없는 한 혈당을 최대한 낮게 유지하는 게 좋다는 것입니다. 그러면 구체적으로 혈당을 어떻게 하면 최대한 낮게, 또 건강하게 유지할 수 있는지 알아보겠습니다.

1. 첨가당을 안 먹든지 최대한 줄인다.

보통 탄수화물을 안 먹으면 되는 것 아니냐 생각하시는데 그렇지 않습니다. 앞서 말씀드린 것처럼 저당고탄을 하시면 됩니다. 고급 탄수화물은 드시고 저질 당질, 특히 설탕이나 첨가당 등을 안 드시면 됩니다.

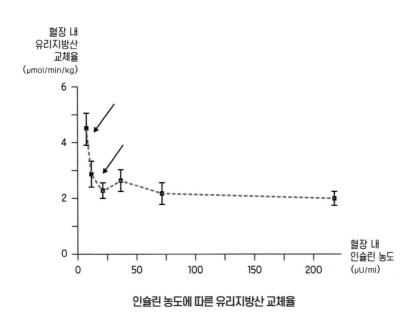

인슐린 농도에 따른 유리지방산 교체율

2. 식사 시 섬유질, 단백질부터 먹고 탄수화물은 맨 마지막에 먹는다.

이건 전문 용어로 '밀 시퀀싱meal sequencing'이라고 합니다. 일본 기후 의대의 2020년 연구에 따르면, 이렇게 먹는 순서를 바꾸면 식후 혈당을 낮춰주는 효과가 있어서 당뇨뿐만 아니라 체중 감량에도 도움이 된다고 합니다. 보통의 식단에서는 채소를 가장 먼저 먹고, 밥이나 탄수화물은 맨 마지막에 먹으면 됩니다. 고깃집이라면 고기부터 먹고 밥이나 냉면을 맨 마지막에 먹으면 되겠죠.

3. 하루에 규칙적으로 먹는 시간을 정하고 그 시간에만 먹는다.

이것은 앞서 언급한 간헐적 단식으로 해결이 됩니다. 존스 홉킨스 의대의 19년도 연구에서도 6시간 안에 식사하고 18시간 단식하는 6:18 간헐적 단식을 하면 공복 혈당이 내려갈 뿐만 아니라 인슐린 민감도도 높아진다고 하였습니다. 여러분은 꼭 6:18을 하실 필요는 없고 그냥 간헐적 단식만 하면 됩니다.

4. 식단에서 섬유질 비중을 늘린다.

청두 핑안 병원의 2021년도 연구에 따르면 섬유질은 공복 혈당뿐만 아니라 인슐린 분비도 낮추는 효과가 있었습니다. 섬유질이라는 것 자체가 식물의 뼈대와 같다 보니 우리 인체는 소화를 시키지 못하고, 이 섬유질이 탄수화물이랑 섞이면서 소화가 느리게 되도록 만들기 때문입니다. 그러면 혈당도 천천히 오를 겁니다.

5. 주기적으로 운동을 한다.

운동을 칼로리 소모를 위해서만 하시는 분들이 많은데 사실 혈당 관리에도 큰 도움이 됩니다. 미국당뇨학회에 따르면 운동을 하면 두 가지 루트로 혈당에 도움이 됩니다. 첫 번째는 인슐린 민감도가 올라가서 혈당이 내려가고, 두 번째는 활동을 하면서 근육을 쓰다 보면 혈당을 끌어다 쓰기 때문에 혈당이 내려가게 됩니다. 심지어 이러한 반응이 24시간까지도 이어질 수 있습니다. 힘들게 하실 것도 없고 하루 30분 규칙적으로 매일 하시면 됩니다.

6. 연속 혈당 측정 장치를 활용해 본다.

앞서 말씀드린 것들 외에도 우리가 일상생활에서 무엇을 하면 혈당이 내려가고, 무엇을 하면 혈당이 오르는지는 사람마다 다릅니다. 예를 들어 저는 운동 직후에 먹으면 혈당이 많이 안 오릅니다. 그리고 빵을 먹으면 혈당이 많이 안 오르고, 국수를 먹으면 혈당이 많이 오릅니다. 이런 사소한 개인적인 것들을 알려면 내가 어떤 행동을 할 때마다 혈당이 어떻게 변하는지 알아야 합니다. 그런데 혈당을 재려면 계속 피를 내야 하는데 아프기도 하고 번거롭습니다. 그래서 활용하면 좋은 게 바로 연속 혈당 측정 장치입니다. 반창고 붙이듯이 기계를 위팔에 붙여놓고 있으면 됩니다. 그러면 세포 간질액에서 포도당 농도를 5분마다 재서 혈당 측정이 됩니다. 좀 더 심도 있는 다이어트를 하고 싶으신 분들은 이걸 활용해서 2주 정도 측정해 보시면 자신의 혈당 변화에 관한 많은 것들을 알게 되어 맞춤형 다이어트를 하실 수 있습니다. 난치성 비만 입원 치료 시에 이러한 연속 혈당 측정 장치를 활용하기도 합니다.

　마지막으로 혈당 다이어트는 사실 살이 빠지는 데에도 도움이 되겠지만 건강에도 큰 도움이 됩니다. 일단 당뇨병 같은 아주 사람을 괴롭히는 그런 질환을 예방할 수 있을 뿐만 아니라 전반적인 노화도 지연시킬 수 있습니다. 혈당을 낮게 유지하면 피부도 젊어 보일 수 있습니다. 레이던 의대의 2013년도 연구에 따르면 고혈당인 사람은 피부 재생 저하, 콜라겐 생성 저하, 세포 노화로 빨리 늙어 보이게 된다고 합니다.

　또 혈액 속에 당이 많은 것을 고혈당이라고 하는데 이렇게 고혈당 상태가 되면 혈당이 알부민 등과 결합을 해서 최종 당화산물$^{A.G.E}$이 되고, 이건 혈관 벽에 염증을 일으킵니다. 염증이 생기면 거기에 혈전 등의 찌꺼기가 끼면서 혈관이 막히게 됩니다. 이때 작고 가는 혈관부터 막히는데, 신경으로 가는 혈관들이 7~8년 정도에 망가집니다. 이후에는 눈에 가는 망막 혈관이 10년 정도에 망가지고, 12~15년이면 신장도 상합니다. 이런 현상을 미세 혈관 합병증이라고 합니다. 이 병들의 무서운 점은 서서히 오기 때문에 중간에는 알기 어렵다는 데 있습니다.

오후 3~5시, 당 떨어진다?

오후 3시~5시쯤, 점심 먹고 이제 한참 일을 할 시간인데 졸리고 나른하고 집중력이 떨어집니다. 소위 '당 떨어졌다'고 말하는 현상입니다. 갑자기 빵, 초콜릿, 달달한 커피 등이 당깁니다. 이걸 먹고 나면 뭔가 눈이 번쩍 뜨이고, 머리가 돌아가는 것 같고, 잠도 깨는 것 같습니다. 그런데 정말로 당이 떨어진 게 맞을까요?

정상 혈당은 70~110mg/dL이며 저혈당은 70 이하를 말합니다. 그리고 우리가 증상을 느낄 수 있을 정도의 저혈당은 55 이하입니다. 참고로 이 정도로 당이 떨어지는 경우는 당뇨병 등의 질병 외에는 잘 없습니다. 또 메디컬 앱 메드스케이프**Medscape**에 따르면 저혈당 증상을 느낀 사람 중에 실제로 혈당이 50 이하로 떨어진 사람은 5~10% 정도라고 합니다. 그리고 그렇게 당이 많이 떨어진 사람들 중에 대부분은 당뇨병이기 때문에, 당뇨병이 아닌 사람이 실제로 혈당이 떨어졌을 가능성은 매우 낮습니다. 즉 오후 3~4시쯤에 '당 떨어졌다'는 느낌을 받는 것은 실제 뭔가 몸에 문제가 있어서 저혈당이 온 것은 아닙니다.

당 떨어졌다는 느낌은 보통 '슈거 크래시'라고 하는 증상 때문입니다. 슈거 크래시란 많은 양의 탄수화물을 섭취한 후에 혈당이 갑자기 떨어지는 현상을 말합니다. 기전은 다음과 같습니다. 많은 양의 탄수화물을 먹으면 혈당이 급격하게 올라갑니다. 그러면 높은 혈당에 반응하여 인슐린이 과도하게 분비됩니다. 과도하게 분비된 인슐린은 혈당을 빠르게 낮춥니다. 결과적으로 혈당이 정상 수치 이하로 급격하게 떨어지며 저혈당과 비슷한 현상이 나타날 수 있습니다. 물론 이때도 혈당이 70 이하로 떨어지는 것은 아니지만, 평소에는 110 정도로 유지되던 것이 80~90으로 떨어지면서 몸에서는 당 떨어졌다는 느낌을 받게 되는 겁니다.

31개 연구, 1,259명의 사람을 대상으로 한 독일 훔볼트 대학의 2019년 메타 분석에 따르면, 당이 있는 음식을 먹은 후에 에너지가 충전되지 않고, 오히려 음식 먹은 후 1시간이 지나면 피로가 더해지고 머리가 더 몽롱해졌다고 합니다.

대부분 이런 현상은 평소에 단것을 즐겨 먹던 분들에게 많이 나타납니다. 혈당이 항상 높게 유지되다가 한 번에 쭉 떨어지니 몸에서는 크게 반응을 하는 겁니다. 따라서 이런 증상이 있는 분들은 평소에 당 섭취를 줄이고 혈당이 높아지지 않게 잘 유지해야 합니다.

김원장의 핵심 정리

○ 혈당 다이어트는 혈당을 안정적으로 유지하여 인슐린 분비를 최소화하고 지방합성을 억제하는 효율적인 다이어트 방법이다.

○ 첨가당을 줄이고, 섬유질·단백질부터 먹는 밀 시퀀싱을 실천하며, 간헐적 단식을 활용하면 혈당 조절에 도움이 된다.

○ 규칙적인 운동은 인슐린 민감도를 높이고 혈당을 낮추며, 개인 맞춤형 혈당 관리를 위해 연속 혈당 측정 장치를 활용할 수도 있다.

○ 혈당 조절은 다이어트뿐만 아니라 당뇨 예방, 노화 지연, 피부 건강 및 혈관 건강 개선에도 긍정적인 영향을 미친다.

○ 고혈당이 지속되면 혈관과 신경이 손상되어 당뇨 합병증(미세 혈관 합병증) 위험이 증가하므로 혈당 관리는 필수적이다.

얼마나 먹을지는 처음에
음식을 덜 때부터 결정된다

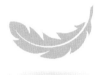

앞선 챕터에서는 진짜 배부름을 통해 먹는 양을 조절할 수 있는 방법을 알려드렸습니다. 그런데 음식을 준비하는 단계에서 이미 먹는 양이 어느 정도 정해진다면 어떨까요? 진짜 배부름 훈련을 하면서 동시에 신경 써야 할 것은 바로 1인분, 1회 섭취량을 아는 것입니다.

다음 페이지의 그림부터 한번 보겠습니다. 일본과 미국의 맥도날드 콜라 컵 사이즈를 비교한 겁니다. 왼쪽부터 스몰, 미디엄, 라지 컵 사이즈입니다. 보시다시피 일본의 컵 사이즈는 미국 컵 사이즈에 비해 정말 작습니다. 그런데 우리나라 미디엄과 라지 컵은 일본 컵보다도 작습니다. 그래서 우리나라 컵과 미국 컵 사이즈는 그림보다도 더 크게 차이가 납니다.

이 그림을 보여드리는 이유는 1인분이라는 게 굉장히 애매한 단어라는 걸 말씀드리기 위해서 입니다. 1인분은 정해진 게 없습니다. 나라마다 1인분 기준이 다르고, 또 식품 회사나 식당마다 1인분 기준이 다 다릅니다. 그래서 그럴까요? 1인분 기준이 좀 큰 미국은 비만율이 우리나라보다 높습니다. 미국은 비만율 36.2%로 세계 12위고요, 한국은 4.7%로 세계 183위입니다. 즉 1인분 양이 전반적으로 많은 나라일수록 비만율이 높은 경향이 있습니다.

그런데 우리나라도 문제가 발생하고 있습니다. 1인분 양이 점점 늘어나고 있기 때문입니다. 코로나 이후 한국인의 배달 음식 소비가 많이 늘어났는데, 배달료도 함께 많이 올랐습니다. 오른 배달료 때문에 최소 주문 가격을 높여야 해서 음식의 양을 늘리다 보니, 1인분 양이 점점 많아지게 되었습니다. 1, 2천 원을 더 받더라도 양이 많아야 손님들이 좋아하기 때문입니다. 실제로 미국질병통제예방센터에서는

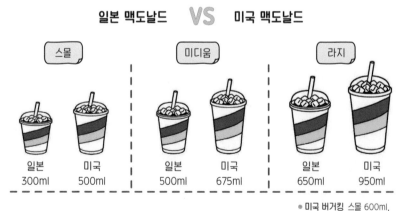

일본과 미국의 콜라 컵 사이즈 비교

"대부분의 식당에서 1인이 먹어야 할 양보다 더 많은 음식을 주기 때문에 항상 음식을 먹기 전에 덜어서 포장해 오는 것이 좋다."라고 합니다.

또 중요한 게 하나 있습니다. 바로 1회 제공량의 개념입니다. 1회 제공량은 식품 회사 등에서 권장하는 1인분의 기준입니다. 그런데 이게 보통 굉장히 헷갈리게 쓰여 있습니다. 새우깡의 경우에는 한 봉지에 90g인데요, 뒤에 보면 1회 제공량 30g으로 되어 있습니다. 즉 새우깡 한 봉지는 3명이 나눠 먹든지, 혼자 세 번 나눠 먹어야 하는 것이죠. 또 비슷한 예로 시리얼이 있습니다. 그런데 1회 제공량이라고 적혀 있는 대로 그릇에 담아보면 생각보다 굉장히 적습니다. 문제는 대부분의 사람이 시리얼을 그릇에 가득 담아서 먹습니다. 그러면 결국 1인분이 아닌 2~3인분을 먹게 됩니다.

즉 현대 사회는 점점 1인분을 많이 주기도 하고 또 대부분의 포장 음식이 1인분이 아닌 3~4인분인데 그걸 1인분으로 착각하고 먹는 경우도 많다는 겁니다. 그런데 준비된 음식 양이 많든 적든 사람들은 자기 먹을 만큼만 먹고 말 텐데 뭐가 문제일까요? 사람들은 자기 앞에 주어진 음식을 전부 먹는 경향이 있다고 합니다. 이걸 전문 용어로 '완식 강박completion compulsion'이라고 합니다. 자신에게 주어지는 1인분을 남기지 않고 전부 먹으려고 하는 습성이죠.

펜실베이니아 주립대학의 2002년 연구에 따르면 1인분을 많이 주면 총 섭취 칼로리가 늘어났고, 1인분을 적게 주면 총 섭취 칼로리가 줄었습니다. 즉 사람은 정해진 1인분을 다 먹으려는 습성이 있고, 그

1인분을 다 먹었을 때 어느 정도 만족감도 생긴다는 겁니다. 그리고 이렇게 먹게 되는 이유는 여러 가지가 있지만, 음식을 남길 때 드는 죄책감이라든지, 1인분으로 정해진 거니까 이 정도는 먹어도 된다든지 하는 사회 심리적 요인의 영향이 크다고 합니다.

따라서 **넉넉하게 준비해 두고 알아서 적게 먹겠다는 생각을 하지 말고, 애초에 음식을 준비할 때부터 먹을 만큼만 또는 약간 적게 준비해야 합니다.** 그렇게 적당량을 먹고 나서도 진짜 배부름에 도달하지 못했다면, 조금 더 먹으면 되는 것입니다. 또 배달 음식이라면 바로 먹지 말고, 내가 먹을 수 있는 양만 덜어 내고 남길 것은 미리 소분합니다. 이렇게 양이 모자랄 때 조정하는 연습을 하면, 진짜 배부름이 어느 정도 섭취했을 때 오는지 파악할 수 있습니다.

김원장의 핵심 정리

○ 1인분의 기준은 나라마다, 식당마다 다르며, 현대 사회에서는 점점 1인분 양이 많아지는 추세다.

○ 식품의 1회 제공량과 실제 섭취량이 차이가 커서, 자신도 모르게 과식하는 경우가 많다.

○ 사람들은 주어진 음식을 남기지 않고 다 먹으려는 '완식 강박'이 있어, 음식 양이 많아질수록 총 섭취 칼로리도 증가한다.

○ 따라서 처음부터 먹을 양을 적절히 조절하여 준비하고, 부족할 경우 추가하는 방식으로 조절하는 것이 효과적이다.

마르고 싶다면?
치팅데이보다 다이어트 브레이크

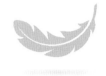

무노력 다이어트도 한 가지 단점이 있습니다. 현재 평균 체중이거나 약간 말랐는데 정말 마른 몸으로 가고 싶은 분들은 무노력 다이어트만 해서는 원하는 목표에 도달하는 속도가 느릴 수 있습니다. 그런 분들은 다이어트식을 해야 합니다. 나머지는 무노력 다이어트와 똑같이 하되 칼로리를 더 많이 줄여서 먹어야 합니다. 얼만큼을 먹으면 될까요? 미국농림식품부에서 권장하는 일일 권장 칼로리 섭취량 가이드라인에 따르면 남자는 대략 2,500kcal, 여자는 대략 2,000kcal를 먹으면 됩니다. 미국 메이요 클리닉에 따르면 평균 칼로리에서 500~1,000kcal 정도를 빼고 먹으면 다이어트 식단입니다. 따라서 남자는 1,500~2,000kcal 내외, 여자는 1,000~1,500kcal 내외로 먹으면 됩니다.

문제는 이렇게 칼로리를 적게 먹었을 때 100% 생기는 대사적응입니다. 이 대사적응을 극복하기 위해서는 다이어트 브레이크Diet Break와 다이어트 리피드Diet Refeed를 해야 합니다. 다이어트 식단을 하면서 중간에 대사적응을 없앨 시간을 주는 겁니다. 앨라배마 대학의 2021년도 연구를 보면, 다이어트 브레이크와 다이어트 리피드를 하면 대사적응을 막아주어 지속적인 체중 감량에 도움이 됩니다.

일단 다이어트 브레이크는 말 그대로 다이어트에 중간중간 브레이크를 걸어주는 겁니다. 예를 들어 다이어트를 4주 동안 하면서 하루 1,500kcal를 먹었다면, 그다음 1주는 다이어트에 잠시 브레이크 걸고 2,000kcal를 먹습니다. 이때 탄수화물과 단백질 위주로 먹어줍니다. 그리고 다시 다이어트를 시작해서 4주간 1,500kcal를 먹습니다. 이런 식으로 중간중간에 에너지 섭취를 증가시키는 기간을 가짐으로써 대사가 적응하는 것을 방지하고, 장기적인 체중 감량을 돕는 겁니다.

마타도어 연구(체중 감량 후 요요 현상을 줄이기 위해 간헐적 칼로리 제한 방식이 효과적인지 연구한 실험)에서 51명을 대상으로 실험을 해봤더니 다이어트 브레이크를 가진 사람이 그냥 쭉 다이어트를 한 사람보다 더 많은 체중이 감량되었습니다. 물론 단기적으로는 그냥 쭉 다이어트한 사람이 유리했지만 장기적으로 봤을 때는 중간에 브레이크를 걸어준 쪽이 유리했습니다.

그다음은 다이어트 리피드입니다. 이건 다이어트 중간중간에 리피드, 즉 재충전의 시간을 가지는 겁니다. 예를 들어 평일 5일간 칼로리를 제한해서 1,500kcal를 먹으면서 다이어트를 했다면, 주말 2일간은 2,000kcal로 섭취를 약간 늘리는 방식입니다. 이때 주로 탄수화물과 단백질 섭취를 증가시키는 것이 좋습니다.

　이렇게 하면 도움이 되는 원리는 뭘까요? 첫 번째는 탄수화물 리피드로 인해 분비되는 인슐린이 근육 단백질 분해[MPB]를 줄이는 데 도움을 주고, mTORC1 경로(세포 성장, 단백질 합성, 영양소 감지 등을 조절하는 중요 신호 전달 경로)의 활성화를 통해 근육 단백질 합성[MPS] 반응을 촉진할 수 있습니다. 둘째, 탄수화물 과잉 섭취 후 날씬하게 해주는 호르몬인 렙틴 수치가 증가했고, 지방 과잉 섭취 후에는 증가하지 않았습니다. 따라서 탄수화물이 날씬 호르몬인 렙틴 수치에 영향을 미친다는 것을 짐작할 수 있습니다.

　브레이크와 리피드가 비슷해 보이는데 뭐가 다른 걸까요? 다이어트 브레이크는 장기간(1~2주) 진행되는 것이고, 신체와 정신에 휴식

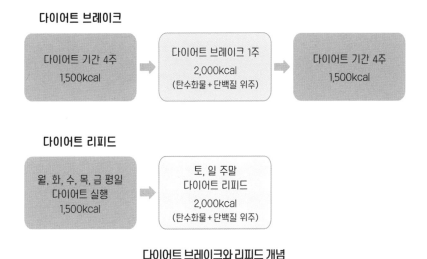

다이어트 브레이크와 리피드 개념

을 제공하는 게 목적입니다. 반면에 다이어트 리피드는 단기간(1~2일) 진행되는 것이고, 탄수화물 섭취를 증가시켜 신진대사 속도를 유지하고, 운동 성능을 향상시키는 게 목적입니다. 즉 시행 기간과 시행 목적이 서로 다릅니다.

그리고 이 두 가지는 병행도 가능합니다. 예를 들어 아래 그림처럼 4주는 다이어트식을 하고 1주는 다이어트 브레이크를 하는 식으로 진행을 합니다. 그리고 그렇게 다이어트식을 하는 4주 안에서 평일에는 다이어트식을 하고 주말에는 다이어트 리피드 하는 식으로 진행을 하는 겁니다. 물론 이렇게 하실 때는 항상 미리 계획을 짜서 규칙적으로 브레이크와 리피드 시간을 정확하게 정해놓아야 합니다. 그냥 아무 때나 마음 내키는 대로 오늘은 브레이크하고, 내일은 리피드를 하는 식으로 하면 전혀 소용이 없습니다. 이렇게 하면 그냥 치팅데이가

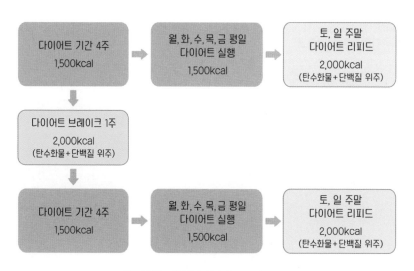

다이어트 브레이크와 리피드 병행 방법

190

되면서 오히려 폭식으로 이어져 살이 더 찌게 됩니다.

참고로 다이어트 리피드든 다이어트 브레이크든 식사량은 평소 다이어트할 때 먹던 다이어트식의 10~20%까지만 늘리는 게 적당하고, 최대치로는 다이어트 전에 원래 먹던 식사량까지만 먹어야 합니다. 즉 식사량 늘린다고 원래 먹던 것보다 더 먹는 폭식은 안 됩니다.

치팅데이랑 비슷해서 헷갈릴 수도 있지만, 치팅 데이는 하루 날을 잡고 먹고 싶은 것을 막 먹는 것이기 때문에 무계획적이고, 딱히 음식에도 제한도 없고, 칼로리도 제한이 없습니다. 그러나 다이어트 브레이크와 다이어트 리피드는 계획을 짜서 규칙적으로 해야 하고, 먹는 음식의 종류나 총 섭취 칼로리에도 제한이 있습니다.

아무 근거 없는 치팅 데이는 그만두고, 지금부터는 다이어트 브레이크와 다이어트 리피드를 하시기 바랍니다.

김원장의 핵심 정리

○ 다이어트 브레이크는 4주간 칼로리 제한 후 1~2주간 섭취량을 증가시켜 대사 적응을 방지하고 지속적인 체중 감량을 돕는 방법이다.
○ 다이어트 리피드는 평일 5일간 칼로리 제한 후, 주말 2일간 섭취량을 약간 늘려 신진대사를 유지하고 운동 성능을 향상시키는 방식이다.
○ 브레이크는 장기적인 휴식을 제공하고, 리피드는 단기간 탄수화물 섭취를 증가시켜 근육 유지와 렙틴 수치를 높이는 데 도움을 준다.
○ 두 방법을 병행할 수 있으며, 규칙적으로 계획을 세워 실행해야 효과적이며 무계획적인 치팅 데이와는 다르다.

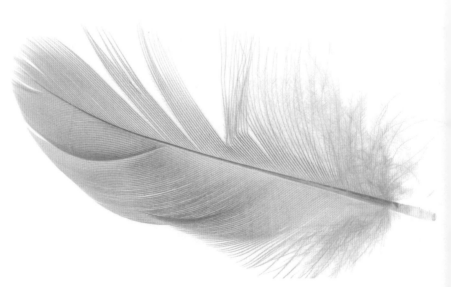

Chapter 4.

무노력
운동
가이드

DIET
REVOLUTION

운동은 무조건
고강도로 할수록 좋을까?

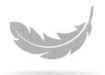

다이어트를 할 때, 운동은 많이 하면 할수록 좋다고 생각하는 경우가 많습니다. 제가 다니던 헬스장에는 'No Pain, No Gain'이란 말이 벽에 붙어 있었는데, 고통이 없으면 얻는 것도 없다는 뜻입니다. 운동으로 뭔가 이득을 얻고 싶으면 고통스러울 정도로 강하게 해야 한다는 겁니다. 그렇다면 운동은 정말 고통스러울 정도로 무조건 많이 하는 게 좋은 걸까요?

일단 앞선 챕터에서 말씀드린 것처럼 운동으로 인한 에너지 소비량은 전체의 5% 수준으로, 생각보다 너무 적습니다. 근육을 만들어서 그것으로 칼로리 소모를 하려고 해도 그것 또한 어렵습니다. 근육만으로 10kg을 만들더라도 130kcal밖에 안 돼서 노력에 비해 효과가 너무 적습니다.

이번에는 허먼 폰처의 저서 《운동의 역설》에 나오는 내용을 같이 보겠습니다. 물을 길어오는 데만 수십 km를 걷고, 동물을 사냥하고, 과일 열매를 채집하면서 하루 종일 움직이는 아프리카 하드자족의 하루 총칼로리 소모량이 하루 종일 소파에 누워있는 도시 사람의 하루 총칼로리 소모량과 같았습니다.

왜 그럴까요? 운동량이 늘어도 하루 동안 소비하는 총에너지 양에 큰 차이가 안 나는 이유는 운동량이 늘어난 만큼 대사에 쓰이는 에너지가 줄어버리기 때문입니다. 물론 생존에 필수적인 대사는 거의 줄어들지 않지만, 필수적이지 않은 대사들은 전부 크게 줄어버리는 것

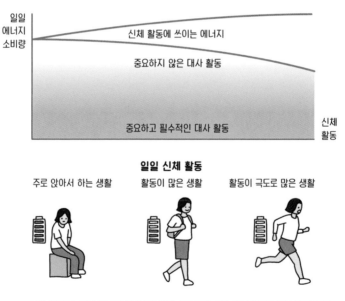

● 신체 활동이 늘어날수록 중요하지 않은 대사 활동(모발 성장, 생식 활동 등)부터 줄여버리고,
  신체 활동이 정말 많이 늘어나면 중요하고 필수적인 대사 활동까지 줄여버린다!

일일 신체 활동에 따른 에너지 소비량 변화

이죠. 이것을 제한된 일일 에너지 소비량이라고 합니다. 즉 애초에 운동을 얼마나 하든 하루에 쓰는 에너지양은 정해져 있고 운동을 하면 오히려 그만큼 대사에서 소모 되는 에너지를 줄여버린다는 겁니다. 그래서 운동을 더 한다고 딱히 칼로리가 더 소모되지도 않는다는 겁니다. 앞서 말씀드린 대사적응과 같다고 보시면 됩니다.

오히려 운동을 지나치게 많이 하면 몸에 해가 되어 신체 건강 전체가 나빠질 수도 있습니다. 건강이 나빠지면 다이어트에도 좋지 않으니, 오히려 운동으로 손해를 볼 수도 있다는 말입니다.

연세대 보건대, 홍콩 리카싱 의대, 영국 케임브리지 의대의 2019년도 논문에 따르면 운동을 많이 할수록 질병 예방 효과가 좋아지는 것이 아니라, 오히려 질병 예방률이 떨어질 수 있다고 하였습니다. 예를 들어 심근경색, 고혈압, 당뇨병, 위암, 폐암, 간암의 경우에는 주 3~4회 운동할 때 질병 예방률이 가장 높았고, 주 5~6회 운동을 하면 예방률이 오히려 떨어졌습니다. 주 7회 운동, 즉 운동을 매일 하는 경우에는 주 5~6회 운동보다 질병 예방률이 한층 더 떨어졌습니다. 다만, 주 5~6회 운동을 했을 때 뇌졸중과 경두부암은 질병 예방률이 더 높아졌습니다. 하지만 이것들조차 매일 운동을 할 때는 질병 예방률이 오히려 더 안 좋게 나왔습니다.

왜 그럴까요? 그건 운동만큼이나 운동 후 회복도 중요하기 때문입니다. 따라서 운동을 강하게, 많이 하기만 하면 오히려 몸에 손해가 될 수도 있습니다. 운동도 적당해야 몸에 도움이 됩니다. 무조건 많이 한다고 좋은 게 아닙니다. 대부분의 사람은 무리한 운동을 오래 유지하지 못합니다. 우리는 점차 무노력으로 가야 합니다.

김원장의 핵심 정리

- ○ 운동을 많이 해도 하루 총에너지 소비량은 크게 변하지 않으며, 몸은 운동량 증가에 따라 대사에서 소비되는 에너지를 줄인다.
- ○ 운동을 지나치게 많이 하면 건강에 해로울 수 있으며, 일부 질병(심근경색, 고혈압, 당뇨 등)의 예방률도 오히려 떨어질 수 있다.
- ○ 운동 후 회복이 중요하며, 주 3~4회 운동이 건강에 가장 유리하고, 매일 강도 높은 운동을 하면 오히려 신체에 부담이 될 수 있다.
- ○ 운동은 강하게 하는 것보다, 꾸준히 유지할 수 있는 방식으로 하는 것이 건강과 다이어트에 효과적이다.

운동을 하는
진짜 이유가 뭘까?

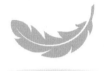

앞선 챕터들을 보셨으면 체중 감량에 있어서 운동이 차지하는 부분이 적다는 것을 깨달으셨을 겁니다. 그러면 다이어트할 때 운동을 안 해도 될까요? 그건 아닙니다. 비록 체중 감량에는 운동이 차지하는 부분이 20~30%라고 해도 다이어트 전체에 있어서는 운동이 중요한 역할을 합니다.

다이어트를 할 때 운동을 해야 하는 진짜 이유 첫 번째는 운동을 해야 몸이 안 아프고 건강이 유지되기 때문입니다. 보통은 살이 찌면 목, 어깨, 등, 허리, 무릎, 발목, 발바닥이 아플 수 있습니다. 특히 살이 찌면 무게가 늘면서 몸이 앞으로 쏠리고 몸이 굽게 됩니다. 또 몸은 큰데 조그마한 무릎 관절로 커다란 배를 지탱하니까 관절에도 큰 무리가 옵니다. 그런데 운동을 하면 이러한 통증들이 적어집니다. 메이요 클리닉에 따르면 운동을 하면 관절이 굳는 것을 예방해 주면서 동시에 가동 범위도 넓혀주어 통증이 줄어든다고 합니다. 또 아이오와 대학의 2017년 연구에 따르면 운동은 섬유 근육통, 만성 요통, 근막통 등 다양한 만성 근골격계 질환 등에도 진통 효과를 가져다 줍니다. 특이한 점은 이미 만성 통증이 있는 상태에서 운동을 강한 강도로 한 번만 하면, 오히려 통증이 악화될 수도 있다고 합니다. 이는 NMDA 수용체의 인산화 및 중추 촉진이 증가되어서 그렇다고 합니다. 반면에 운동을 규칙적으로 하면 통증이 완화되는데 이는 세로토닌 수송체 발현을 감소시키고, 세로토닌 수치를 증가시키며, 중추 억제 경로에서 오피오이드를 증가시키는 등 내인성 억제 시스템을 활용한다고 합니다.

참고로 지방분해도 우리 몸에서 하는 수많은 일 중의 하나이고 건강이 좋지 않으면 당연히 지방을 분해하는 데도 문제가 생깁니다. 따라서 건강 관리는 다이어트에 영향을 미치는 매우 중요한 부분임을 기억해야 합니다. 집에 우환이 있는 것과 밖에서 돈 버는 것이 별 상관이 없을 것 같지만 실제로는 큰 차이가 있습니다. 마음이 안정되어야 일도 열심히 할 수 있으니까요. 마찬가지로 건강 또한 다이어트에 큰 영향을 미칩니다.

운동을 해야 하는 진짜 이유 두 번째는 운동을 하면 기분이 좋아지기 때문입니다. 비만과 우울감은 서로 닭과 달걀 같은 관계입니다. 살이 찌면 우울해지고, 우울하면 살이 찔 수 있습니다. 레이덴 의대의 2010년 연구에서 비만이 있는 사람은 우울증이 생길 확률이 55%

높았다고 합니다. 또 미국 질병통제예방센터에 따르면 우울증이 있는 사람이 비만일 확률은 43%라는 굉장히 높은 비율을 보였습니다.

그런데 운동은 기분을 좋게 해주는 효과가 큽니다. 하버드 의대의 2021년 자료를 보면 심지어 운동이 우울증 약 정도의 효과를 발휘할 수도 있다고 합니다. 우울증에 걸리면 기분을 조절하는 뇌 영역인 해마가 작아지는데, 운동은 해마의 신경 세포 성장을 지원하고 신경 세포 연결을 개선하여 우울증 완화에 도움이 된다고 합니다. 특히 오랜 시간 동안 지속되는 저강도 운동은 신경 세포가 성장하고 새로운 연결을 만드는 성장 인자 단백질의 방출을 촉진합니다. 보스턴 의대의 2004년 연구에서도 운동이 우울증 증상을 감소시키는 효과는 확실하다고 합니다.

운동을 해야 하는 진짜 이유 세 번째는 운동을 하면 요요가 방지되기 때문입니다. 에든버러 로열 인퍼머리 병원의 2023년도 자료를 보면 1주일에 250분 이상 운동을 하게 되면 체중 감량 유지에 유의미한 도움이 된다고 합니다.

운동을 해야 하는 진짜 이유 네 번째는 운동을 하면 정체기가 극복되기 때문입니다. 정체기란 다이어트 도중에 체중이 더 이상 감량되지 않고 멈춰버리는 현상입니다. 메이요 클리닉에 따르면 이 정체기는 체중이 감소하면서 신진대사도 감소하여 생기는 굉장히 흔한 현상입니다. 이러한 정체기를 극복하는 가장 좋은 수단은 바로 운동이라고 합니다.

운동을 해야 하는 진짜 이유 다섯 번째는 근육량 유지입니다.

그러면 어떤 운동을 하면 될까요? 하버드 의대 밀러 박사는 이렇게 이야기합니다. "운동은 일회성 치료가 아닌 장기적인 치료이므로 좋아하는 운동을 선택해서 오래 지속할 수 있게 만들어야 합니다. 처음에는 하루에 5분씩 걷기나 좋아하는 활동부터 시작하세요. 곧 5분의 활동이 10분이 되고, 10분이 15분으로 늘어날 겁니다." 또 보스턴 의대의 연구에서는 운동이 습관화될 때까지는 운동 시간이나 강도보다는 운동 빈도에 초점을 맞춰야 한다고 하였습니다.

즉 살이 잘 빠지는 운동, 칼로리 소모가 폭발하는 운동, 이런 것들은 별 필요가 없습니다. ① 오랜 기간 꾸준하게 할 수 있고, ② 거의 매일 규칙적으로 할 수 있고, ③ 재미가 있어서 계속하게 되는 그런 운동을 찾아야 합니다.

그리고 이런 조건들을 충족할 때 가장 중요한 것은 거리입니다. 실제 운동을 할 때가 아니라, 운동을 하러 나가는 게 힘들기 때문입니다. 어떻게든 집을 나서기만 하면 운동은 됩니다. 따라서 집이나 직장에서 가까워서 쉽게 갈 수 있는 운동 장소를 찾으면 좋습니다. 운동을 가는 게 습관이 되어서 당연하게 가게 될 때, 정말 숨 쉬듯이 갈 수 있을 때, 마침내 무노력 운동이 됩니다.

김원장의 핵심 정리

○ 운동은 체중 감량과는 별개로 건강 유지에 필수적이다. 관절 보호, 통증 감소, 신체 균형 유지에 도움을 준다.

○ 운동은 기분 개선에 효과적이며, 우울증을 완화하고 정신 건강을 증진시키는 데 중요한 역할을 한다.

○ 운동은 요요를 방지하고 체중 감량을 유지하는 데 필수적이며, 주 250분 이상의 운동이 효과적이라는 연구가 있다.

○ 운동은 다이어트 정체기를 극복하고 근육량을 유지하는 데 도움이 되며, 신진대사를 활성화한다.

○ 즐겁고 규칙적으로 할 수 있는 운동을 선택해, 지속 가능한 운동이 되도록 습관화하는 것이 핵심이다.

무노력 운동,
이렇게 하라

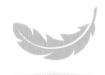

일단 다이어트할 때 운동을 한 번에 얼마나 해야 하는지부터 보겠습니다. 미국보건복지부 산하의 임상건강증진학회에 따르면 30분 정도 운동을 해도 충분합니다. 코펜하겐 대학의 2014년도 연구를 보면 A 그룹은 하루 30분 운동을 하고 B 그룹은 하루 60분 운동을 하였습니다. 이렇게 해서 총 13주간 운동 프로그램을 진행하였는데, 30분 운동한 A 그룹과 60분 운동한 B 그룹의 체중과 체지방 감소가 거의 비슷했습니다. 그리고 이때 A 그룹은 예상보다 83% 더 많은 에너지를 소비하였으며, 반대로 B 그룹은 에너지 보상이 일어나서 20% 더 적은 에너지를 소비한 것으로 나타났습니다.

즉 살이 빠지는 것만 보자면, 하루 30분 운동한 것이 60분 운동한 것과 효과가 비슷하다는 말입니다. 운동을 더 많이 한다고 해서 거기에 비례해서 살이 무조건 더 잘 빠지는 것이 아니라는 뜻이지요. 어느 정도 일정 운동 시간을 채우기만 하면 체중 감소 효과는 충분히 볼 수 있는 겁니다. 그런데 과연 이게 사실일까요? 언뜻 생각하기에는 전혀 이해가 가질 않습니다. 해당 연구에서는 이런 결과가 나온 이유를 다음과 같이 설명합니다.

가장 큰 이유는 에너지 보상 기전 때문입니다. 이것은 앞서 적게 먹거나 굶어도 살이 빠지지 않는 이유를 설명할 때 이야기한 대사적 응과도 비슷한 부분입니다. 인간은 굉장히 효율적으로 만들어져 있어서 음식이 적게 들어오면 에너지를 적게 씁니다. 비슷한 맥락으로, 에너지를 많이 쓰는 활동을 하게 되면 그 활동에 점점 적응이 되면서 에너지를 더 적게 쓰게 되는 겁니다. 예를 들어 달리기를 처음 시작했을 때는 에너지 소모가 크지만, 달리기에 점점 적응할수록 더 적은 에너지를 쓰고도 똑같이 달리도록 몸이 적응을 하는 겁니다.

시간 다음으로는 강도입니다. 운동을 할 때 어느 정도를 해야 충분한 강도일까요? 땀이 나면 운동이 충분히 된 것일까요? 그렇다면 땀으로 운동복이 다 젖을 정도가 되면 살이 빠지는 걸까요? 하지만 수영을 생각해봅시다. 칼로리 소모가 엄청난데도 땀은 거의 나지 않습니다. 물에 땀이 섞여서 안 보이는 게 아닙니다. 실제로 땀이 덜 납니다. 땀은 체온이 일정 수준 이상으로 올라가면, 온도를 빨리 낮추기 위해 나는 것입니다. 그런데 수영을 하면 물에 체온을 빼앗겨서 도리어 추워집니다. 따라서 땀이 날 일이 별로 없습니다.

그런데 왜 그렇게 많은 사람들이 땀을 흘려야 운동을 제대로 했다고 생각할까요? 그것은 땀을 흘리고 나서 체중을 재보면 체중이 줄어 있는 경우가 있어서 그렇습니다. 그런데 이런 식으로 땀을 흘려서 체중이 줄어든 것은 몸 안에 있던 수분이 빠져나간 것이며, 실제로 지방이 분해되어서 나간 것은 아닙니다.

그러면 운동을 제대로 하는 것은 땀과 전혀 상관이 없으니 볼 필요가 없는 것일까요? 그건 또 아닙니다. 실제로 운동을 하면 몸 안에 열이 나서 땀이 나기 쉽기 때문에 운동을 어느 정도 했는지 확인할 수 있는 지표 중 하나로 삼을 수는 있습니다. 즉 땀 하나만으로 운동 강도가 적당했는지는 파악이 어렵기 때문에 다른 것들도 같이 봐야 합니다.

땀과 같이 봐야 하는 중요한 지표 중 하나는 바로 근육에 남는 뻐근함입니다. 운동을 하고 나서 다음날 아침에 약간의 뻐근함이 있다면 그것은 운동을 어느 정도 적당히 했다는 증거로 봐도 좋습니다. 이 부분은 운동을 하면 근육이 어떻게 생기는지를 보면 쉽습니다. 근육량은 운동으로 점진적 과부하를 주어 근육을 조금 찢은 후에, 그 찢어진 근육이 초회복超回復 되면서 늘어납니다. 즉 약간의 뻐근함은 바로 근육이 찢어졌다는 것이고, 적절한 강도로 근육에 적절한 손상을 주었다고 볼 수 있습니다.

이 정도로 적절한 강도는 어느 정도의 강도일까요? 예지 쿠쿠츠카 아카데미의 2019년도 논문을 보면 자신이 한 번에 들 수 있는 최대한의 무게나 노력을 RM$^{Repetition\ Maximum}$ 100%라고 할 때, 60~80%

정도가 적당하다고 합니다. 즉 내가 한 번에 할 수 있는 최대 강도의 60~80% 정도를 반복하는 것이 근성장에 가장 유리합니다.

또 생각해볼 수 있는 부분은 운동 시 산소 사용량입니다. 우리 몸에서는 지방을 분해할 때 산소를 사용합니다. 유산소 운동을 하면 지방이 많이 연소되는 것을 생각하면 됩니다. 따라서 약간 숨이 가쁜 정도까지는 운동 강도를 올려도 됩니다.

이러한 부분들을 종합해 볼 때 적절한 운동의 강도는 다음의 네 가지 중 하나 이상을 만족하면 됩니다.

1) 땀이 약간 났는지?
2) 약간 숨이 찼는지?
3) 다음날 운동을 한 부위가 조금 뻐근한지?
4) 최대 강도의 70%, 즉 70RM을 채웠는지?

하나씩 따져보면 그렇게 힘들지 않게 운동을 해도 됩니다. 이게 바로 무노력 운동의 핵심입니다. 꼭 힘들고 어렵게 해야만 살이 빠지는 게 아닙니다. 쉽게 쉽게 해도 살이 빠지는 데는 큰 문제가 없습니다. 물론 미용체중 혹은 더 나은 몸매를 얻는 게 목표인 분들은 운동을 더 많이 해야 합니다. 그런 분들은 다음 장을 이어서 읽어보시기 바랍니다.

김원장의 핵심 정리

○ 운동은 하루 30분 정도로도 충분하며, 과도한 운동은 대사적응으로 인해 추가적인 체중 감량 효과가 크지 않다.

○ 운동 강도를 판단하는 기준은 땀, 약간의 숨참, 근육의 뻐근함, 최대 강도의 70% 정도 반복 수행 여부 등이다.

○ 운동 후 다음 날 가벼운 근육 뻐근함이 있다면 적절한 강도의 운동을 한 것으로 볼 수 있다.

○ 체중 감량을 위한 운동은 무리하게 할 필요 없이 지속 가능한 강도로 하는 것이 중요하다.

근육은
어떻게 생기는 걸까?

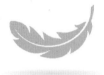

다이어트에서 지방을 빼는 것만큼 중요시되는 것이 있습니다. 바로 근육을 만드는 겁니다. 근육이 있어야 몸의 라인이 살면서 탄탄한 몸매가 되기 때문입니다. 보통 다이어트하고 나서 늙어 보이거나 살이 처지는 분들은 체중이 감량되면서 근육이 같이 빠져서 그런 경우가 많습니다. 그런데 근육은 어떻게 하면 늘어나는 걸까요? 운동을 하면 늘어나니까 무조건 운동을 더 강하게 더 많이 더 오래 하면 근육이 팍팍 늘어날까요?

근육을 많이 늘리고 싶다면 우선 근육이 어떻게 만들어지는지부터 살펴봐야 합니다. 가장 먼저 알아야 할 것은 근육은 근섬유로 이루어져 있다는 겁니다. 근섬유란 가느다란 실이라고 생각하면 됩니다. 이 실이 수천수만 개 같은 방향으로 뭉쳐서 여러분의 근육을 만들고 있습니다. 치킨 먹을 때 보면 닭 가슴살은 결대로 쭉쭉 찢어집니다. 그 결대로 찢어지는 이유가 실이 뭉쳐져서 그렇습니다. 수천수만 개의 실이 한 방향으로 가지런히 묶인 형태입니다.

우리가 운동을 하거나 몸을 움직이면 이 근육을 씁니다. 근육의 사이즈를 100 정도라고 치면 그 근육이 할 수 있는 일도 100 정도입니다. 그런데 이걸 넘어서 105 정도의 운동을 하면 근육에 무리가 갑니다. 그러면 아까 말씀드린 수많은 근섬유들 중에 몇 개가 손상이 됩니다. 수많은 실 중에 일부가 찢어지는 것을 상상하면 됩니다. 노란 고무줄을 너무 많이 잡아당기면 색이 하얘지면서 고무줄이 조금 찢어지지요? 그 상황과 비슷합니다.

어쨌든 이렇게 손상된 근육은 그대로 있을까요? 아니요. 우리 몸은 손상된 부분을 절대로 그냥 두지 않습니다. 몸에서는 곧 이 손상된

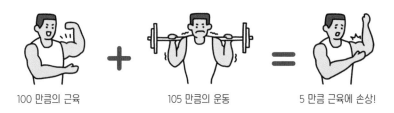

| 100 만큼의 근육 | 105 만큼의 운동 | 5 만큼 근육에 손상! |

회복

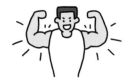

근육이 회복하면서 100에서 105로 성장!

근육이 커지는 원리

근섬유들을 복구하기 시작합니다. 칼에 손가락이 베였을 때 살이 다시 돌아나면서 아무는 것과 똑같습니다. 그런데 피부라면 딱 베인 것만큼만 아물고 마는데 근육은 좀 특별합니다. 근육은 찢어졌던 것이 아물면서 예전보다 더 커지게 됩니다. 예를 들어 원래 사이즈인 100만큼의 근육에 105만큼의 일을 시켜서 근육이 찢어지면, 그게 다시 아물면서 근육의 사이즈가 105가 됩니다. 그러면 근육이 예전보다 커졌으니까 예전에는 100만큼의 일만 할 수 있었는데 회복된 다음부터는 105만큼의 일을 할 수 있습니다. 이런 원리로 근육이 커지는 겁니다.

이처럼 근육은 절대로 운동할 때 커지는 게 아닙니다. 근육은 회복이 되면서 커지는 겁니다. 이걸 요약해보면 결국 근육은 잘 찢고, 잘 회복시키면 되는 겁니다.

그렇다면 어떻게 하면 근육에 적절한 손상을 줄 수 있을까요? 그냥 무조건 운동을 더 세게 할수록 손상이 많이 가서 좋은 것 아닐까요? 그런데 의외로 그렇지 않을 수 있습니다. 너무 센 운동은 오히려 부상의 위험이 있기 때문이죠. 그렇다고 운동을 너무 약하게만 할 수도 없습니다. 아무런 자극이 되지 않기 때문입니다. 근육에 적절한 부하를 줘서 적절한 손상을 만들어내는 것이 중요합니다. 그 방법을 하나씩 알아보겠습니다.

첫 번째는 현재 무리 없이 할 수 있는 정도보다 약간 더 센 강도로 운동을 하는 겁니다. 근육이 별 무리 없이 할 수 있는 정도로만 운동을 하면 근육이 잘 커지지 않습니다. 근육에 손상이 가지 않기 때문이죠. 예를 들어 현재 105 정도의 운동을 하는데 전혀 힘들지가 않다? 그렇다면 근육도 이미 105에 가깝게 만들어져 있으므로 근육이 찢어지지 않습니다. 이럴 때는 110 정도로 운동의 강도를 약간 늘려야 합니다. 근육의 현재 능력보다는 약간 더 힘든 일을 시켜야 근육에 적절한 정도의 손상이 가고 회복 후에 근육이 더 커지게 됩니다.

반대로 근육의 현재 능력을 너무 과하게 넘어가서 운동을 하는 것도 그다지 좋지 않습니다. 예를 들어 현재 근육은 105 정도인데 갑자기 욕심을 부려서 130 정도의 운동을 한다면 오히려 근육에 지나치게 손상이 갈 겁니다. 근육을 찢더라도 약간만 찢어서 회복이 잘 되게 해야지, 마구잡이로 찢으면 회복도 잘 안되고 오히려 영구적인 부상을 입을 수도 있습니다. 그래서 현재 근육의 능력보다 약간만 더 많은 양의 일을 시키는 게 가장 적절한 강도입니다. 이것을 근육이 할 수 있는 것보다 약간의 일을 더 시킨다고 해서 과부하라고 표현합니다.

두 번째는 운동의 강도를 점점 더 올리는 겁니다. 앞서 적절한 강도를 맞추는 것이 중요하다고 했는데, 근육이 커지면 커질수록 이 적절한 강도도 점점 올라갈 수밖에 없습니다. 예를 들어 근육이 105였는데 110의 부하를 주면 언젠가는 110으로 커지겠지요? 그러면 그때는 또 115로 부하를 약간 올려야 합니다. 이런 식으로 근육이 커짐에 따라 운동 강도도 조금씩 더 올려가는 것을 점진적으로 한다고 표현합니다. 앞서 말씀드린 과부하와 합쳐서 점진적 과부하라고 표현하고요. 이것이 근육량을 늘리는 가장 대표적이고 또 기본적인 원리입니다.

세 번째는 다음 날 약간 뻐근한 정도의 강도로 운동하는 겁니다. 점진적 과부하라고 해도 근육에 숫자가 나타나는 것도 아니고, 현실에서는 어느 정도를 해야 할지 감이 잘 오질 않습니다. 그럴 때 어느 정도면 적당한 강도의 운동인지 알 수 있는 아주 쉬운 방법이 있습니다. 근육을 좀 많이 쓰고 나면 다음 날 아침에 그 부위가 약간 뻐근해집니다. 그 정도가 딱 좋습니다. 이 뻐근함은 주로 근육을 쓰면서 생긴 노폐물, 즉 젖산이 쌓여서 생긴 뻐근함과 근육이 잘 찢어져서 생기는 뻐근함이 합쳐져 생기는 겁니다. 내가 어느 정도 운동을 해야 할지 잘 모르겠다면 이걸 기준으로 삼으면 좋습니다.

네 번째는 관절이 아프지 않게 운동하라는 것입니다. 앞서 말씀 드린 대로 근육이 아픈 것은 괜찮습니다. 하지만 가끔 근육에는 통증이 없는데 관절이 아픈 경우가 있습니다. 팔을 구부리면 팔꿈치가 구부러지는데 이렇게 구부러지는 그 부위를 관절이라고 보면 됩니다. 손목, 허리, 무릎, 발목 등도 관절이지요.

이러한 관절 부위가 아플 정도의 운동은 안 하는 게 좋습니다. 관절에 무리가 갔다면, 현재 근육이 할 수 있는 일보다 높은 강도라는 것을 의미하기 때문입니다. 근육에 힘이 없는데도 억지로 몸을 움직이다 보니 근육에 가야 할 압력이 전부 관절로 가서 관절이 상하게 되어서 통증이 생기는 겁니다. 관절은 근육과는 다르게 상하면 회복도 잘 안 되고 평생 아플 수도 있으니 주의해야 합니다.

이렇게 운동을 하면서 중간에 회복할 시간만 확보해 주면 됩니다.

특히 운동 초보자들은 한 번 운동을 한 곳은 1주일 후에 다시 운동하는 게 좋습니다. 사실 꼭 1주일일 필요는 없지만 초보자들은 이 정도를 잡는 게 유리합니다. 이론적으로는 24~48시간 정도면 됩니다. 하지만 초보자들은 근육 하나하나를 분리해서 운동할 줄도 모르고, 또 어떤 운동이 어떤 근육을 쓰는지도 잘 모르기 때문에, 쓰는 근육만 계속 쓰게 될 가능성도 높습니다. 운동과 근육에 대해서 잘 모른다면 팔, 다리, 가슴 이런 식으로 크게 분리해서 1주일 간격으로 운동하는 게 가장 무난합니다.

그러면 근육이 생기는 데는 과연 얼마만큼의 시간이 걸릴까요? 마드리드 폴리테크닉 대학의 2020년 연구에 따르면 영양과 운동이 완벽한 상황에서 1달에 0.25~0.9kg 정도의 근육 성장이 이루어진다고 합니다.

기간으로 따지지 않고 실제 운동을 한 시간만으로 따지면 어떨까요? 마드리드 대학의 연구에 따르면 근육 1kg을 늘리는 데는 주당 1~9시간 운동을 했을 때 평균 10.4주가 소요되었습니다. 이를 종합해서 계산해보면 근육 1kg을 만드는 데 10.4~93.6시간을 운동해야 한다는 계산이 나옵니다.

근육을 늘려 멋진 몸을 만들고 싶은 분들은 무노력 다이어트를 기본으로 삼되, 말씀드린 방법으로 근육 운동을 하시면 되겠습니다.

김원장의 핵심 정리

○ 근육은 운동 중이 아니라 회복 과정에서 성장하며, 적절한 손상과 회복이 중요하다.

○ 운동 강도는 현재 근육 능력보다 약간 높은 수준에서 점진적으로 증가시켜야 한다.

○ 적절한 운동 강도는 다음날 약간의 근육 뻐근함이 느껴지는 수준이 이상적이다.

○ 관절에 통증이 있다면 운동 강도가 지나치거나 자세가 잘못된 것이므로 조정해야 한다.

공복 유산소 운동이
최고로 좋을까?

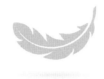

다이어트에 어떤 운동이 가장 좋은지 조사하면 꼭 등장하는 단골손님이 있습니다. 바로 공복 유산소 운동입니다. 그런데 왜 다들 공복 유산소가 다이어트에 좋다고 하는 걸까요? 공복이란 말 그대로 배 속에 아무것도 없는 상태입니다. 음식을 먹은 지 시간이 한참 지나서 위장이 비어 있는 상태를 말하죠. 우선 공복 유산소 운동에서 유산소를 빼고 공복 운동에 대해 알아보겠습니다.

공복 운동이 지방분해에 유리하다는 연구는 생각보다 많습니다. 히우그란지두술 대학의 2016년도 연구에서 273명을 조사해 봤더니 같은 시간 운동량 기준으로 따졌을 때 공복 상태에서 운동을 하면 3.08g의 지방이 더 분해되었다고 합니다. 이건 왜냐하면 운동을 하면 에너지를 써야 하는데 그때 뭔가를 먹었다면 그 음식에서 나온 탄수화물을 먼저 쓰기 때문입니다. 반면에 공복인 상태로 운동을 하게 되면 바로 쓸 수 있는 탄수화물이 없으니 체지방을 먼저 분해하게 되는 겁니다.

또 이와는 반대로 뭔가를 실컷 먹고 운동을 하면 오히려 운동에 방해가 됩니다. 밥을 배부르게 먹고 바로 운동을 하면 소화가 안 되고, 옆구리가 결리는 듯한 현상을 경험한 적이 있으실 겁니다. 여기에는 다양한 이유가 있지만 가장 큰 이유는 혈액 배분의 문제입니다. 밥을 먹으면 소화를 위해 소화기로 혈액이 몰려가야 하는데, 운동을 하면 소화기로 가야 할 혈액이 근육으로 가게 됩니다. 그럼 소화기에서 혈액이 싹 빠지니까 음식물 소화를 못해서 배가 아픈 겁니다. 또 운동을 하면 소화기의 위장관 운동에 방해가 되는 등 다양한 원인이 있습니다. 그러니 가급적이면 식사 후 1~2시간이 지나서 운동을 하는 것을 권장합니다.

그렇다면 배부르게는 먹지 않고 아주 약간만 음식을 먹고 운동을 하는 것은 어떨까요? 배가 약간만 찬 상태, 즉 경복 상태로 운동을 하게 되면 근육에 충분한 에너지가 보충되므로 운동을 더 오래 더 고강도로 할 수 있습니다. 또한 근육 생성에 있어서는 공복 운동에 비해서 이 경복 운동이 유리합니다. 그 이유는 공복 운동을 하다 보면 지방이 분해되기도 하지만, 근육의 단백질도 일부 분해될 수 있기 때문입니다. 즉 지방분해에는 공복 운동이 더 좋고, 근육 생성에는 경복 운동이 더 좋다고 할 수 있습니다.

그렇다면 이번에는 공복 유산소 운동에서 공복을 빼고 유산소 운동을 살펴보겠습니다. 보통 유산소 운동은 심박수와 호흡수를 장기간에 걸쳐서 올리는 지구력 운동을 말합니다. 반대로 무산소 운동은 단기간에 폭발적인 힘을 요구하는 운동을 말합니다. 예를 들어서 걷기, 자전거 타기 등은 유산소 운동이고, 달리기, 역도 등은 무산소 운동입니다. 쉽게 구분하려면 내가 편하게 대화를 하면서 할 수 있는 정도의 운동이면 유산소 운동이고, 아니면 무산소 운동이라고 보셔도 됩니다.

더 자세히 생리학적으로 살펴보겠습니다. 유산소 운동은 말 그대로 산소가 있는 운동입니다. 에너지 생성을 위한 산소가 근육에 충분히 있는 상태를 말합니다. 무산소 운동은 에너지 생성을 위해 필요한 산소 양이 많아서 원래 근육에 있던 산소가 다 고갈되었는데도 아직도 모자란 상태입니다. 그래서 결국 산소가 없으니 무산소라고 합니다. 이렇게 산소 없이 운동하면 젖산이란 게 생기는데, 이 젖산이 바로 운동하고 다음 날 몸이 뻐근해지는 원인입니다. 그래서 보통 유산소 운동의 강도보다 무산소 운동의 강도가 좀 더 센 경우가 많습니다.

유산소 운동은 보통 약한 강도로 장기적으로 하는 운동입니다. 따라서 근육의 글리코겐만 에너지원으로 쓰는 게 아니라, 지방을 태워서 에너지원으로 사용하는 비율이 무산소 운동보다 높습니다. 바로 이러한 점 때문에 유산소 운동이 무산소 운동보다 체지방 감량에 좋다고 하는 겁니다.

그런데 무산소 운동은 강도가 강하므로 같은 시간으로 따졌을 때 유산소 운동보다 칼로리 소모량이 더 높습니다. 또 근육 생성이 되려면 무산소 운동이 더 유리할 뿐만 아니라 근육이 많아질수록 기초대사량이 올라가면서 결국 다이어트에도 도움이 됩니다.

결론적으로 유산소 운동이 지방분해에는 조금 더 좋고, 무산소 운동이 근육 생성에는 조금 더 좋습니다.

앞선 이야기들을 모두 종합해보면 지방분해를 위해서는 걷기, 조깅, 체조 등의 공복 유산소 운동이 가장 좋고 근육 생성을 위해서는 웨이트, 달리기, 파워리프팅 등의 경복 무산소 운동이 가장 좋습니다.

여기서 중요한 것이 또 있는데 공복 vs 경복, 유산소 vs 무산소의 차이가 엄청 크지 않다는 사실입니다. 또 어떤 운동이든 본인이 어떻게 하느냐에 따라 유산소가 되기도 하고 무산소가 되기도 합니다. 느리게 걷는다면 유산소 운동이지만, 속도를 올려 빠르게 뛰면 무산소 운동이 될 수 있습니다. 심지어 축구 같은 대부분의 대중 스포츠는 유산소와 무산소 요소가 섞여 있습니다.

그렇다면 공복 유산소는 어떻게 하면 될까요? 일단 공복 상태를 만들어야 합니다. 공복은 식후 3~4시간 이후 완전히 속이 비었다고 느껴질 때입니다만, 소화 기능 등에 따라 개인차가 있을 수 있습니다. 따라서 내가 속이 완전히 비었다고 느껴지는 타이밍이 언제쯤인지 평소에 가늠해 보는 것이 좋습니다. 많은 분이 아침에 일찍 일어나서 아침 먹기 전에 운동을 하는데, 이렇게 하는 것도 좋습니다. 다만 아침 공복 운동할 때 어지럽거나 몸이 안 좋아지는 분들은 몸의 신진대사가 활발해진 오후에 운동을 하면 됩니다. 또한 기타 건강상에 문제가 있거나, 55세 이상이신 분들은 가급적 공복 운동을 안 하는 게 좋습니다. 유산소 운동을 할 때에는 낮은 강도로 한 시간 이상 운동을 해야 무산소에 비교했을 때 큰 이득을 볼 수 있습니다.

그렇다면 경복 무산소는 어떻게 하면 될까요? 운동 전에 많이 먹어서는 안 되고, 가볍게 먹는 것이 중요합니다. 배 속이 빈 상태만 면하는 정도로 먹어야 합니다. 그 양은 사람마다 차이가 있으므로 본인에게는 어느 정도의 양이 운동에 방해가 없는지 가늠해 봐야 합니다. 또한 음식의 종류도 가벼워야 하며, 소화가 잘되는 것을 먹어야 합니다. 소화가 잘 안되는 것, 예를 들어 기름진 것, 매운 것, 체하기 좋은 것(오징어, 떡 등)은 권하지 않습니다. 가장 무난한 것은 바나나이며 그 외 견과류, 그릭 요거트, 채소, 과일 등이 있습니다. 또 음식 섭취는 가급적 운동 30분 전까지는 끝내는 게 좋은데, 이 또한 사람마다 차이가 크니 소화되는 시간을 체크해 보시면 됩니다.

김의정의 핵심 정리

- ○ 공복 유산소는 체지방을 연소하는 데 유리하지만, 근육 단백질도 일부 분해될 수 있다.
- ○ 경복 운동(적당히 먹고 하는 운동)은 더 강한 운동을 가능하게 하며, 근육 생성에 유리하다.
- ○ 유산소 운동은 지방 연소 비율이 높지만, 무산소 운동은 칼로리 소모량이 많고 근육 성장에 효과적이다.
- ○ 공복 운동은 어지러움이나 피로감이 있다면 피해야 하며, 본인의 건강 상태에 따라 운동 방식과 식사 타이밍을 조절해야 한다.

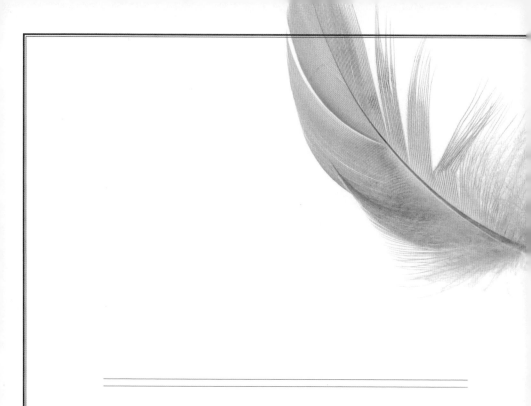

Chapter 5.

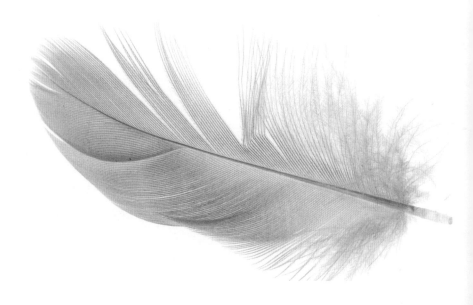

무노력
생활 습관
가이드

DIET
REVOLUTION

잠만 잘 자도
무노력으로 빠진다

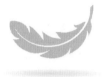

다이어트 책에서 웬 잠 이야기가 나올까요? 전혀 상관이 없는 것 같은데 말입니다. 자꾸 누우면 소 된다는 이야기도 있어서 잠을 자면 안될 것 같기도 하고, 잘 시간에 일어나서 운동하는 게 나을 것 같기도 하고요. 하지만 의외로 잠은 다이어트에 정말 중요한 역할을 합니다.

스탠퍼드 의대의 2004년 연구에서 1,024명을 분석해 봤더니, 8시간 이하로 자는 사람은 BMI가 올라갔습니다. 쉽게 말해서 살이 쪘다는 거죠. 연구에 따르면 잠을 잘 못자면 '렙틴'은 줄어들고 '그렐린'은 늘어났습니다. 렙틴은 식욕을 줄여 체중을 줄여주기 때문에 날씬 호르몬이란 별명이 있습니다. 그렐린은 식욕을 늘려 체중을 늘리기 때문에 뚱보 호르몬이란 별명이 있습니다. 즉 잠에 문제가 생기면 살찌게 하는 뚱보 호르몬인 그렐린은 늘어나고 살을 빼주는 날씬 호르몬인 렙틴은 줄어든다는 겁니다.

문제가 또 있습니다. 잠을 잘 못자면 렙틴 저항성이 발생합니다. 렙틴 저항성이란, 렙틴이 나와도 거기에 별 반응을 하지 않는 것을 말합니다. 저항성을 쉽게 설명하면, 너무 익숙해져서 반응을 안 하게 되는 겁니다. 아무리 지독한 냄새라도 한 가지 냄새를 너무 오래 맡다 보면 코가 익숙해져서 더 이상 지독하게 느껴지지 않는 것과 같은 이치죠. 이렇게 익숙해져서 별 반응을 안 하게 되는 것을 저항성이라고 표현합니다.

수면에 문제가 생기면 살이 찌는데 거기서 끝이 아닙니다. 살이 찌면 또다시 수면에 문제가 생깁니다. 이렇게 악순환이 되면서 점점 더 살이 찌게 됩니다.

살찌는 게 왜 잠에 안 좋을까요? 가장 큰 이유는, 폐쇄성 수면 무호흡증 때문입니다. 잘 자던 사람이 컥컥 하면서 숨을 아예 안 쉴 때가 있는 증상입니다. 간혹 코를 정말 심하게 고는 경우도 있습니다.

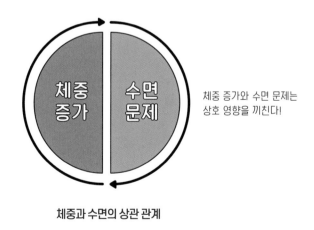

체중 증가와 수면 문제는 상호 영향을 끼친다!

체중과 수면의 상관 관계

저희 병원에도 이런 환자분이 많이 오시는데, 주로 부인께서 남편을 데리고 오시는 경우가 많습니다. 우리 남편이 살이 찐 뒤부터 자다가 갑자기 숨을 안 쉰다고, 저러다가 숨 막혀 죽는 거 아니냐고 말이죠. 2017년 노스쇼어 대학의 연구를 보면 이 수면 무호흡증의 원인은 상기도에 지방이 축적되어 기도가 좁아지고, 이 부위의 근육 활동이 감소하여 그렇다고 합니다. 쉽게 말해서 목구멍에 공기가 왔다 갔다 하는 길이 있는데, 그 주위에도 살이 쪄서 좁아진 겁니다.

그래서인지 살이 빠지면 수면의 질이 좋아지는 경우가 많습니다. 존스홉킨스 의대와 예일대 간호대의 2016년도 연구에서 제2형 당뇨병 또는 당뇨병 전단계인 77명을 대상으로 6개월간 실험을 해봤더니 식단으로 하든 운동으로 하든 체중을 감량시키면 수면의 질이 상승하였습니다. 해당 연구에서 피험자들은 평균적으로 약 7kg 정도의 체중이 감량되었고 MRI로 보니 뱃살도 약 15% 정도 감소했습니다. 수면 점수는 약 20%가 향상되었죠. 해당 연구의 시니어 저자인 케리 스튜어트에 따르면 뱃살을 많이 뺄수록 수면의 질이 높아졌고 또 반대로 수면의 질을 높일수록 살이 더 잘 빠졌다고 합니다. 즉 잠을 잘 잘수록 살이 빠지고 또 그러면 수면의 질이 높아져서 살이 더 잘 빠지는 선순환이 됩니다. 무노력으로 얻을 수 있는 아주 좋은 이득입니다.

그런데 수면의 질은 어떻게 하면 좋아질까요?

첫 번째는 규칙적으로 제시간에 자고 제시간에 일어나는 겁니다.
동부 온타리오 소아병원의 2020년 연구에 따르면 자는 시간이 불규칙하고 늦을수록 건강에 악영향이 컸다고 합니다.

두 번째는 잠자는 환경을 잘 만들어주는 겁니다. 일단 가장 먼저 챙겨야 할 것은 빛입니다. 하버드 의대의 2013년도 논문에 따르면 빛은 약물 정도로 강력한 영향을 미칩니다. 따라서 암막 커튼 등을 활용해 외부의 빛을 아예 차단해 주는 게 도움이 됩니다. 환경에서 빛 다음으로 중요한 것은 소리입니다. 시끄러운 소리는 수면에 방해가 되므로 귀마개나 노이즈 캔슬링 헤드폰 등을 활용하면 좋습니다. 온도 또한 중요합니다. RMIT 대학의 2018년도 연구에 따르면, 너무 더우면 땀을 많이 흘리게 되고, 수면의 질도 떨어지기 때문에 19도 정도로 맞추면 좋다고 합니다. 이를 기준으로 개인에 따라 약간 조정을 하면 될 것 같습니다.

세 번째는 블루 라이트를 줄이는 겁니다. 블루 라이트란 핸드폰이나 티비 등의 모니터나 스크린에서 나오는 빛을 말합니다. 잠들기 전에 핸드폰 보시는 분들 많죠? 그게 수면에 안 좋은 영향을 미칠 수 있습니다. 하버드 의대의 2015년도 연구를 보면 블루 라이트는 사람이 잠에 들게 하는 멜라토닌 호르몬을 억제시켜서 수면의 질을 떨어뜨리고 생체 시계에 혼란을 준다고 합니다.

네 번째는 규칙적인 운동을 하는 것입니다. 이븐시나 의대의 2023년도 연구에 따르면 규칙적으로 운동을 하는 것은 스트레스와 불안을 낮춰서 우리의 몸과 마음을 이완시켜 줍니다. 또한 기분 조절과 이완에 관여하는 세로토닌과 노르에피네프린 등을 촉진하며, 잠을 잘 오게 하는 엔도르핀을 촉진하고, 생체 시계를 조절하는 등의 작용으로 수면에 도움이 됩니다. 그리고 이러한 이점들은 잠이 드는 입면뿐만 아니라, 잠을 유지 하는 데에도 도움이 됩니다.

수면의 질은 운동의 강도와도 매우 관련이 깊습니다. 중간 강도의 운동은 좋은데, 높은 강도는 오히려 수면의 질을 낮출 수 있습니다. 높은 강도로 운동을 하게 되면 몸이 너무 흥분되어 그렇습니다. 따라서 운동은 중간 정도로 적당히만 해주면 됩니다. 또 취침 1시간 전의 운동은 수면의 질을 오히려 떨어뜨릴 수 있으며, 강한 강도의 운동이라면 수면 3시간 전에도 악영향을 줍니다. 따라서 밤늦게 운동을 하는 것보다는, 최소 수면 1~3시간 전에, 가벼운 운동을 하는 게 좋겠습니다. 또 아무 때나 내킬 때 운동을 하는 것보다는 규칙적으로 할수록 수면의 질이 올라갑니다.

김원장의 핵심 정리

○ 수면 부족은 식욕 조절 호르몬(렙틴 감소, 그렐린 증가)에 영향을 미쳐 체중 증가를 유발한다.

○ 비만은 폐쇄성 수면 무호흡증을 초래해 수면의 질을 낮추고, 이는 다시 체중 증가로 이어지는 악순환을 만든다.

○ 규칙적인 수면 습관, 암막 커튼과 조용한 환경, 적절한 실내 온도(약 19℃)가 수면의 질을 높이는 데 도움이 된다.

○ 블루 라이트(핸드폰, TV 등)는 멜라토닌 분비를 억제하여 수면의 질을 낮추므로, 취침 전에는 전자 기기의 사용을 줄이는 것이 좋다.

○ 중간 강도의 규칙적인 운동은 수면 질을 개선하지만, 강한 강도의 운동은 수면 1~3시간 전에는 피하는 것이 좋다.

물만 잘 마셔도
무노력 감량이 된다

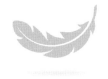

다이어트를 할 때는 물을 많이, 잘 마셔야 합니다. 그런데 간혹 물을 마시지 않으려고 하는 분들이 있습니다. 대개는 물을 마시면 붓는다고 생각해서 그렇습니다. 그런데 부종은 대부분 신장, 간, 심장 등의 내과적 문제에 기인합니다. 이런 질환들이 있는 경우에만 물을 마셨을 때 수분을 제대로 배출하지 못하고 수분이 쌓여 부종이 일어날 수 있습니다. 이 경우에는 질환을 치료하여 수분을 제대로 배출시켜야지 물을 적게 마셔서는 해결되지 않습니다. 심지어 몇몇 부종을 일으키는 질환은 물을 제한하면 오히려 문제가 되는 경우도 있습니다. 또한 수분이 아니라 염분 섭취가 많아서 부종이 생기는 경우도 있습니다. 이 경우에도 물은 정상적으로 마셔야 하고 오히려 염분을 줄여야 합니다.

물은 지방분해에 필수적이며 우리 몸의 대사에도 아주 중요한 역할을 합니다. 따라서 물은 반드시 마셔야 합니다. 샤리테 의대의 2013년도 연구에 따르면 0.5L의 물을 마시면 약 1시간 정도 지방 연소율이 올라갑니다. 또 찬물을 마시는 게 더 좋다는 의견도 있습니다. 이는 찬물을 마시면 몸에서 열을 발생시키기 위해 칼로리를 소모한다는 주장에 근거한 것입니다. 다만 소화기가 약하거나 체질상 하복냉증이 있으신 분들은 찬물이 좋지 않을 수 있으므로 미지근한 물을 마셔도 됩니다.

또 버지니아 테크 대학의 2010년도 연구에 따르면 식전에 물을 마시는 사람은 물을 안 마시는 사람에 비해서 44% 이상의 체중 감량을 보였으며, 아침 식사 전에 물을 마시면 섭취 칼로리양이 13% 줄어들었다고 합니다. 물론 모든 사람이 물 하나 마시는 것만으로 이 정도 효과를 볼 수는 없겠지만, 적어도 손해는 되지 않을 것입니다.

부가적으로 다이어트할 때 흔히 일어나는 변비도 물을 많이 마시면 어느 정도 해소가 가능하며, 지방분해에도 수분이 사용되므로 다이어트할 때 물을 마시는 것은 필수입니다.

그럼 물을 어떻게 얼마나 마시면 될까요? 보통은 WHO 권고량에 따라 하루 2l 정도를 권합니다. 다만 이는 개인과 생활에 따라 차이가 있으며, 특히 더운 곳에서 일하는 분들은 4.5L까지도 드셔야 할 수 있습니다. 우리나라도 한여름에는 2L 이상의 물을 마시는 것이 좋습니다.

물론 음식으로도 수분 섭취가 되며, 이는 하루 권장량의 20~30%

정도입니다. 따라서 400~600mL 정도는 음식으로 섭취되므로, 실제 마셔야 하는 물의 양은 1.5L일 수 있습니다. 다만 다이어트를 할 때 수분이 많이 필요한 부분과 물을 많이 먹는다고 크게 탈이 없는 것 등을 생각하면 여전히 하루 2L를 먹는 것을 권장합니다.

물 마시는 것은 어려운 일이 아닙니다. 이 정도는 정말 무노력 중의 무노력이라고 할 수 있습니다. 공짜로 가져갈 수 있는 부분은 꼭 가져가시기 바랍니다.

김원장의 핵심 정리

○ 물은 지방분해와 대사 작용에 필수적이며, 부족하면 부종이나 변비 등의 문제가 발생할 수 있다.

○ 식전 물 섭취는 체중 감량을 돕고, 찬물은 열 발생을 유도해 칼로리 소모를 증가시킬 수 있다.

○ WHO 권장 하루 물 섭취량은 2L이며, 더운 날씨나 활동량이 많을 경우 최대 4.5L까지 필요할 수 있다.

○ 물 마시는 것은 쉬운 다이어트 방법이므로, 꾸준히 충분한 양을 섭취하는 것이 중요하다.

유산균은 지방흡수를 막는다

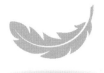

우리 배 속에는 장이 있고 그 장에는 수많은 세균이 살고 있습니다. 여러분이 잘 아는 헬리코박터균도 그렇고 흔히 먹는 유산균도 우리 몸 안에 있는 녀석들입니다. 이 수많은 세균들 전체를 장내세균총이라고 부릅니다. 루벵대학의 2023년 연구에 따르면 이 장내세균총은 음식의 소화, 흡수, 대사에 직접적으로 영향을 줄 뿐만 아니라, 장 내 세포들의 보호, 구조, 대사 효과에도 수많은 영향을 미쳐서 신진대사, 식욕, 담즙 대사, 호르몬, 면역계를 조정합니다. 그 결과로 체중에도 영향을 줄 수 있습니다.

즉 이 장내세균총 중 일부는 살이 찌게 만들 수도 있고, 일부는 오히려 살이 빠지게 도와줄 수도 있습니다. 이걸 쉽게 뚱보균과 날씬균이라고 부릅니다. 특히 뚱보균으로 자주 지목되는 것이 피르미쿠테스

Firmicutes인데요, 프랑스 소르본 대학의 2023년 연구에 따르면 피르미쿠테스균이 더 많은 아이는 나중에 비만이 될 확률이 높았다고 합니다. 반대로 박테로이데테스**Bacteroidetes**가 많은 아이는 비만일 확률이 낮았다고 합니다. 특히 피르미쿠테스는 정제된 설탕과 지방 흡수를 촉진해서 살을 찌게 하고, 반대로 박테로이데테스는 지방분해를 활성화한다고 알려져 있습니다.

그렇다면 어떻게 해야 날씬균을 늘리고 뚱보균을 줄일 수 있을까요? 현재까지 알려진 가장 좋은 해결 방법 중 하나는 바로 좋은 유산균을 섭취하는 겁니다. 니콜라스 코페르니쿠스의대의 2020년 연구에서 960개의 관련 연구를 분석한 결과 유산균을 섭취함으로써 체중과 BMI에 좋은 영향을 주었고 특히 오랫동안 섭취한 사람일수록 그 효과가 더 컸습니다.

구체적으로 유산균이 어떻게 체중 조절에 도움을 줄 수 있을까요? 지치 의대의 2018년도 연구를 보면 유산균은 초산, 프로피온산, 뷰티르산의 생성을 통해 식욕과 에너지 사용에 영향을 준다고 합니다. 일본 메구밀크 연구소의 2015년도 연구에 따르면 유산균이 지방의 흡수를 막아서 대변으로 나가는 지방의 양을 늘린다고도 합니다. 쉽게 말해서 음식을 먹을 때 지방의 칼로리 흡수가 덜 되게 막을 수도 있다는 것입니다.

추가적으로 미국국립보건원의 2013년도 연구를 보면 유산균이 식욕을 줄이는 호르몬인 GLP-1과 PYY의 분비를 도울 수 있습니다. 또 오타고 의대의 2014년 연구를 보면 유산균이 ANGPTL4**angiopoietin-like 4**를 증가시켜 지방 저장이 줄어들 수도 있다고 합니다.

수적으로만 봐도 세균총이 우리 몸에 영향을 미칠 가능성은 큽니다. 바이즈만 연구소의 2016년 연구에 따르면 70kg 남자 기준으로 우리 몸의 세포는 30조 개인데 세균은 40조 개로 세균의 수가 오히려 더 많습니다. 그 정도로 우리 몸에서 세균총이 담당하는 역할은 크고, 이를 잘 관리하는 것이 우리 건강에 큰 영향을 줍니다.

그리고 앞서 말씀드린 저당고탄 식단은 여기서도 굉장히 중요합니다. 우리가 뭘 먹느냐에 따라 세균총이 실시간으로 바뀌기 때문입니다. 가공된 당질이 많은 음식들만 먹으면 뚱보균이 많아지고, 식이섬유 위주로 먹으면 날씬균이 많아집니다. 따라서 저당고탄 하면서 좋은 유산균을 섭취하면 무노력으로 체중 감량을 할 수 있습니다.

김원장의 핵심 정리

○ 장내세균총은 체중 조절에 영향을 미치며, 피르미쿠테스(뚱보균)는 비만을 촉진하고 박테로이데테스(날씬균)는 지방분해를 돕는다.
○ 유산균 섭취는 체중 감소와 BMI 개선에 도움을 주며, 장기간 섭취할수록 효과가 더 크다.
○ 유산균은 지방 흡수를 억제하고, 식욕 조절 호르몬GLP-1, PYY 분비를 증가시켜 체중 감량을 돕는다.
○ 저당고탄 식단과 유산균 섭취를 병행하면 날씬균을 늘리고 뚱보균을 줄여 무노력 감량에 효과적이다.

미네랄과 비타민은
체중 감량에 관여한다

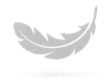

우리는 보통 살이 찌는 이유를 많이 먹어서라고 생각합니다. 그런데 놀랍게도 과체중이나 비만도 영양실조일 수 있습니다. 영양실조는 음식을 못 먹었을 때만 생기는 것 같은데, 왜 비만인 사람도 영양실조가 생길까요? 비만이라는 것 자체가 영양소가 과잉되어서 살이 찌는 건데 말이죠. 하지만 2018년 질병 관리청 국민 건강 영양조사에 따르면 우리나라 전체 인구의 73.7%가 비타민 C 부족입니다. 또 남성의 75.2%, 여성의 82.5%가 비타민 D 부족입니다. 4명 중에 3명 꼴입니다. 즉 칼로리가 높은 음식을 많이 먹어서 살은 찔지 몰라도 비타민, 미네랄 등 필수 영양소들은 부족한 경우가 많은 겁니다.

이런 현상은 왜 일어날까요? 이건 사람들이 자주 먹는 음식을 보면 쉽게 알 수 있습니다. 달콤한 음료수, 과자, 초콜릿, 포장된 달달한 빵 등입니다. 이런 음식들은 설탕 위주로 만들어져서 달달하면서 칼로리도 높고 살은 잘 찌는 데 비해서 비타민, 미네랄 같은 다른 필수 영양소는 하나도 들어 있지 않습니다. 이처럼 칼로리는 높은데 실제 우리 몸에 필요한 영양소는 별로 없는 경우를 '빈 칼로리'라고 합니다.

반대로 칼로리는 높지 않으면서 비타민이나 미네랄 등을 다양하게 섭취할 수 있고, 다이어트에도 중요한 식이섬유 등도 충분히 들어있는 식품이 있습니다. 바로 채소입니다. 즉 채소 종류만 충분히 섭취해도 영양실조가 오는 일은 잘 없을 겁니다. 그런데 국민건강영양조사에 따르면 채소의 하루 권장 섭취량이 340~500g인 데 비해서, 현재 우리나라 평균 채소 섭취량은 남자가 263g, 여자가 219.9g이라고 합니다. 권장치의 반도 못 미치는 겁니다.

즉 대부분의 사람들이 칼로리는 적고 영양이 풍부한 채소 등은 잘 먹지 않고, 반대로 칼로리는 높은데 영양소는 별로 없는 가공식품 등을 많이 먹고 있어 영양실조가 오는 겁니다.

그런데 비타민이 좀 부족하면 어떨까요? 그렇게 중요한 것 같지도 않고 다이어트에도 큰 상관이 없을 것 같은데 말입니다. 하지만 의외로 각종 영양소들이 다이어트에도 큰 영향을 줍니다. 예를 들어 비타민 D는 보통 뼈를 튼튼하게 해주는 것으로만 알고 있지만, 체중 감량에도 관여합니다. 워싱턴 의대의 2014년 연구에 따르면 218명의 비만 여성을 1년간 관찰해보니 비타민 D를 섭취한 쪽이 3.2kg 더 감량되었습니다. 살이 더 빠질 뿐 아니라 애초에 살이 덜 찌기도 합니다.

메리랜드 의대의 2012년 연구를 보면 4,600명의 여성 노인을 대상으로 4.5년간 연구를 진행해 보니 비타민 D가 많을수록 체중 증가가 적었습니다. 즉 나잇살에도 도움이 될 거라는 말이죠.

참고로 이렇게 비타민 D가 중요함에도 불구하고 전 세계 인구의 50% 정도가 비타민 D 부족입니다. 또한 체중이 많이 나가는 사람일수록 비타민 D 부족일 확률이 더 높습니다. 몸 사이즈가 클수록 비타민 D 필요량이 더 커지기 때문이죠. 예를 들어 50kg인 사람은 비타민 D가 10이 필요하다면 70kg인 사람은 15가 필요한 식으로 체중에 따라 필요한 비타민 D 양이 늘어난다는 겁니다. 여기에 더해서 다이어트를 하다 보면 음식 제한으로 비타민 D 섭취가 줄어들기 쉬우니 더더욱 문제가 되겠죠. 또 햇빛을 쐬어야 비타민 D가 합성되기 때문에 만약 바깥에 잘 안 나가고 주로 실내에서 활동한다면 더더욱 주의해야 합니다.

그런데 비타민 D는 어떻게 체중에 영향을 미칠까요? 여러 가설이 있는데, 새로운 지방세포의 형성을 막는 것, 지방세포에 지방의 저장을 억제하는 것, 식욕과 포만감에 영향을 미치는 세로토닌 수치를 올리는 것, 체중 감량을 돕는 테스토스테론 수치를 올리는 것 등이 있습니다. 그리고 조금만 더 생각해보면 지방을 분해하는 과정은 정말 복잡다단하여 거기에 수많은 생리 작용과 장기, 호르몬 등이 그물처럼 얽혀 있으므로 비타민 D뿐만이 아니라 온갖 비타민, 미네랄 등이 하나만 없어도 문제가 생길 것은 뻔합니다. 컴퓨터나 핸드폰도 작은 부품 하나만 없어도 작동을 멈추는데, 컴퓨터보다 더 복잡한 인체는 당연하지 않을까요? 비타민과 미네랄은 몸의 모든 대사와 기능을 활발하게 만드는 데 사용되며, 부족하면 몸의 전체적인 기능이 떨어지거나 멈출 수밖에 없습니다. 지방분해와 대사도 몸의 한 기능이므로 여기서 벗어날 수는 없을 겁니다.

원활한 체중 감량에 필수적인 녀석들은 비타민 D 외에도 많습니다.

첫 번째는 비타민 B입니다. 비타민 B는 우리 몸에서 탄수화물, 단백질, 지방 등의 대사를 담당합니다. 특히 비타민 B 종류 중 하나인 티아민**Thiamine**, 즉 B-1은 체세포가 탄수화물을 에너지로 변환할 수 있도록 도와줍니다. 즉 이 비타민이 부족하다면 탄수화물이 에너지로 사용되는 데 문제가 생길 수도 있겠죠. 특히 이것은 동물성 음식에만 있어서 채식 위주로 하는 분들에게 부족하기 쉽습니다. 또 비타민 B는 체중 감량만이 아니라 다이어트로 인한 탈모 방지에도 중요합니다. 2017년 필라델피아 의대의 연구에 따르면 비타민 B7인 비오틴은 케라틴 생성에 관여하여 건강한 모발 형성에 큰 영향을 미칩니다.

두 번째는 철분입니다. 철분은 음식에서 에너지를 만들어 냅니다. 그래서 철분이 적으면 신진대사에 문제가 생길 수도 있죠. 또 철분은 산소를 실어서 우리 몸의 곳곳으로 운반하므로 철분이 부족하면 근육에 산소가 가지 못합니다. 그럼 운동을 하더라도 근육에 산소가 부족해져서 지방을 태우는 것도 잘 되지 않습니다.

세 번째는 마그네슘입니다. 마그네슘도 신진대사와 에너지 생성에 필수적입니다. 마그네슘이 없다면 에너지를 생성하는 화학 반응이 일어나질 않습니다.

이외에도 사실 앞서 말씀 드린 것처럼 수많은 비타민, 미네랄 등이 우리 몸의 각종 대사와 지방분해에 영향을 미칩니다. 따라서 다이어트할 때도 영양소를 잘 챙겨야 합니다. 그런데 문제는 우리가 다이어트를 할 때 음식 종류를 제한하기도 하고 양도 덜 먹기 때문에 영양소가 부족해지기 쉽습니다. 특히 다이어트 하면서 귀찮고 힘들다 보니 샐러드, 닭가슴살, 고구마 등 한정된 메뉴만 먹는 경우도 있습니다. 이렇게 음식 종류를 제한하면 특정 영양소가 부족해지기 쉽습니다.

그러면 어떻게 하면 될까요? 시중에 파는 고함량 영양제를 먹으면 될까요? 그런데 이 영양소들을 무작정 많이 먹는다고 좋은 건 아닙니다. 예를 들어 비타민 C와 D를 고함량으로 섭취 시, 요로 결석에 걸릴 확률이 올라갈 수 있는데 특히 더운 여름에는 더 위험할 수 있습니다. 뿐만 아니라 앞서 언급된 철분은 과량 섭취 시 변비를 일으킬 수 있고 마그네슘은 설사를 일으킬 수 있습니다. 모자라도 과해도 문제가 될 수 있습니다.

따라서 다이어트할 때 원 푸드 다이어트나 극단적인 음식 제한은 권하지 않습니다. 음식은 항상 골고루 먹는 게 좋습니다. 그리고 보험으로 종합 비타민을 드시면 됩니다. 대부분의 대기업에서 나온 종합 비타민은 권장량을 넘지는 않습니다. 즉 음식을 최대한 골고루 드시면서 음식으로 혹시 못 채울 걸 대비해 종합 비타민을 드시면 됩니다. 이렇게 하면 모자라지도 넘치지도 않게 적절히 채울 수 있습니다.

물론 비타민과 미네랄이 살이 더 잘 빠지게 도와준다는 것은 아닙니다. 하지만 그것들이 부족하면 살이 잘 빠지지 않을 수 있습니다. 공기를 생각하면 쉽습니다. 공기가 많아 숨을 많이 쉰다고 건강해지지는 않습니다. 하지만 공기가 부족하거나 없다면 죽게 됩니다. 미네랄과 비타민도 같습니다. 더 많이 있다고 크게 도움 되는 건 아니지만 없으면 문제가 생기는 그런 존재입니다.

따라서 노력이 크게 들지도 않으니, 비타민과 미네랄은 꼭 챙기시기 바랍니다. 무노력 다이어트를 하려면 이득을 보는 것만큼 손해를 보지 않는 것도 중요합니다.

김원장의 핵심 정리

○ 비만이면서도 비타민과 미네랄이 부족한 경우가 많으며, 특히 현대인의 식습관은 빈 칼로리 식품 위주로 영양 불균형을 초래한다.

○ 비타민 D는 체중 감량과 체중 증가 방지에 중요한 역할을 하며, 부족할 경우 지방 대사와 식욕 조절에 문제가 생길 수 있다.

○ 비타민 B, 철분, 마그네슘 등도 신진대사와 에너지 생성에 필수적이며, 부족하면 체지방 연소와 다이어트 효과가 저하될 수 있다.

○ 다이어트 중에는 음식 종류가 제한되기 쉬우므로 최대한 다양하게 섭취하고, 종합 비타민을 보험처럼 챙겨 부족한 영양소를 보충하는 것이 좋다.

○ 비타민과 미네랄이 많다고 살이 더 빠지는 것은 아니지만, 부족하면 체중 감량이 어려워질 수 있으므로 균형 잡힌 섭취가 중요하다.

무노력 다이어트
필수 아이템은?

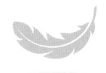

맨손으로 청소해 보신 적 있나요? 진공청소기나 빗자루 없이 청소를 하는 게 가능할까요? 할 수는 있어도 매우 힘들고 비효율적일 것입니다. 다이어트도 마찬가지입니다. 다이어트할 때도 도구가 있다면 꽹장히 큰 도움을 받을 수 있습니다.

제가 추천하는 첫 번째은 다이어트 아이템 바로 식판입니다. 꾕장히 단순하고 저렴하고 간단하면서도 효율적입니다. 다이어트할 때 먹는 양을 조절하는 게 꾕장히 힘드셨을 겁니다. 식판은 바로 그러한 점에서 도움이 될 수 있습니다. 많은 사람이 자신에게 주어지는 1인분을 남기지 않고 전부 먹으려고 하는 습성이 있습니다.

따라서 적당한 1인분을 준비해야 하는데 그때 식판만큼 계량이 쉽고 편한 게 없습니다. 거기다가 식판은 사이즈도 다양해서 자신에게 맞는 사이즈를 고르면 됩니다. 정상체중에서 마름으로 가려면 어린이용 식판을 쓰고, 비만에서 정상체중으로 가려면 어른용 식판을 쓰면 됩니다. 또한 식판은 최소 서너 가지 반찬을 담도록 되어 있어 다양한 음식을 먹는 데에도 도움을 줍니다.

한 가지 활용 팁을 드리자면 음식을 담을 때 식판 바닥이 안 보이도록 넓게 펴주는 게 유리합니다. 시각적으로 음식이 꽉 찬 것을 보면 심리적으로 포만감이 더 생기기 때문입니다.

두 번째는 냉동 밥 보관 용기입니다. 다이어트할 때 밥을 먹어도 되느냐에 관한 이야기는 앞서 식단 챕터에서 설명했습니다. 그런데 밥을 먹고 싶어도 해먹기가 굉장히 불편하고 귀찮아서 어려움을 겪는 분이 많습니다. 20년간 환자분들을 만나면서 알게 된 사실입니다. 특히 혼자 사는 사람은 밥솥에 밥을 해두고 2~3일만 두면 바로 냄새가 납니다. 그렇다고 매번 1인분만 하자니 너무 귀찮고 번거롭습니다. 그럴 때 이 냉동 밥 보관 용기가 정말 편리한 해결책이 됩니다. 일단 취사가 완료되면, 주걱으로 밥을 섞어줍니다. 살짝 식힌 다음 밥을 퍼서 보관 용기에 넣고 그대로 얼려버리면 됩니다. 용기 하나에 딱 1인분이 되고, 먹을 때는 전자레인지에 데우기만 하면 되니 편합니다. 냄새나 식감 모두 방금 한 밥에 매우 가깝습니다. 이렇게 해서 식판에 밥을 올려도 되고, 용기 그대로 먹고 설거지를 해도 됩니다. 정말 편리합니다.

추가적 이득도 있습니다. 뜨거운 밥을 얼리면 저항성 전분이 생성

됩니다. 저항성 전분이란 섬유질과 비슷해서 살이 덜 찌는 전분입니다. 밥을 짓고 나서 차갑게 식히면 살찌는 전분이 저항성 전분으로 변합니다. 루이지애나 주립대의 2015년도 연구에 따르면 저항성 전분은 혈당 지수가 낮고, 포만감을 증가시키며, 식욕을 억제하고, 지방 연소를 촉진하고, 인슐린 민감도를 높여 줍니다.

한 가지 팁을 드리자면, 제품 중에 유리도 있고 플라스틱도 있는데, 유리 제품이 좀 더 비싸고 무겁습니다. 하지만 밥맛과 냄새는 유리 제품이 좀 더 좋으니 취향에 따라 고르면 됩니다. 다만 유리 제품은 쓰다 보면 금이 갈 수 있는데, 그때는 교체해 주세요.

세 번째는 실링기입니다. 우리가 먹는 음식 중에는 봉지에 담긴 것들이 있습니다. 특히 가공식품이 그렇습니다. 가공식품은 탄수화물과 지방 위주로 만들어져 있어서 살이 많이 찝니다. 그런데 또 아예 안 먹을 수도 없고, 가끔은 먹고 싶기도 합니다. 저는 뭐든지 평생 참으라는 말은 잘 하지 않습니다. 적당히 먹는 법을 배우라고 합니다. 따라서 가공식품도 조절만 할 수 있다면 조금씩 즐기셔도 됩니다. 이게 바로 무노력 다이어트의 핵심 중 하나입니다.

문제는 이런 가공식품들은 보통 한 번에 먹게 된다는 것입니다. 그런데 새우깡 같은 경우에는 1봉지에 90g인데, 봉지 뒷면을 보면 1회 제공량 30g으로 되어 있습니다. 즉 새우깡 1봉지가 1인분이 아니고, 3인분인 것입니다. 1봉지를 3명이 나눠 먹든지 1명이 세 번에 걸쳐서 먹어야 합니다. 그런데 일단 뜯으면 다 먹을 수밖에 없는 이유가 뜯어 놓으면 눅눅해지기 때문입니다. 집게 같은 것을 쓸 수도 있지만, 공기가 조금씩 통해서 별 소용이 없는 경우도 많습니다.

그럴 때 실링기가 아주 유용합니다. 실링기로 밀봉을 잘하면 거의 1주일은 처음과 다름이 없습니다. 저는 항상 현실적인 다이어트를 말씀드립니다. 평생 과자를 먹지 않는 것은 일반인에게는 불가능에 가깝습니다. 따라서 아예 안 먹게 하는 것보다는 조절해서 먹는 법을 배워야 합니다. 그럴 때 먹을 만큼만 먹고 그대로 놔둘 수 있는 실링기는 큰 도움이 됩니다.

실링기 사용 시 팁이 있다면, 온도가 핵심입니다. 봉지의 두께가 두껍고 튼튼할수록 온도를 높여야 하고, 봉지가 얇을수록 온도를 낮추면 됩니다. 예를 들어 대부분의 한국 과자나 라면 봉지는 두껍고, 동남아시아 등 해외에서 쓰는 봉지는 비교적 얇은 편이죠. 봉지마다 조금씩 두께가 다르므로 먼저 온도를 낮게 해봤다가, 밀봉이 잘 안되면 약간 높여서 해보면 됩니다.

네 번째는 음식물 쓰레기 처리기입니다. 우리는 어릴 때부터 음식 남기지 말라는 말을 많이 들어와서 그런지 음식을 남기는 것에 거부감이 있습니다. 앞서 말씀드린 완식 강박도 마찬가지 원인입니다.

음식물 쓰레기는 나가서 버려야 해서 번거롭고, 그렇다고 집에 모아놓기도 고역입니다. 여름에는 벌레가 꼬이고 겨울에도 냄새는 납니다. 이런 문제를 해결해 주는 게 바로 음식물 쓰레기 처리기입니다. 이제 더 이상 음식 쓰레기를 만들기 싫어서 몇 개 더 집어 먹을 필요가 없습니다. 내가 만족할 만큼 먹었으면 더 먹지 말고 주저 없이 나머지는 버리기 바랍니다. 이것 또한 직관적 식사의 진짜 배부름을 배우는 과정으로 매우 중요한 부분입니다.

물론 남은 음식을 버리는 게 아까운 분도 있을 겁니다. 하지만 아까워서 다 먹는 것 자체가 낭비를 더 유발합니다. 당장은 낭비인 것 같아도 장기적으로는 이 방법이 환경에도 더 좋습니다. 남은 것을 버리면서 자신의 양을 깨달아야 처음부터 남는 음식을 안 만들게 됩니다. 음식을 많이 준비하는 것이 오히려 환경 파괴의 주범입니다.

음식물 쓰레기 처리기에는 크게 두 가지 종류가 있습니다. 음식물 쓰레기를 분쇄하고 건조하는 방식과 미생물로 처리하는 방식입니다. 이 두 가지 처리 방식은 각각 장단점이 있습니다. 분쇄 건조 방식은 보통 2~5시간이 걸려서 빠른 반면에 소음이 크고 부피 감소가 80% 정도입니다. 미생물 방식은 미생물이 음식물 쓰레기를 분해해서 소음은 없는데 12~24시간 정도 걸리고 부피 감소는 95% 정도입니다. 어느 쪽이든 음식물 쓰레기가 아주 작게 바뀌고 가루 형태로 나와서 일반 쓰레기봉투에 버릴 수 있습니다. 둘 다 약간의 냄새는 나지만 좋은 기계일수록 냄새가 매우 적어집니다.

활용 팁을 드리자면 저는 음식물 쓰레기 양이 그렇게 많지 않아 소음이 적은 미생물 처리기를 선호하고요, 한 번에 많이 넣으면 어떤 방식이든 문제가 생기니, 냉장고 청소하면서 음식물 쓰레기가 한 번에 많이 나오면 양을 좀 조절하면서 넣어줍니다. 또 분쇄 건조 방식이든 미생물 방식이든 가급적 음식을 잘게 잘라서 버릴수록 기계를 오래 쓸 수 있습니다. 또한 제조사마다 지나치게 젖은 음식을 넣으면 안 된다는 등의 주의 사항이 있으므로 설명서를 꼭 읽고 사용해야 합니다.

김원장의 핵심 정리

○ 식판은 먹는 양을 조절하고 다양한 영양소를 섭취할 수 있도록 도와
   준다.

○ 냉동 밥 보관 용기는 한 번에 밥을 많이 지어 보관하기 좋다. 식사 준
   비도 간편하며 저항성 전분 형성으로 다이어트에도 도움을 준다.

○ 실링기는 가공식품을 조절하여 먹을 수 있도록 도와주며, 한 번 뜯어
   도 밀봉해 보관할 수 있어 과식을 방지한다.

○ 음식물 쓰레기 처리기는 남은 음식을 쉽게 버릴 수 있어 '완식 강박'
   을 줄이고, 적정량을 섭취하는 습관을 길러준다.

DIET
REVOLUTION

Chapter 6.

유지어트를
위한
가이드

DIET
REVOLUTION

체중 측정
아무 때나 하지 말라

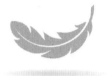

우리가 다이어트를 잘하고 있는지 아닌지 어떻게 알 수 있을까요? 가장 쉬운 방법으로는 체중 측정이 있습니다. 그런데 제가 임상에서 경험해 보면 대부분의 환자분들이 체중을 잘못 재고 있습니다. 그 경우를 하나씩 살펴보겠습니다.

1. 식사 직후에 체중을 측정한다.

음식을 먹자마자 너무 많이 먹은 것 같아서 걱정이 되니까 체중을 재보는 겁니다. 그런데 이렇게 체중을 재면 거의 100% 평소보다 높게 나옵니다. 방금 먹은 음식 무게가 더해지기 때문입니다. 그런데 음식이 소화되는 데만 최소 3~6시간이 걸리는 데다가, 우리 몸을 빠져나가는 데에는 72시간까지 소요됩니다. 따라서 방금 먹은 음식은 소화가 다 됐을 리 없고 그중의 일부만 며칠이 지난 후에 몸으로 흡수됩니다. 따라서 이때 체중은 측정해도 아무 의미가 없는 겁니다.

2. 운동 직후 체중을 측정한다.

특히 운동을 열심히 하고 나서 체중을 재보는 분들이 많습니다. 정말 열심히 운동했으니 살이 조금이라도 빠지지 않았을까? 하면서 체중계에 올라가 보는 겁니다. 그런데 운동을 하자마자 체지방이 분해되지는 않습니다. 운동할 때 땀이 나는 게 지방이 분해되어서 나간다고 생각하는 분들이 있는데, 그때 나가는 수분은 체온을 떨어뜨리기 위해 몸 안에 있던 체수분을 배출하는 것이지 지방이 분해된 것은 아닙니다. 애초에 지방이 그렇게 빨리 분해되지도 않습니다.

3. 매일 다른 시간대에 체중을 측정한다.

하루는 아침에 쟀다가 하루는 저녁에 쟀다가 이렇게 중구난방으로 체중을 측정하면 매번 다른 값이 나오게 됩니다. 이것은 무의미한 데이터입니다. 어떤 측정이든 같은 조건에서 하는 것이 기본 원칙입니다. 특히 시간대는 체중에 큰 영향을 줍니다. 대부분의 사람은 하루 종일 먹은 음식물 등의 무게로 인해 저녁을 먹은 직후의 체중이 좀 더 많이 나온다고 합니다. 비슷한 원리로 BMI에 사용되는 키도 매일 같은 시간에 측정하는 것이 좋은데요, 보통 대부분의 사람이 아침에 제일 키가 크고, 오후에는 키가 조금 작아집니다. 척추 디스크가 체중의 압박으로 줄어들기 때문입니다.

그렇다면 어떻게 체중을 측정하는 것이 옳은 방법일까요? 먼저 이해해야 할 것이 있습니다. 체중은 우리 몸의 지방, 수분,근육, 뼈, 기타 모든 것들을 합한 수치입니다. 그런데 우리가 다이어트를 할 때는 이 중에서 지방을 빼려고 하는 것이지, 다른 것들을 빼려고 하는 것은 아닙니다. 예를 들어서 체중이 빠졌는데 근육이 빠졌다면 살이 처지고 주름이 질 겁니다. 뼈가 빠지면 약해져서 부러지겠죠. 머리카락이 빠지면 대머리가 될 겁니다. 결국 지방을 빼는 게 우리가 원하는 다이어트이며, 체중을 측정하는 것은 그 지방이 빠졌는지 보기 위한 과정 또는 수단일 뿐입니다. 따라서 체중이 줄었다는 것이 지방이 빠졌다는 이야기는 아닙니다.

결국 우리가 원하는 것은 이 지방이 얼마나 빠졌는지 알고 싶은 것인데, 체중을 통해 그것을 알려고 하는 것은 마치 불투명하고 울퉁불퉁한 유리를 통해 숫자를 읽는 것과 똑같습니다. 잘 읽히지는 않는데 대강이라도 보려고 하는 겁니다. 따라서 체중을 잴 때 항상 염두에 둘 것은 체지방이 얼마나 빠지거나 늘었는지를 생각해 봐야 한다는 겁니다. 이것을 생각하지 않고 체중계 숫자만 보면 운동할 때 체중이 늘어날까 봐 물을 안 마신다든지, 음식 무게를 체중으로 오해해서 다음날 굶는 등의 잘못을 범하게 되는 겁니다.

심지어 체중이 늘었어도 다이어트에는 성공하는 경우도 있습니다. 이건 린매스업lean mass up이라고 합니다. 린매스업은 지방이 빠지고 근육이 늘어나 체중은 늘어나지만, 옷 사이즈와 부피가 줄어드는 경우입니다. 다이어트의 목적 자체가 대부분 몸을 더 건강하고, 더 날씬하게 만들고, 옷도 더 예쁘게 입으려고 하는 건데, 린매스업은 이

걸 모두 충족합니다. 그렇다면 체중은 늘었어도 다이어트는 성공이라고 할 수 있습니다. 즉 체중보다 체지방이 중요하다는 겁니다.

정리하자면 체중을 측정하는 가장 좋은 방법은 ① 아침에 일어나자마자 ② 대소변을 보고 ③ 공복 상태에서 ④ 속옷만 입거나 벗고 측정하는 것입니다.

이 네 가지 원칙에는 각각 이유가 있습니다. 아침에 일어나자마자 측정하는 이유는 자는 동안 음식을 먹지 않고 에너지를 계속 사용하기 때문입니다. 그리고 누구든지 잘 때는 이 두 가지를 지키게 되어 있습니다. 반대로 낮에는 음식을 먹거나 활동하는 것이 매일 조금씩 달라집니다. 따라서 최대한 같은 조건에서 측정하기 위해 아침에 일어나자마자 체중을 재는 것이 좋습니다.

대소변을 보고 측정하는 이유도 마찬가지입니다. 우리는 매일 약간씩 다른 양의 음식을 먹고 물을 마시기 때문에 몸에 저장된 대소변의 무게는 매일 다를 수밖에 없습니다. 따라서 이를 비우고 측정하는 것이 가장 정확합니다. 공복 상태에서 측정하는 이유도 이와 동일합니다. 음식이 들어오기 전에 측정해야 가장 비슷한 조건으로 측정이 가능하기 때문입니다. 마지막으로 속옷만 입거나 벗고 측정하는 것도 옷의 무게로 인해 오차가 생기는 것을 막기 위함입니다.

그리고 실제 측정을 할 때도 주의할 점이 있습니다. ⑤ 움직이거나 말하지 말고 ⑥ 양쪽 발에 무게를 똑같이 싣고 ⑦ 항상 똑같은 자세로 측정해야 합니다. 이는 체중계의 설계적 한계 때문인데, 대부분의 체중계는 균일한 표면 압력을 가정하고 설계되었기 때문에 체중이 고르게 분포되지 않으면 정확도가 떨어질 수 있습니다. 따라서 대부분의 체중계는 우리가 말하거나 움직이는 것에도 반응하여 체중이 다르게 나올 수 있습니다. 양쪽 발에 무게를 똑같이 주고 항상 같은 자세로 측정하는 것도 마찬가지 맥락입니다.

무노력 다이어트에서는 사소한 것들이 합쳐져서 큰 차이를 만들어 내기 때문에 정확한 정보를 수집하는 것은 큰 도움이 됩니다. 따라서 정확하게 체중을 재는 것도 중요합니다.

김원장의 핵심 정리

○ 식사 직후, 운동 후에 체중을 측정하거나, 매일 다른 시간대에 체중을 측정하는 것은 잘못된 방법이다.

○ 체중은 지방, 수분, 근육, 뼈 등을 합한 값으로, 다이어트의 목표는 체중 감소가 아니라 체지방 감소이다.

○ 아침에 일어나자마자, 대소변을 본 후, 공복 상태에서, 속옷만 입고 측정해야 가장 정확한 체중 데이터를 얻을 수 있다.

○ 움직이거나 말하지 않고, 양발에 고르게 무게를 싣고, 항상 같은 자세로 측정해야 오차를 줄일 수 있다.

○ 무노력 다이어트에서는 사소한 차이가 큰 결과를 만들기 때문에, 정확한 체중 측정을 통해 체지방 변화를 정확히 파악하는 것이 중요하다.

정체기,
이렇게 극복하자

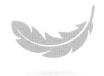

다이어트를 한창 하고 있을 때 가장 두려운 단어가 있다면 바로 정체기일 겁니다. 다이어트를 열심히 하고 있는데도 불구하고 도중에 체중 감량이 현저하게 느려지거나, 아예 멈추거나, 심지어 약간 되돌아오기도 한다면? 그것만큼 무서운 게 없겠죠. 뭐가 문제인지도 알 수 없고, 이게 계속될지 멈출지도 알 수 없습니다. 하지만 정체기의 정체를 알고 있다면 그다지 무서울 것은 없습니다. 일단 정체기 계산기를 통해 정체기에 걸릴 확률부터 계산해 보겠습니다. 이 계산기는 캐나다 의사인 아바자가 만든 정체기 확률 계산기입니다. 공식은 다음과 같습니다.

> **정체기 확률 = 희망 감량 체중(kg) × 4.4 × 표의 각 분야에서 해당 되는 숫자들**

해당 표를 보면서 본인의 정체기 확률을 계산해 보시기 바랍니다. 물론 이 계산기가 절대적인 것은 아닙니다. 가늠해 보는 정도로만 보면 됩니다. 아마 이 계산기를 써보면 정체기 확률이 생각보다는 굉장히 높게 나올 겁니다. 심지어 100%가 넘는 분들도 있을 겁니다.

정체기 확률이 왜 이렇게 높게 나올까? 이것은 어떤 사람이든 정체기가 올 확률이 굉장히 높기 때문에 그렇습니다. 나사우 대학 메디컬 센터의 2022년도 연구에 따르면 다이어트 초보는 보통 체중 감량이 일직선으로 쭉 내려갈 것이라고 생각하지만 대부분의 사람들은 중간에 감량이 멈추거나 심지어 체중이 늘어나는 경우도 있다고 하죠. 거의 모든 사람이 겪어 봤듯이 정체기는 실재하고, 또 굉장히 자주 있습니다.

그럼 정체기가 오는 경우를 한 가지씩 살펴보겠습니다.

첫 번째 유형은 '다이어트 시작하자마자 1주일 만에 2~3kg이 빠졌는데 그 이후로 안 빠지는 경우'입니다. 이것은 일단 초반 1주일에 어떻게 2~3kg이 빠졌는지부터 먼저 생각을 해봐야 합니다. 우리가 다이어트를 시작하면 음식을 덜 먹다 보니 몸에 이미 저장되어 있던 에너지를 쓰는데요, 이때 처음부터 지방을 분해해서 쓰지 않습니다. 몸에는 지방 외에도 저장하고 있는 에너지가 있습니다. 바로 평상시에

연령	
10~20	1.0
20~40	1.1
40~60	1.2
60세 이상	1.3
성별	
남성	1.0
여성	1.2
생활	
신체 활동 많음	0.8
신체 활동 적음	1.2
지병	
당뇨병	1.1
신장 질환	1.1
갑상선기능저하증	1.2
다낭성난소증후군	1.2
쿠싱증후군	1.2
우울증	1.2
불면증	1.2
간질환	1.3
복용 중인 약	
피임약	1.1
항히스타민제	1.1
신경정신과 약	1.1
당뇨약	1.1
항우울제, 공황장애 약	1.2
안정제	1.2
위산 분비 억제제, 궤양약	1.2
베타차단제(고혈압약 등)	1.3
칼슘 채널 차단제(고혈압약 등)	1.3
스테로이드	1.3

정체기 확률 계산을 위한 숫자

즉시 쓸 수 있는 현금 같은 형태의 에너지인 글리코겐입니다. 우리 몸에서는 지방을 쓰기 전에 이 글리코겐부터 쓰게 됩니다. 문제는 1g의 글리코겐에 3g의 수분이 붙어서 저장이 되기 때문에 초반에 이 글리코겐을 쓰게 되면 1g의 글리코겐을 쓸 때마다 3g의 수분이 남게 됩니다. 남는 수분은 곧 전부 배출이 됩니다. 따라서 초반에는 이 현상으로 인해 수분이 빠지면서 물 무게가 많이 빠지게 됩니다.

즉 초반 1주에 2~3kg이 빠진 것은 대부분 내 몸 안의 수분이 빠진 것이지 실제로 지방이 빠진 것은 아니므로 애초에 살이 빠진 게 아니었던 겁니다. 오히려 초반에 먼저 빠졌던 수분이 다이어트를 잘하고 있는 도중에도 다시 돌아오면서 일시적으로 체중이 증가해 버리기까지 합니다. 예를 들어 초반 1주일 만에 수분 3kg이 쫙 빠져서 55kg에서 52kg으로 갔다고 치겠습니다. 그 이후로도 다이어트를 계속 잘해서 1달 뒤에는 지방이 1kg이 빠졌습니다. 하지만 이때 초반에 빠졌던 3kg의 수분이 다시 돌아오면서 체중은 54kg으로 증가할 수도 있습니다. 그렇게 되면 다이어트를 잘하고 있음에도 본인이 뭔가 잘못하고 있나 오해를 하게 되겠지요.

1) 첫 1주일 : 원래 몸무게 55kg − 수분 무게 3kg = 52kg
2) 첫 1달 : 초반에 빠진 몸무게 52kg − 지방 무게 1kg + 돌아온 수분 무게 3kg = 54kg
→ 1주일 만에 55kg에서 52kg까지 빠졌었는데 1달 시점에는 다시 54kg으로 체중이 증가!

두 번째 유형은 다이어트 중후반에 겪게 됩니다. 다이어트를 한 지 몇 개월 되었고, 처음 2~3주 동안은 2~3kg씩 매일 체중 감량이 있었으나, 어느 순간 1~2kg 정도, 심지어 500g 정도로 감량 속도가 확 줄어든 경우입니다.

이건 앞서 말씀드린 수분 문제는 아닙니다. 이미 몇 개월이 지났으니 수분도 이미 다 돌아온 상태입니다. 이 경우는 한계 효용 체감의 법칙을 생각하면 쉽게 이해할 수 있습니다. 한계 효용 체감의 법칙이란 쉽게 말해서 우리가 뭔가 많이 하면 할수록 그 이득이 더 많아질 것 같지만 많이 할수록 오히려 이득이 돌아오는 게 더 적어진다는 법칙입니다.

예를 들어 드리겠습니다. 수학 점수 10점에서 50점이 되기는 쉽지만, 50점에서 90점이 되는 것은, 같은 40점을 올리는 것인데도 10점에서 50점 오를 때보다 공부를 몇 배로 해야 합니다.

즉 살을 많이 빼서 날씬해질수록 감량 속도가 느려지는 것은 당연한 겁니다. 예를 들어 현재 체중이 100kg인 사람이 1달에 5kg을 빼는 것은 5kg이 본인 몸무게의 5%이므로 충분히 가능한 수준입니다. 하지만 현재 체중이 50kg인 사람이 5kg을 빼는 것은 현재 본인 몸무게의 10%입니다. 이것은 어마어마한 차이죠. 그래서 뒤로 갈수록 체중 감소가 느려져도 겁낼 필요 없습니다. 이건 모두가 그렇습니다. 원래 그렇구나 하고 인식을 바꾸면 되는 것이지 실제 정체기는 아닙니다.

세 번째 유형은 먹는 양을 줄여도 감량이 되지 않는 경우입니다.

이것이 진짜 정체기입니다. 예를 들어 하루에 2,500kcal 정도를 먹는 사람이 다이어트를 시작하면서 1,500kcal 정도로 줄여서 먹다가 중간에 살이 잘 안 빠져서 하루 1,000kcal로 더 줄여서 먹는 경우 같은 겁니다. 이렇게 하면 초반에는 좀 빠지다가 더 이상 안 빠지는 때가 찾아옵니다. 도대체 이건 또 왜 그런 걸까요? 이건 대사적응이라고 합니다. 앞서 몇 번이나 말씀드린 바로 그 대사적응입니다.

이건 어떻게 해결해야 할까요? 일단 **칼로리를 줄이는 방식으로 하는 다이어트는 무조건 대사적응이 발생합니다.** 따라서 애초에 굶거나 칼로리만 줄이는 다이어트를 안 해야 합니다. 만약 지금 정말 초저칼로리 다이어트를 하고 있다면, 하루 적정 칼로리 근처까지는 서서히 늘려야 합니다. 남자는 최소 2,000kcal 여자는 1,500kcal까지는 서서히 늘리는 게 좋습니다. 그런 다음 다른 방법을 이용해 추가 감량을 해야 합니다. 바로 여기서 무노력 다이어트가 필요합니다. 무작정 칼로리만 줄이는 다이어트를 하면 처음에는 빠를지 몰라도 100% 정체기를 겪게 됩니다. 무노력 다이어트를 잘 해왔다면 보통 이런 정체기는 겪지 않습니다. 구체적으로 예를 들자면 식단에서 채소와 통곡물의 비중을 많이 늘리고, 가공식품 특히 설탕류를 많이 줄여야 합니다. 또 스트레스 호르몬인 코르티솔과 뚱보 호르몬인 그렐린은 줄이고, 날씬 호르몬 렙틴은 늘려야 하므로 잠을 제시간에 규칙적으로 잘 자야 합니다. 여기에 더해서 간헐적 단식을 통해 혈당과 인슐린 조절을 해주면 살이 빠지기 쉬운 몸이 될 것입니다.

네 번째 유형과 다섯 번째 유형은 지금까지 말씀드린 경우들과는 결이 좀 다릅니다. 세 번째 유형처럼 '진짜' 정체기이기는 하지만, 해결할 수 있는 뚜렷한 방법도 없는 정체기입니다. 바로 항상성 문제입니다. 항상성이란 우리 몸이 항상 같은 상태를 유지하려는 성질을 말합니다. 쉽게 말해서 하던 것을 그대로 똑같이 하려는 습성입니다. 예를 들어 우리 몸은 체온을 36.5℃로 유지하려고 합니다. 너무 춥거나 더운데도 아무 조치를 안 취하면 당연히 사망할 겁니다. 그래서 이 항상성은 몸이 스스로를 지키기 위한 수단이기도 합니다. 그런데 우리 몸에서는 체중도 체온처럼 똑같이 봅니다. 즉 체중도 체온처럼 마구 변하면 몸에서는 위험하다고 생각합니다. 실제로 지방이 멋대로 마구 빠져나가서 체중이 갑자기 35kg이 되면 갑자기 사망할 수도 있겠죠? 따라서 체중이 한꺼번에 너무 많이 줄어들면 더 이상 지방이 줄어들지 못하게 브레이크를 거는 경우가 많습니다.

이런 정체기는 도대체 어떻게 극복해야 할까요?

가장 쉬운 것은 바로 운동입니다. 뉴욕 공과대학의 2022년도 연구를 보면 운동은 우리 몸에 갑자기 큰 부하를 겁니다. 그러면 몸에서는 이 변화에 적응하기 위해 여러 가지 통제된 변화를 일으킵니다. 예를 들면 운동을 하면 체온이 올라가는데, 체온이 올라가면 땀을 흘리게 해서 체온을 낮춥니다. 또 근육에 산소와 에너지를 계속 공급하기 위해 심장도 더 빨리 뛰게 합니다. 이런 식으로 변화된 상황에 적응하도록 몸을 자꾸 훈련시키는 것이 운동입니다. 즉 운동은 좋은 의미로 항상성을 깨뜨리면서 강제로 몸이 새로운 상황에 적응하도록 훈련시키는 겁니다. 이렇게 운동으로 훈련된 몸은 체중이 내려가더라도 금방 적응해서 익숙해지게 됩니다. 반면에 평소에 운동을 안 하던 사람은 이런 정체기가 더 오래갈 겁니다.

이런 정체기가 왔을 때 힘들어할 필요는 없습니다. 이 시간을 내 몸이 새로운 체중에 적응해서 익숙해지는 시간이라고 생각하면 됩니다. 즉 정체기가 아니고 적응기라는 겁니다. 이 조그만 인식의 변화는 정신적으로도 매우 도움이 됩니다. 정체기라고 생각하면 노력이 헛되다는 마음이 들어 힘들겠지만, 몸이 새로운 체중에 익숙해지는 적응기라고 생각하면 마음이 편합니다.

다섯 번째 유형은 체질적으로 정체기가 잘 오는 경우입니다. 사람마다 생김새가 다르듯이 체중이 빠지는 형태도 전부 다릅니다. 캐나다 의사 아바자에 따르면, 사람은 각기 다른 형태로 살이 빠집니다. 오른쪽 그래프를 봅시다. 1번 타입은 잘 빠지는 타입이므로 별걱정이 없습니다. 2번 타입도 1번보다는 느리지만 그럭저럭 잘 빠집니다. 이런 1번, 2번 타입인 환자분들은 큰 문제가 없습니다.

문제는 3번 타입부터입니다. 이 타입에 해당하시는 분들은 계단식으로 빠집니다. 좀 빠지다가, 다시 또 안 빠지다가, 시간이 지나면 또 빠지는 식으로 계단 형태를 이루면서 살이 빠지는 경우죠. 제가 지난 15년간 임상을 본 바로는 대부분의 사람이 여기에 속하는 듯합니다. 이 유형은 앞서 말씀드린 항상성이 중요한 원인 중의 하나입니다. 따라서 이 타입에 해당하신다면 운동을 통해 적응기를 잘 극복하고 올바른 다이어트를 지속하기만 하면 됩니다.

조금 더 자세히 봐야 할 타입은 4번입니다. 이 사람들은 처음에는 살이 거의 잘 안 빠지다가 나중에 갑자기 살이 빠지기 시작합니다. 이 타입은 IRLA^{Initial Resistance Late Accelerated} 즉 초기 저항 후기 가속 감량 패턴이라고 합니다. ① 항상성의 저항이 특히 심하거나 ② 기존에 다이어트를 반복해서 웨이트 사이클링으로 체중 감량에 저항성이 있거나 ③ 다양한 질병이나 약물 문제 등으로 체중이 잘 안 빠지는 분들 등이 여기에 해당됩니다.

이 타입에 해당하는 사람들은 몸에 문제가 있는 경우가 정말 많습니다. 그래서 다이어트를 논하기 이전에 질병 치료가 우선인 경우도 많습니다. 제 임상 경험상 이런 분들은 전체의 10% 정도를 차지합니다. 물론 애초에 병원까지 오시는 환자분들은 이런 어려운 케이스가 많아서 그럴 수 있습니다. 이 다섯 번째 정체기만은 정말 적응기라고

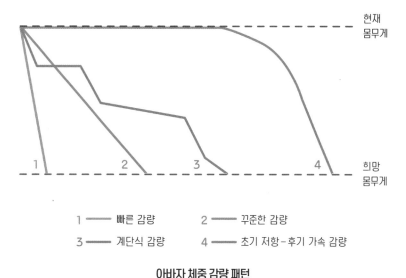

아바자 체중 감량 패턴

261

도 할 수 없는 '찐' 정체기이며 혼자서는 극복이 어렵습니다. 따라서 이 경우라고 판단이 된다면 반드시 의료 기관에 내원하여 진료를 받아 보는 게 좋습니다.

케이스	원인	해결책
초반에 많이 빠졌는데 그 이후로 안 빠지는 경우	수분과 글리코겐이 빠진 것이지 실제 정체기가 아님	실제 정체기가 아니므로 해결할 게 없음
다이어트 중후반에 빠지는 속도가 점점 느려지는 경우	한계 효용 체감의 법칙. 살이 빠질수록 빠지는 속도가 느려짐	실제 정체기가 아니므로 해결할 게 없음
먹는 양을 확 줄였는데 안 빠지는 경우	대사 적응. 몸이 줄어든 칼로리에 적응한 것	최소 권장 칼로리는 먹기. 채소, 통곡물 섭취를 늘리고, 가공식품 줄이기. 충분한 수면과 간헐적 단식을 통해 살이 잘 빠지는 몸을 만들어야 함
어떤 경우도 아닌 것 같은데 갑자기 잘 안 빠짐	몸이 일정한 체중을 유지하려는 항상성의 문제.	항상성은 당연한 것이므로 운동을 통해 극복하기. 정체기가 아닌 적응기라고 긍정적으로 생각하기
	IRLA 패턴. 웨이트 사이클링, 질병, 약물 등 다양한 몸의 문제가 있을 수 있음	의료인의 도움이 필요 할 수 있음

살이 빠지지 않는 원인별 해결책

○ 정체기는 누구나 겪을 수 있으며, 초반 급격한 감량은 대부분 수분 손실에 의한 것이므로, 이후 체중이 멈추거나 약간 증가하는 것은 자연스러운 현상이다.

○ 다이어트가 진행될수록 감량 속도가 느려지는 것은 당연한 현상이며, 무리하게 칼로리를 줄이면 대사적응이 발생하여 오히려 감량이 멈출 수 있다.

○ 정체기의 원인 중 하나는 우리 몸의 항상성 유지 기능이며, 이를 극복하기 위해서는 운동을 통해 몸을 새로운 체중에 적응시키는 것이 중요하다.

○ 사람마다 체중 감량 패턴이 다르며, 계단식 감량(3번 유형)과 후기 가속형 감량(4번 유형) 같은 개인별 차이를 이해하고 장기적인 접근이 필요하다.

○ 정체기가 장기간 지속되고 감량이 어려운 경우, 기저질환이나 약물 영향을 확인하기 위해 전문 의료 기관에서 진료를 받는 것이 필요하다.

무노력 다이어트를 하면
요요가 올 수 없는 이유

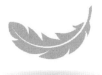

미국 보건 복지부에서는 2015년도에 드림팀을 모아 요요 방지 연구를 한 바 있습니다. 드림팀이란 말에 걸맞게 해당 연구에는 미국 의학계에서 비만 분야에 영향력이 높은 학회들은 거의 다 포함되어 있었습니다. 콜로라도 의대 내분비과, 브라운 의대 정신과, 버펄로대 소아과, 미네소타대 심리학과 등등 학계 전반에 걸친 전문가들이 참여하였습니다. 이 연구에서는 이렇게 말합니다. "지난 20년간 체중 감량에 대한 연구가 매우 많이 진행되었고 꽤 많이 정복되었다. 하지만 체중 감량 후에 체중이 다시 돌아오는 문제는 현재 비만 치료에서 가장 중대한 문제로 남아 있다." 즉 살이 빠지는 것은 쉬울지 몰라도 요요는 굉장히 어려운 문제로 아직까지 남아 있다는 겁니다.

그런데 이 요요는 올 확률이 얼마나 되는 걸까요? 브라운 의대의

2005년 연구에 따르면, 원래 몸무게에서 10% 이상 감량한 이후에 1년 이상 유지한 사람을 요요가 오지 않은 경우로 볼 때, 요요가 안 온 사람은 20% 정도밖에 안 된다고 합니다. 즉 80%는 요요가 온다는 겁니다.

또 켄터키 대학의 2001년 연구에서는 29개의 장기 감량 연구를 메타 분석하였더니 다이어트 한 뒤 2년이 지나면 빠졌던 체중에서 50% 이상이 돌아왔습니다. 5년 뒤에는 빠졌던 체중에서 80% 이상이 돌아왔습니다. 즉 시간이 지나면 빠졌던 체중이 거의 대부분 돌아왔다는 겁니다.

일반적으로 대부분의 전문가들은 보통 요요가 올 확률을 80~90% 정도로 봅니다. 이렇게 요요가 올 확률이 높은 이유는 대체 뭘까요? 존스홉킨스 의대의 2018년 연구에서는 크게 두 가지 이유를 들고 있습니다.

첫 번째는 주위에 넘쳐나는 초가공식품 때문입니다. 초가공식품이란 공장에서 재료의 원형을 알 수 없도록 가공되어, 탄수화물과 지방 위주인 음식을 말합니다. 쉽게 말해서 마트에 가면 있는 과자, 라면, 통조림, 냉동식품 등입니다. 이러한 초가공식품은 맛있어서 많이 먹게 될 뿐만 아니라 대부분 고탄수화물, 고지방, 고칼로리이기 때문에 살이 많이 찔 수밖에 없습니다.

디킨 대학의 2019년도 연구에서는 현대인 비만의 주요 원인이 가공식품이라고 하였는데, 미국에서는 전체 칼로리 섭취량의 60% 이상이 가공식품에서 온다고 합니다. 연세대의 2022년 연구에 따르면 우리나라도 크게 다르지 않습니다. 한국인도 전체 칼로리 섭취량의 40%를 가공식품으로 채우고 있습니다. 그리고 가공식품 중에서 반이 넘는 수치이며 전체의 4분의 1이 넘는 26.2%가 초가공식품, 즉 굉장히 심한 수준의 가공을 거친 식품이었습니다.

가공식품이 문제가 되는 이유는 거의 대부분 성분이 안 좋기 때문입니다. 뉴사우스웨일스 대학의 2010년 연구에 따르면 초가공식품에 탄수화물이 많이 들어갈수록 가격이 내려갔습니다. 즉 식품 원료로 탄수화물을 많이 쓸수록 원가가 싸진다는 말입니다. 자본주의 사회에서는 원가를 내릴 수 있는데 내리지 않을 기업은 없습니다. 또 소비자가 단맛을 좋아하기 때문에 탄수화물, 특히 당류를 듬뿍 넣는 게 현재 주류 식품 시장의 상황입니다. 최근에는 제로 제품들이 많이 나오기는 하지만 일반 제품들에 비하면 시장 규모가 턱없이 작습니다.

또 다이어트와 건강에 좋은 단백질이나 섬유질을 식품에 넣으면 넣을수록 원가가 올라갑니다. 따라서 대부분의 가공식품은 탄수화물과 지방 위주로 만들게 됩니다. 탄수화물, 특히 달달한 맛을 내는 데 주로 사용되는 액상과당이나 설탕은 혈당을 올려서 인슐린 분비를 촉진시키고, 이 인슐린은 지방합성을 활성화시킵니다. 살이 찌게 만든다는 겁니다.

두 번째는 대사적응입니다. 여러 번 말씀드려서 이제는 잘 아실 겁니다. 독일 킬 크리스티안 알브레히츠 대학교의 2013년도 연구를 보면 안셀키스가 미네소타 기아 연구를 했을 때 하루 1,500kcal로 음식량을 줄인 사람들의 체온이 약 0.7도 정도 떨어졌습니다. 여러분도 다이어트를 하고 나서 뭔가 추위에 더 약해진 것을 느낀 적 있으실 겁니다. 대사가 떨어져서 그렇습니다.

어떤 연구에서는 대사적응과 그 이후에 오는 과잉 지방저장까지 합쳐서 서머매터 사이클Summermatter cycle이라고도 합니다. 스위스 바젤 대학의 2012년 연구를 보면 다이어트를 하는 동안에는 음식 섭취량이 줄어들면서 근육으로 가는 에너지도 줄어듭니다. 그러면 근육에서도 줄어든 음식 섭취량에 맞춰서 에너지 소모량을 줄여버립니다. 그렇게 했다가 나중에 조금이라도 음식 섭취량이 늘어나면, 적은 칼로리에 적응했던 몸은 마치 보상을 받으려는 듯이 지방을 더 적극적으로 저장하기 시작합니다.

세 번째는 주위 사람들이 바뀌지 않았기 때문입니다. 하버드 의대의 2007년도 연구에서 12,067명을 대상으로 조사해 봤더니 한 사람의 체중이 증가하면 그 사람의 친구가 체중이 증가할 확률이 57% 늘어났습니다. 형제의 경우에는 체중 증가 확률이 40%, 배우자는 체중 증가 확률이 37%가 늘었습니다. 번외로 코넬대학의 2003년도 연구를 보면 우리가 다니는 직장까지도 식단에 영향을 미쳤는데, 특히 임금, 업무량, 직위 등등이 과일 및 채소를 얼마나 먹느냐와 관련이 있었다고 합니다. 일이 힘들고 불만이 클수록 채소와 과일을 덜 먹었습니다.

이는 생각해 보면 당연한 것입니다. 주위 사람들 대부분이 비만이고, 내가 다이어트를 할 때마다 응원을 해주지는 못할망정 해도 소용없다면서 계속 말린다면 다이어트 성공 확률이 떨어질 뿐만 아니라 요요가 오기 쉬워질 겁니다. 아무리 다이어트를 잘 했더라도 주위 환경이 똑같다면 언제나 살이 찔 위기 속에 있다는 겁니다.

네 번째는 생활 습관에 요요가 와서 그렇습니다. 앞서 언급한 NIH 드림팀의 2015년도 연구를 보면 체중 감량이 진행될수록 처음에 체중 감량을 성공하게 만든 습관 변화들이 다시 원래대로 돌아가서 요요가 오기 쉽다고 지적합니다. 쉽게 풀어드리자면 살이 많이 빠질수록 초심을 잃고 생활 습관이 원래대로 돌아간다는 겁니다.

이런 현상이 왜 일어날까요? 논문에서는 인지된 비용이 점차 인지된 이익을 초과하기 때문이라고 말합니다. 다음 페이지 그림을 보면 다이어트를 처음 시작했을 때는 조금만 노력해도 티가 많이 납니다. 그래서 소위 말하는 '할 맛'이 나죠. 옷 사이즈도 줄고, 체중계의 숫자도 막 바뀝니다. 바로바로 눈에 보이는 보상이 있죠. 반면에 체중이 이미 다 빠지고 유지를 할 때는 체중이 줄어드는 재미도 없고, 현상 유지만 하게 됩니다. 자신이 노력하는 것에 비해서 눈에 보이는 보상이 적고, 그러다 보니 노력을 더 이상 안 하게 된다는 겁니다.

다섯 번째는 너무 당연한 말 같지만, 다이어트를 관둬서 그렇습니다. 다이어트를 계속 유지하는 습관, 즉 평생 가져가는 삶의 방식으로 봐야 하는데, 다이어트를 잠깐 하고 마는 특별한 식단 또는 프로그램 같은 것으로 생각해서 그렇습니다. 체중에만 요요가 온 것이 아니라 생활 전체에 요요가 온 겁니다.

바로 이 부분이 우리가 무노력 다이어트를 해야 하는 이유입니다.

무노력으로 다이어트를 계속했다면 절대로 요요가 올 일이 없습니다. 별다른 노력 없이 편하게 다이어트를 계속 유지하고 있기 때문입니다. 다이어트를 멈추지 않았으니 요요가 올 리 없습니다. 노력하는 다이어트는 평생 계속하기 어렵습니다. 그 어떤 사람도 평생 노력을 할 수는 없습니다. 여러분은 노력만 할 게 아니라 무노력 다이어트가 몸에 배도록 신경을 써야 합니다.

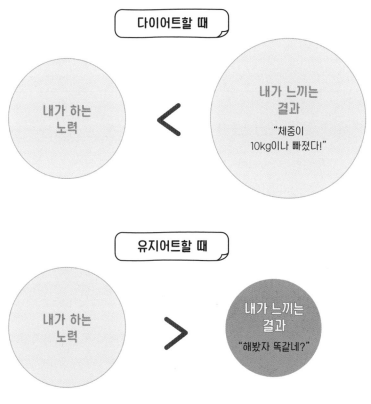

다이어트할 때와 유지어트할 때 체감 비교

김원장의 핵심 정리

○ 체중 감량 후 80~90%가 요요를 경험하며, 2년 후 50%, 5년 후 80% 이상 체중이 돌아온다.

○ 요요의 원인으로 초가공식품 섭취 증가, 대사적응으로 에너지 소비 감소, 주변 환경과 인간관계의 영향 등이 있다.

○ 체중이 요요가 오는 것이 아니라 생활 습관이 요요가 오는 것이다.

○ 다이어트를 일시적인 프로그램으로 생각하고 중단하면 요요가 필연적으로 발생한다.

○ 무노력 다이어트를 생활화하여 내가 노력하지 않고도 평생 유지할 수 있는 식습관과 생활 방식을 만들어야 한다. 숨을 쉴 때 노력하지 않듯이 다이어트도 몸에 밴 듯 쉽게 해야 한다. 이게 바로 무노력 다이어트의 핵심이자 장점이다.

요요는 다이어트를 할 때
이미 결정 난다

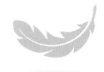

요요를 바라는 다이어터는 없습니다. 그럼 이 요요를 어떻게 막아야 할까요? 가장 중요한 원칙은 다이어트를 시작할 때부터 요요를 예방하는 겁니다. 요요 예방책이 전혀 없이 다이어트를 끝내면 손쓰기가 어렵습니다. 요요를 겪고 싶지 않다면 다이어트를 시작할 때, 아니면 중간부터라도 예방을 해야 합니다. 어릴 때의 나쁜 버릇을 성인이 되어서 고치기 어려운 것과 비슷합니다. 그렇다면 요요를 예방하는 법은 무엇일까요?

첫 번째는 다이어트를 할 때 최대한 많은 체중을 감량하는 겁니다. 켄터키 대학의 2001년 연구에서는 20kg 이상을 감량한 사람이 10kg 이하로 감량한 사람보다 체중 유지를 더 잘했다는 결과가 나왔습니다. 즉 애매하게 조금만 감량하고 유지하는 것보다는 차라리 체중을 많이 감량해서 유지하는 게 더 쉬울 수 있다는 겁니다. 물론 이는 건강을 해치지 않는 선에서 감량한 경우에만 해당되며, 건강을 해치면서까지 감량만 많이 하는 것은 전혀 도움이 되지 않았습니다.

두 번째는 다이어트를 할 때 식단에 많은 제한을 두지 않는 겁니다. 제가 다이어트할 때 일반식을 권하는 이유도 여기에 있습니다. 대체적으로 어떤 다이어트든 식단의 제한이 심할수록 요요가 잘 옵니다. 소위 말하는 '클린한 식단', 즉 당류 등을 아예 배제하고 맛은 포기한 그런 음식들을 먹으면서 칼로리도 많이 제한하면 체중은 굉장히 빠르게 감량 됩니다. 이론적으로는 이 방법이 제일 좋습니다. 하지만 그 식단을 언제까지 유지할 수 있을까요? 제가 임상을 본 지난 15년간 수많은 환자분을 관찰해본 결과 대부분의 사람은 절대로 식단 유지가 안 됩니다. 닭가슴살만 먹는다든지, 샐러드만 먹는다든지 하는 식단들의 문제점이 여기에 있습니다. 밀가루를 절대 안 먹는다, 당을 일체 끊는다, 하는 식으로 뭔가를 완전히 끊게 하는 식단들도 마찬가지입니다. 이런 식단들은 식단 자체로만 보면 매우 좋습니다. 하지만 이렇게 몇 가지 음식만 먹는 것을 언제까지 할 수 있을까요? 맛있는 음식들을 아예 안 먹고 참는 것을 몇 년 동안 할 수 있을까요? 다이어트 식단은 이론과는 다르게 오히려 일반식에 가까울수록 좋습니다. 그래서 식단도 '저당고탄, 적단고지' 정도만 하고, 진짜 배부름을 몸에 배게 하는 등 무노력 다이어트를 해야 요요가 오지 않습니다.

세 번째는 체중보다는 생활 습관을 바꾸는 다이어트를 하는 겁니다. 체중에만 집착하는 다이어트를 할수록 요요가 오기 쉽습니다. 사실 요요 방지에는 이 부분이 가장 중요하다고 할 수 있습니다. 요요는 체중이 돌아 오는 것이 아닙니다. 생활 습관에 요요가 오는 겁니다. 먹을 것을 무조건 참기만 하거나 굶거나 하기 싫은 운동만 억지로 하는 식으로 다이어트를 한다면 거의 무조건 요요가 옵니다.

이 책에서는 식단과 운동 외에도 수면이나 먹는 시간 등 다양한 것들을 언급하고 있는데, 그 이유가 여기 있습니다. 수면, 먹는 시간, 규칙적인 식습관, 물 마시기 등등 이런 **사소한 것들이 다 합쳐져서 살이 찌는 체질과 날씬한 체질이 결정되기 때문입니다.** 이게 바로 무노력 다이어트의 핵심입니다. 이런 것들만 잘 관리해도 요요가 안 올 수 있습니다. 여러분 모두 살 안 찌는 체질이 되기를 바라실 텐데, 사실 그건 어렵지 않습니다. 앞서 언급한 좋은 습관들을 내 것으로 만들고 유지하면 살이 잘 안 찌는 체질이 될 수 있습니다.

김원장의 핵심 정리

○ 요요 발생 여부는 다이어트 중에 결정된다. 다이어트를 할 때부터 요요를 막을 계획이 있어야 하며, 감량 후에는 손쓰기 어렵다.

○ 극단적인 식단 제한은 피해야 한다. 일반식을 기반으로 한 지속 가능한 식습관이 요요를 예방하는 데 중요하다.

○ 체중보다 생활 습관을 바꿔야 한다. 다이어트는 체중 감량이 아니라 규칙적인 식사, 수면, 운동, 수분 섭취 등 건강한 습관을 만드는 과정이다.

○ 무노력 다이어트가 요요 방지의 핵심이다. 꾸준히 유지할 수 있는 식습관과 생활 습관을 만들면 요요가 오지 않는다.

유지어트는 유연하게 해야 성공한다

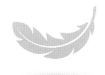

체중 감량에 성공하신 것을 축하합니다! 이제 다 끝났습니다! 과연 정말로 다 끝났을까요? 죽은 줄 알았던 영화의 악당이 끝까지 다시 살아남아서 주인공을 괴롭히듯이 다이어트도 끝났다고 생각했을 때가 정말로 시작입니다. 다이어트가 끝나면 이번에는 유지어트가 시작되기 때문입니다. 유지어트는 체중 '유지'와 '다이어트'를 합한 말입니다. 즉 빠진 체중을 그대로 유지하기 위한 다이어트를 유지어트라고 합니다.

제가 15년 동안 다이어트 임상을 보면서 느낀 것은 살을 빼는 것까지에 대한 정보, 의료 서비스, 제품 등은 참 많은데 유독 이 유지어트에 대한 것들은 찾아보기가 힘들다는 점입니다. 그런데 한번 생각해 봅시다. 인생에 한 번쯤은 다이어트에 성공해 본 적이 있을 겁니다.

그런데 왜 또 다이어트를 하고 있을까요? 유지어트만 잘했으면 다이어트를 할 필요가 없는데 말입니다. 대부분의 사람이 몇 kg 정도를 빼는 것은 곧잘 합니다. 문제는 또다시 살이 찐다는 겁니다.

많은 분들이 다이어트만 중시하고 유지어트는 간과하는 경향이 있습니다. 하지만 유지어트는 사실 다이어트보다 몇 배는 더 중요합니다. 또 유지어트는 다이어트와는 다른 점들이 무척이나 많습니다. 살을 한창 뺄 때 쓰던 방법들은 유지할 때는 적절하지 않은 경우가 많습니다. 유지어트 전략은 다이어트 전략과 좀 달라야 합니다. 그렇다면 유지어트는 어떻게 하는 것이 좋을까요?

미국 국립보건원, 존스홉킨스 보건대, 조지워싱턴 의대의 2018년도 공동 연구에서 나온 유지어트 잘하는 법을 알아보겠습니다.

첫 번째는 다이어트를 성공해냈다는 만족감과 성취감을 스스로 계속 리마인드하라는 겁니다. 이게 왜 중요할까요? 대부분의 사람은 자신이 성취한 것보다는 자신이 아직 못한 것에 더 신경을 씁니다. 다이어트를 성공했을 때 잠깐 성취감과 자신감이 생기지만, 이런 것도 시간이 지나면 무감각해집니다. 다이어트를 한창 할 때와 달리 체중계의 숫자가 줄어드는 재미도 없죠.

이 문제를 해결하기 위해서는 자신이 성취한 것을 스스로 계속 리마인드할 필요가 있습니다. 구체적인 방법으로는 다이어트 전후 사진을 집 안에 두거나 핸드폰 화면에 저장해 놓고 수시로 보는 것도 좋습니다. 그리고 가끔 살이 찌기 전에 입었던 옷들 중에 가장 큰 바지나 셔츠를 한번씩 입어보는 것도 좋습니다. 아마 내가 얼마나 고생을 했는지 새삼 느껴질 겁니다. 특히 어떤 분들은 살 빠지기 전 사진을 보는 게 너무 괴롭다면서 버리는 경우도 있는데, 모두 버리기보다는 스스로 상기할 수 있는 정도는 남겨두는 것이 좋습니다. 이러한 방법들을 통해 내가 성취한 게 얼마나 대단한 일인지 스스로 리마인드해 주면서 자신감, 성취감, 만족감을 반복해서 느껴야 합니다.

두 번째는 유연하게 생각해야 한다는 겁니다. 물론 다이어트를 시작할 때는 유연함보다는 엄격하고 딱딱한 마인드셋이 더 좋습니다. 예를 들어 술 절대 안 마시기, 탄수화물 입에도 대지 않기, 같은 강한 마인드셋은 체중 감량에는 도움이 될 수 있겠죠. 유지어트에서도 몇 개월간은 그러한 방식들이 가능할 겁니다. 하지만 계속 이렇게 유지하기는 어렵겠죠. 이러한 유연함이 결여된 사고방식은 유지어트에는 도리어 해가 되는 경우가 많습니다.

가끔은 이런 경우도 있습니다. 모 아니면 도 식으로 다이어트할 때처럼 식단과 운동을 강하게 확 했다가, 안 할 때는 아예 안 하는 것이죠. 이런 방법은 유지어트에 도움이 안 됩니다. 유지어트는 마라톤이기 때문에 이런 단거리 달리기 방식과는 어울리지 않습니다. 다음 챕터에 다루겠지만, 이런 방법은 '웨이트 사이클링'을 유발할 수도 있어 오히려 살이 더 찔 수도 있는 잘못된 방식입니다.

그러니 유지어트를 할 때는 생각 자체를 유연하게 바꿔야 합니다. 술을 아예 안 마시는 것은 어려우니 조절해서 1주일에 한 번만 마시겠다는 식으로 말입니다. 아예 안 하는 것보다는 '적절히' '상황에 맞춰서' '하지만 내가 정한 기준은 지킨다'는 마인드로 유지어트를 해야 합니다. 이것을 전문 용어로 인지 유연성이라 하며 유지어트의 필수 항목입니다. 그런데 애초에 무노력 다이어트를 했다면 이것은 별로 어려운 일이 아닙니다. 처음부터 일반식을 먹는 등 유연하게 했기 때문입니다.

세 번째는 긍정적인 마음가짐을 갖는 겁니다. 뻔한 이야기 같겠지만 전문적으로 표현하면 '긍정적 사고로 인지를 재구조화' 한다고 할 수 있습니다. 사실 이 부분은 굉장히 중요합니다. 유지어트를 하다 보면 마음대로 안 될 때가 많습니다. 유연하게 한다고 하다가 아예 폭식할 수도 있고 그러다가 다시 살이 찌는 경우도 있습니다. 그럴 때는 누구든지 부정적인 생각이 듭니다. "이게 다 무슨 소용이야. 또 실패했어. 다 망했어!" 하는 부정적인 감정에 사로잡혀서 무기력해지고 자신도 모르게 폭식을 하게 됩니다. 그 폭식을 통해 더 부정적 감정의 늪으로 빠져들게 됩니다. 이것을 전형적인 부정적 행동 패턴이라고 합니다.

따라서 항상 이런 생각을 가지고 있어야 합니다. "중간에 실패할 수도 있어. 그래도 용기를 가져야 돼. 계속하면 돼. 약간 뒤로 갔다고 해서 전부 망한 게 아니야. 얼마든지 다시 하면 돼." 하며 마음을 스스로 계속 다잡아야 합니다. 누구든 유지어트를 하다가 자신이 세운 기준을 때로 못 지키기도 합니다. 그럴 때 절망할 것이 아니라 "더 찔 수도 있었는데 오히려 잘됐어. 이번 실수에서 또 배운다."라는 식으로 실패를 인정하고, 앞으로 나아가려는 긍정적인 태도가 중요합니다. 이렇게 해야 실수나 실패를 효율적으로 관리하고 예방할 수 있습니다.

네 번째는 유지어트를 도와줄 사람들을 찾는 겁니다. 매사추세츠 의대의 2014년도 연구를 보면 가족, 친구, 직장 동료 등이 식단과 운동을 응원하면 24개월 후에도 체중이 유지가 될 확률이 높다고 합니다. 반대로 방해를 하면 24개월 후에 오히려 체중이 증가했다고 합니다. 따라서 내 주위 사람들 중에 나를 도와줄 사람들을 찾아서 그들에게 응원을 받으면 됩니다. 이때 상대방도 다이어트를 하는 사람이라면 더 좋습니다. 서로를 도와주면 됩니다.

주위 사람들이 전혀 도움이 되지 않는다고요? 설득도 되지 않고 바뀔 것 같지도 않다고요? 그렇다면 도움를 줄 사람들을 새로 찾아봅시다. 지역 기반의 어플리케이션이나 동호회 등에서 찾는 것도 좋은 방법입니다. 비아냥거리거나 조롱하지 않고, "열심히 하면 꼭 잘 될 거야."라는 말을 해주는 사람을 찾는다면 힘들더라도 용기가 날 겁니다. 유지어터에게는 멘털 관리도 중요하다는 사실을 잊지 맙시다.

다섯 번째는 현재 감량된 체중을 최대한 오래 유지하는 겁니다. 브라운 의대의 2005년 연구에 따르면 체중 유지를 2~5년 이상 한 사람들은 장기 감량 유지 확률이 크게 올라갔습니다. 즉 내가 도달한 체중을 오래 유지할수록 유지어트가 더 쉬워진다는 겁니다. 이 부분은 앞서 말씀드린 습관과도 연관이 있는데요, 모든 습관은 오래 유지할수록 더 강해져서 그렇습니다. 즉 더 이상 뺄 필요도 없으니 그냥 시간만 오래 끌면 됩니다. 이미 다이어트에 성공하신 분들에게는 사실 아주 쉬운 일입니다.

김원장의 핵심 정리

○ 유지어트를 잘하는 법 첫 번째, 다이어트 성공을 계속 리마인드 한다. 감량 전후 사진을 보거나 예전 옷을 입어보며 성취감을 유지한다.

○ 두 번째, 유연한 사고방식을 가져 지나치게 엄격한 식단보다 지속 가능한 식습관을 유지한다.

○ 세 번째, 실수를 해도 좌절하지 않고 다시 시작하는 긍정적인 마음을 가진다.

○ 네 번째, 가족, 친구, 동료 등의 응원이 유지어트 성공 확률을 높인다.

○ 다섯 번째, 감량된 체중을 오래 유지할수록 좋은 습관이 자리 잡아 요요를 방지할 수 있다.

고무줄 몸무게를 절대 우습게 보지 말라

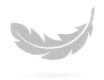

몇 개월에 걸쳐서 10kg, 20kg을 뺐는데 다시 살이 쪘다? 요요는 그 자체로도 두렵지만 사실 더 무서운 녀석이 있습니다. 바로 요요보다 훨씬 악질인 '웨이트 사이클링'이라는 녀석입니다. 웨이트는 영어로 체중이며, 사이클링은 '한 사이클이 돈다.'라는 뜻으로 한 번, 두 번, 세 번, 사이클이 반복해서 계속 도는 것을 말합니다. 즉 웨이트 사이클링은 살이 빠졌다가 요요가 오는 한 사이클이 여러 번 반복되는 것을 말합니다.

더 쉬운 이해를 위해 실험을 먼저 하나 보여드리겠습니다. 베르겐 대학의 2014년 연구입니다. 다음 페이지의 그래프를 보면 X축은 시간, Y축은 체중입니다. 본 실험에서는 실험용 쥐를 3개 그룹으로 나눠서 실험을 했는데, 세모 그룹은 저지방 식이로 저칼로리를 먹었습니다. 마름모 그룹은 고칼로리 식이를 하였습니다. 동그라미 그룹은 왔다 갔다 식이를 했습니다. 왔다 갔다 식이란 10일 동안은 굉장한 고칼로리의 먹이를 줬다가 4일은 초저칼로리 먹이를 준 것을 말합니다. 이 사이클을 총 네 번 해서 80일간 진행하였습니다. 과연 이 동그라미 그룹의 체중은 어떻게 되었을까요?

그래프를 보면 10일간 고칼로리 먹이를 줄 때는 체중이 크게 늘어나다가 4일간 칼로리를 확 줄여서 먹이를 주면 체중이 확 떨어집니다. 그래프가 크게 요동을 치면서 왔다 갔다 하고 있습니다. 그런데 재미있는 것이 하나 있습니다. 왔다 갔다 식이를 한 동그라미 그룹의 체중이 빠질 때는 확 빠지는데 올라갈 때 급격히 올라갑니다. 그렇게 해서 갈수록 살이 더 쪄버리더니 결국에는 계속 고칼로리를 먹은 마름모 그룹보다 체중이 더 높아져 버립니다.

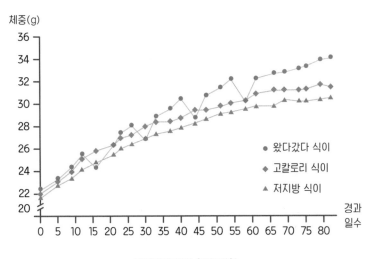

식이법에 따른 체중 변화

참고로 계속 고칼로리로 먹은 마름모 그룹과 왔다 갔다 식단을 한 동그라미 그룹의 총칼로리는 똑같습니다. 즉 80일간 먹은 칼로리를 전부 합하면 똑같은데도 불구하고 적게 먹었다가 많이 먹었다가를 왔다 갔다 한 사람은 계속 고칼로리로 먹은 사람보다 오히려 살이 더 쪄 버린다는 겁니다.

그렇게 하다 보면 다이어트를 한 번씩 반복할 때마다 오히려 살이 더 찌게 됩니다. 그리고 이 사이클을 몇 번 반복하고 나면 분명히 평소에 다이어트를 하고 있었음에도 불구하고 오히려 10kg, 20kg이 더 늘어나 있게 되는 겁니다.

물론 어쩌다 한번 폭식했다가 그다음날 아예 안 먹었던 경험이 딱 한두 번 있었다면 이 정도까지 살이 찌지는 않습니다. 어쩌다 한 번으로 이렇게 웨이트 사이클링이 일어나지는 않습니다. 하지만 반복이 된다면 다릅니다. 서울대를 갈 실력인 고3 학생이 하루 정도 놀았다고 성적이 떨어지지는 않을 겁니다. 하지만 그 하루가 반복된다면 문제가 생길 겁니다.

가장 큰 문제는 우리나라 사람들의 대부분이 이렇게 다이어트를 하고 있다는 겁니다. 아마 여러분도 다이어트를 할 때는 확 뺐다가 또 다시 확 찌는 경험을 몇 번 해보셨을 겁니다. 이를 고무줄 몸무게라고 표현을 하기도 합니다. 하지만 앞서 말씀드린 연구에서처럼 이렇게 왔다 갔다 하느니 차라리 어느 정도 계속 많이 먹는 게 더 좋을 정도입니다. 물론 그렇다고 해서 항상 과식하라는 것은 아닙니다.

제 개인적인 생각으로는 한국 사람들의 성향 자체가 화끈하기도 하고, 모 아니면 도 식으로 하려면 아예 확 하든지, 안 하려면 아예 쳐다보지도 않든지 하는 식이라 다이어트를 할 때와 안 할 때의 차이가 너무 큽니다. 다이어트할 때는 소위 클린식이라고 해서 살이 거의 찌지 않으면서 건강에도 좋을 것 같은 샐러드만 먹습니다. 그것도 거의 죽지 않을 만큼만 먹습니다. 그러면서 운동은 죽을 만큼 합니다.

그러다가 다이어트를 안 할 때는 '#더티한식단 #속세의맛 #오늘만은돼지 #내일부터운동' 이런 문구들을 SNS에 올리고 왕창 먹습니다. 제가 임상에서 보더라도 이런 경우가 대다수입니다. 그런데 이렇게 하면 앞서 본 연구에서처럼 평소에 계속 많이 먹은 것보다 오히려 살이 더 찌게 됩니다. 총 섭취한 칼로리가 같다고 해도 말입니다.

그렇다면 웨이트 사이클링이 일어나는 원인은 뭘까요?

첫 번째는 살이 빠지면서 근육이 많이 빠지기 때문입니다. 쉽게 말해서 여러분이 흔히 말하는 '물 몸'이 되는 겁니다. 근육량은 자꾸 줄어들고 지방은 늘어나서 그렇습니다. 그러면 피부에도 탄력이 없어지고 축 늘어지고 예전과 같은 몸무게더라도 옷은 더 꽉 끼게 됩니다. 워싱턴 의대의 2017년 연구를 보면 정상체중인 사람이 살이 빠질 때, 전체 빠진 체중의 35% 이상이 근육으로 빠진다고 합니다. 또한 다시 살이 찔 때는 근육보다 지방이 더 찐다고 합니다. 즉 요요 한번 올 때마다 빠졌던 체중의 35%만큼의 근육이 빠지고 그 자리에 지방이 들어서게 되는 겁니다. 이러다 보니 웨이트 사이클링을 반복할수록 체지방률은 올라갑니다.

두 번째는 정신적으로 상처를 받기 때문입니다. 쉽게 말해서 다이어트를 자꾸 실패하면 멘탈 붕괴 즉 멘붕이 오기 때문에 그렇습니다. 요요가 오면 자신이 다이어트에 들인 노력이 모두 헛수고가 되니 당연히 낙담할 것이고 기분이 좋을 리가 없습니다. 옥스퍼드 대학의 2018년도 연구에서 10,428명을 대상으로 12년간 관찰해 봤더니 요요를 몇 번 겪은 사람들은 아예 안 겪은 사람보다 우울증이 걸릴 가능성이 1.5배였고, 많이 겪은 사람들은 1.7배였습니다. 코네티컷 대학의 2020년도 연구에서는 2,702명을 대상으로 연구해 봤더니 다이어트를 한 번이라도 해본 사람들은 평생에 걸쳐서 8번 정도 요요를 겪었고, 이렇게 요요를 겪는 것은 우울증과 명백한 관련이 있었다고 합니다. 예일 대학의 1994년 연구를 보면 요요를 반복할수록 삶에 대한 만족도가 떨어지고 정신 질환이 생길 확률이 올라간다고 합니다.

세 번째는 살이 빠질 때 대사도 떨어진다는 겁니다. 계속 말씀드린 대사적응입니다. 페닝턴 연구소의 2009년 연구에서 과체중인 사람들에게 매일 890kcal만 먹게 했더니 3개월 뒤에는 일일 칼로리 소모량이 평균 633kcal 만큼 줄어버렸습니다. 즉 적게 먹으면 그만큼 대사도 떨어져서 칼로리 소모도 덜하게 된다는 말입니다. 문제는 나중에 많이 먹으면서 살이 찔 때도 그 떨어진 대사가 보통 그대로라는 점입니다. 그러면 대사는 떨어져 있는데 먹는 양은 많으니까 전보다 살이 더 찌는 겁니다.

여기까지 알아보니 웨이트 사이클링이라는 것이 정말 존재하고 이걸 겪으면 오히려 살이 더 찌니까 그냥 다이어트를 하지 말아야 하나? 라는 생각이 듭니다. 그런데 휴스턴 대학의 2009년 연구에 따르면 웨이트 사이클링이 안 좋은 것은 맞지만, 다이어트 해서 얻는 이득

또한 크기 때문에 결국 다이어트를 하긴 해야 합니다. 따라서 다이어트를 할 때 가장 핵심적인 것은 요요가 안 오고 유지되는 방식을 택하는 것입니다. 그렇게 유지가 잘 되는 것은 무노력 다이어트밖에 없습니다.

김원장의 핵심 정리

○ 웨이트 사이클링이란 다이어트 후 요요가 오는 사이클이 반복되면서, 체중이 다이어트 전보다 더 증가하는 현상으로, 지속적인 다이어트 실패를 초래한다.

○ 웨이트 사이클링의 원인으로 근육 감소 후 지방 증가, 대사 저하, 정신적 스트레스 증가가 있다.

○ 웨이트 사이클링을 겪지 않으려면, 건강하게 체중을 감량할 수 있는 지속 가능한 무노력 다이어트를 해야 한다.

다이어트 질환 3대장
: 변비, 탈모, 생리 불순

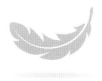

다이어트에 변비는 매우 흔한 증상입니다. 평소보다 배변 활동이 줄어들거나, 변을 볼 때 더 힘들거나, 시간이 더 오래 걸리거나, 보고 나서 불편감이 있거나, 잔변감이 있는 것들도 모두 변비라고 볼 수 있습니다. 생각보다 삶의 질이 많이 떨어지기 때문에 많은 분이 힘들어합니다.

다이어트만 하면 왜 그렇게 변비가 생길까요? 가장 큰 원인은 수분에 있습니다. 사람마다 다르지만 대변 부피의 75% 정도는 물이 차지합니다. 즉 대변 부피가 크다고 해도 4분의 3이 물인 것이죠. 그리고 물을 제외한 나머지 25%에서 3분의 1은 장내에 사는 유산균 등의 세균 시체입니다. 또 3분의 1은 섬유질입니다. 그리고 최종 3분의 1, 즉 총 부피의 8% 정도가 음식 찌꺼기입니다.

즉 대변 부피의 거의 대부분을 수분이 차지하는데 이 수분이 부족하면 어떻게 될까요? 대변이 작아지고 딱딱해집니다.

그런데 다이어트를 하면 몸에 수분이 부족해지기 쉽습니다. 보통은 물을 마실 때만 수분을 얻는다고 생각하지만, 알고 보면 음식에서 섭취하는 수분이 굉장히 많습니다. 하트퍼드셔 의대 2016년 연구를 보면 전체 수분 섭취에서 음식으로 섭취되는 양이 영국은 27%, 프랑스는 36% 정도로 거의 3분의 1까지도 차지합니다. 다이어트를 하면서 음식 섭취량이 줄어들면서 수분 섭취도 같이 줄어들게 되는 것입니다.

몸에 들어오는 수분만 줄어드는 게 아닙니다. 우리 몸에서 지방분해를 할 때도 물이 사용됩니다. 로욜라 의대의 2023년 자료를 보면 우리 몸의 체지방 주요 구성 성분인 트라이글리세리드가 가수 분해를 통해 글리세롤과 지방산으로 분리됩니다. 즉 지방분해에 물이 쓰이는 겁니다. 심지어 로레인 대학의 2016년 연구를 보면 물을 더 많이 마시면 지방분해가 더 잘되고 그 반대도 있을 수 있다고 이야기할 정도입니다. 또한 다이어트를 하면서 칼로리 섭취량이 줄어들면, 전반적인 대사가 떨어져서 장운동도 줄어들어 변비가 생긴다는 가설도 있습니다. 간단히 정리하면 다이어트를 하면 수분이 들어오는 건 줄고, 쓰는 건 많아져서 전반적으로 수분이 부족하게 되어 변비가 올 수 있다는 겁니다.

그러면 변비를 해결하는 방법은 뭘까요? 가장 좋은 방법은 대변의 부피를 확보하는 것입니다. 따라서 하루 2L 정도의 물과 유산균을 섭취하는 것이 좋습니다. 유산균은 세균 시체를 확보하여 대변의 부피를 확보해줄 뿐만 아니라 대장 안의 세균총을 살 빼는 데 도움이 되는 날씬균으로 바꿔줄 수도 있습니다. 프랑스 소르본 대학의 2023년 연구를 보면 날씬균인 박테로이데테스는 지방분해를 활성화한다고 알려져 있습니다. 반대로 뚱보균인 피르미쿠테스는 정제된 설탕과 지방 흡수를 촉진해서 살을 찌게 합니다.

또 섬유질을 잘 섭취하는 것입니다. 섬유질은 흡수되는 칼로리는 0이면서 유산균의 먹이가 되어주기도 하고, 또 섬유질 스스로도 부피를 차지해서 대변에 아주 좋은 영향을 주죠. 하지만 간혹 아닌 사람도 있습니다. 수초우 의대의 2012년 연구를 보면 변비가 있어서 섬유질을 먹었는데 도리어 가스가 차거나 배가 아파서 힘드신 분들이 있는데, 이런 분들은 오히려 섬유질을 줄이는 게 좋습니다.

다음은 여자분들이 아주 흔하게 겪는 증상인 생리 불순입니다. 미국보건복지부가 국민에게 제공하는 의학 건강 정보에 따르면, 살이 빠지는 것뿐만이 아니라 찌는 것도 생리 주기에 영향을 줄 수 있습니다. 단시간에 급격하게 체중이 변할수록 더 그렇습니다.

구체적인 증상은 생리 주기가 맘대로 변하거나, 생리를 아예 안 하거나, 엄청 길게 하거나, 생리 사이클이 중구난방으로 변하는 것입니다. 여성분들 입장에서는 실제로 몸이 불편한 것도 있지만, 규칙적이던 것이 변했다는 점에서 정신적으로 불안해하는 경우가 많습니다. 내 몸에 뭔가 이상이 있는 건 아닌지 걱정이 되기 때문입니다. 또 생리하는 것 자체가 일상에서 여러 제약을 불러오기 때문에 삶의 질이 떨어지기도 합니다.

그렇다면 생리에 변화가 오는 이유는 도대체 뭘까요? 그건 지방세포가 안드로겐을 에스트로겐으로 바꿔주는 역할을 하기 때문입니다. 그리고 에스트로겐은 아주 대표적인 여성 호르몬으로 생리와도 밀접한 관련이 있습니다. 그 공장이라고 할 수 있는 지방세포가 급격하게 줄거나 많아지면 당연히 생리에도 변화가 크게 옵니다. 특히 비만인 사람은 이 지방세포가 더 많다 보니 지방에 변화가 생겼을 때 생리 불순에 끼치는 영향이 더 클 수밖에 없습니다. 그래서 유독 살이 찔 때는 그렇지 않았는데, 살이 빠질 때 생리 불순이 심하다고 하는 분들도 많습니다.

그리고 다이어트를 하다 보면 스트레스를 많이 받고 정신적으로 힘들 때가 있습니다. 임상적으로 보면 거기에 반응해서 생리 불순이 생기는 경우도 있긴 합니다. 예를 들어 대학을 다니면서 시험에 지치다 보니 생리를 아예 안 했다, 고시 공부를 하는 동안 생리를 하지 않았다, 불면 때문에 하혈처럼 지속적인 부정 출혈이 보였다 하는 경우입니다.

대처법은 뭐가 있을까요? 아주 힘든 분들은 여성 호르몬제를 처방받기도 합니다. 그러면 보통 생리가 멈춥니다. 그리고 더 근본적으로는 다이어트를 중단하거나 속도를 느리게 하면 좋아지는 경우가 대부분입니다. 느리게의 기준은 자신의 몸무게를 기준으로 1달에 3~5% 안쪽입니다. 아니면 신경 쓰지 말고 목표 체중에 도달한 다음에 건강 관리를 하는 방법도 있습니다. 특별한 기질적인 문제만 없다면 이렇게 해도 대부분은 원래대로 돌아옵니다. 다만 내 몸에 뭔가 문제가 있다면 권장할 방법은 아니므로, 증상의 심각함에 따라 주치의와 상의

가 필요할 수 있습니다.

마지막 질환은 탈모입니다. 라리다 대학병원의 2018년 연구에서는 위 절제술 후 급격한 체중 감소가 일어난 사람 중 약 56%가 탈모가 생겼다고 합니다. 증상은 단순히 머리카락이 빠지는 것인데 당하는 사람은 스트레스가 굉장히 큽니다. 특히 정수리 쪽이 빠지면 지나가는 사람들이 볼까봐 식당에 앉아 있는 것도 싫어진다고 합니다. 탈모는 신체적인 통증보다는 정신적인 고통이 심하기 때문에 삶의 질이 많이 내려갑니다.

다이어트할 때 탈모가 생기는 가장 흔한 경우는 휴지기 탈모입니다. 우리 몸은 큰 스트레스나 변화를 겪으면 모발이 성장을 멈추고 탈락하는 휴지기로 들어가 버립니다. 휴지기란 모발의 성장 단계 중 모발의 성장이 멈추고 탈락하는 기간을 말합니다. 이렇게 휴지기에 들어간 모발은 곧 빠져버리기 때문에 탈모가 옵니다. 다행인 것은 이렇게 휴지기에 들어간 모발은 스트레스 상황이 해제되면 다시 원상태로 돌아가므로 2~3개월 정도가 지나면 자연스레 탈모 상태도 해결될 수 있습니다. 비슷한 원리로 산후 탈모라든지 수술이나 큰 병 또는 스트레스 상황 이후에 머리가 일시적으로 빠지는 증상들이 있습니다. 즉 몸이 너무 힘들다 보니 생존에 필수적이지 않은 모발을 버렸다고 할 수도 있습니다.

이러한 휴지기 탈모를 예방하는 가장 좋은 방법은 너무 단기간에 많은 체중을 감량하지 않는 것입니다. 건물을 지을 때 적절한 공사 기간이 필요하듯이 빨리 한다고 다 좋은 게 아닙니다.

참고로 이 휴지기 탈모는 여러분이 보통 유전으로 알고 있는 안드로겐성 탈모와는 다릅니다. 흔히 말하는 대머리, 즉 M자 탈모나 O자 탈모 등은 성호르몬으로 인한 탈모입니다. 성호르몬은 영어로 안드로겐**androgen**이라고 하는데 이러한 안드로겐성 탈모는 호르몬이 문제이기 때문에 휴지기 탈모와는 완전히 다른 것으로 보시면 됩니다. 참고로 이러한 안드로겐성 탈모기질이 있는 사람이 다이어트를 무리하게 했을 때 간혹 탈모가 심화되거나 가속화 되는 경우가 있습니다. 이는 몸 상태의 전반적인 악화로 인해 초래된다고 봅니다. 이러한 안드로겐성 탈모는 일단 진행이 되면 저절로 돌아오는 경우는 거의 없기 때문에 미리 예방하는 것이 좋습니다. 평소 안드로겐성 탈모가 의심되었던 분들은 애초에 다이어트를 할 때 조심해야 합니다.

다이어트 시 발생하는 탈모 중에는 원형 탈모도 있습니다. 원형 탈모는 자가 면역 질환입니다. 몸의 면역계가 모발을 공격하면서 빠지게 만드는 질환입니다. 다이어트를 하다 보면 감기에 걸릴 수도 있고 몸이 약해진다고 느끼는 분들이 많을 겁니다. 마치 과로를 하면 몸이 안 좋아지고 질병에 취약해지듯이, 다이어트도 몸에 스트레스가 되기 때문에 일시적으로 면역력이 약해지면서 이러한 증상이 생길 수 있습니다. 원형 탈모도 안드로겐성 탈모와 마찬가지로 일단 생기면 병원에 내원해서 체크해 보는 것이 좋습니다. 원형 탈모는 생겼다가 없어지기도 하지만, 치료를 받지 않고 방치했을 때 굉장히 오랫동안 남아 있거나 더 심해지기도 합니다.

마지막으로 다이어트를 하면서 무분별하고 무계획적인 절식과 단식으로 필수 영양소가 공급되지 않아서 머리가 빠지는 경우도 있습니다. 모발도 우리 몸의 일부이며 자라나기 위해서는 영양소가 필요합니다. 모발의 구성 성분을 살펴보면 대부분은 단백질입니다. 그 외에도 지방산과 다양한 미네랄 등도 포함되어 있습니다. 이러한 구성 성분을 모두 적절하게 섭취를 해줘야 모발이 새로 자라날 수 있습니다.

　특히 필수 영양소를 골고루 제대로 섭취하지 않거나 한 가지 또는 몇 가지 먹기 간편하고 칼로리 적은 음식만 먹으면서 원 푸드 다이어트를 할 때 탈모가 생기는 경우가 많습니다. 예를 들어 매끼 고구마만 먹는다든지 닭 가슴살과 채소만 먹는다든지 하는 경우들입니다. 탈모 예방을 위해서는 반드시 음식을 골고루 챙겨서 먹어야 합니다.

　특히 영양소 중에서 다이어트 할 때 부족해질 수 있는 비오틴을 잘 챙겨야 합니다. 비오틴은 비타민 B7이라고도 불립니다. 2017년 필라델피아 의대와 루이빌 의대의 공동 연구에 따르면 비오틴은 특히 케라틴 생성에 깊게 관여해 건강한 모발과 손발톱 형성에 큰 영향을 끼칩니다. 케라틴은 우리 모발, 피부, 손톱 등을 만드는 아주 중요한 구성 성분입니다. 비오틴이 바로 이 케라틴 형성에 아주 큰 역할을 합니다. 비오틴은 보통 종합 비타민제에 들어 있으므로 그걸로 드시면 됩니다.

김원장의 핵심 정리

○ 다이어트로 인한 수분 섭취 감소, 지방분해 과정에서 수분 소모 증가, 장운동 감소로 변비가 발생한다. 변비의 해결을 위해 충분한 수분 섭취와 유산균, 섬유질 섭취가 필요하다.

○ 급격한 체중 변화가 지방세포의 에스트로겐 조절 기능을 방해하여 생리 불순 등 생리 주기에 영향을 미친다. 대처법으로 다이어트 속도를 조절하거나 여성 호르몬제를 사용할 수 있다.

○ 급격한 체중 감량으로 인한 스트레스, 영양 부족, 면역력 저하로 휴지기 탈모, 원형 탈모, 안드로겐성 탈모가 발생할 수 있다. 탈모 예방을 위해서는 충분한 영양 섭취와 감량 속도 조절이 중요하다.

다이어트 두드러기
: 색소성 양진

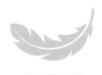

다이어트를 하다 보면 가끔 피부가 가려울 때가 있습니다. 증상의 양상과 정도가 정말 다양해서, 금방 없어지기도 하고 때로는 피부과를 찾아가야 할 정도로 심해지기도 하죠. 이런 현상은 특히 저탄고지를 하시는 분들한테서 심하게 나타나서 키토 래시^{keto rash} 또는 키토 두드러기라고도 하는데 정식 명칭은 '색소성 양진'이라고 합니다. 병명이 어려워 보이지만 쉽게 풀이하자면 색소성, 즉 색이 변한다, 빨간색으로 된다는 겁니다. 그리고 양진은 가려운 것이 피부에 올라온다는 말입니다.

색소성 양진의 주요 증상은 가려움증과 피부색이 붉게 변하는 겁니다. 특히 우리 몸의 정중앙에 있는 척추를 중심으로 좌우 대칭으로 생기는 경우가 많습니다. 부위는 주로 가슴, 등의 상체에 많이 생김니다. 이 색소성 양진은 처음에는 좀 작게 나타나는데, 많이 커지기 시작하면 이 붉은 반점들이 서로 얽히고설키면서 그물 모양이 되기도 합니다. 남성보다는 여성에게 훨씬 많이 생기며, 여성 중에서도 젊은 여성들에게 생길 확률이 더 높습니다.

이 색소성 양진은 왜 생기는 걸까요? 아직 정확한 원인은 알려져 있지 않습니다. 다만 대부분의 환자들이 다이어트 이후에 이 증상이 생기기 때문에 다이어트와 관련이 있다는 의견이 가장 유력합니다. 특히 탄수화물을 제한하는 식이 요법이나 저탄고지 식단이 그 원인이라는 의견이 많습니다. 저탄고지 다이어트를 하면서 탄수화물을 제한하다 보면 몸에서 지방을 분해해서 키톤체를 만들게 되고, 이 키톤체를 에너지로 쓰는 상황을 키토시스라고 합니다. 그리고 바로 이 키토시스 상태가 색소성 양진의 원인으로 지목되고 있습니다.

색소성 양진은 일본의 마사하루 나가시마 선생에 의해 1971년에 처음 발견되고 발표되었습니다. 당시에도 대부분의 환자가 다이어트를 하고 있던 상태였습니다.

그런데 이 키토시스가 구체적으로 몸에서 어떻게 작용하길래 이렇게 두드러기가 생길까요? 정확한 기전은 아직 밝혀지지 않았습니다만, 아마도 키톤체 대사에 문제가 있을 것이라고 추측합니다. 즉 모든 사람이 다 걸리는 게 아니라, 키톤체 대사에 문제가 있는 사람만 색소성 양진이 생긴다는 겁니다.

이렇게 두드러기가 생기면 혹시 흉터가 남을까요? 간혹 남는 경우도 있습니다. 색소성 양진의 특징이 굉장히 가려운 것이기 때문에 긁다 보면 흉터가 남을 수도 있습니다. 특히 긁는 행위는 피부 장벽을 망가뜨리기 때문에 긁다 보면 다른 피부 질환도 생길 수 있으며 심하면 태선화까지 될 수 있기 때문에 영구적인 흉터가 남을 수도 있습니다. 태선화란 피부가 딱딱해지면서 위에 각질로 된 막이 덮이고 코끼리 피부처럼 변하는 겁니다. 물론 긁지만 않는다면 대부분 두드러기가 호전되면서 빨갛던 색도 원래로 돌아가고, 또 약간의 상처도 거의 다 회복됩니다.

재발의 가능성은 얼마나 될까요? 색소성 양진의 재발 가능성은 굉장히 높은 편입니다. 물론 근본적인 치료를 하게 되면 재발 확률이 크게 줄어들게 됩니다.

치료는 어떻게 하게 될까요? 일단 병원에 가면 항생제를 주로 처방받게 됩니다. 하지만 이 방법으로 해결이 안 되거나 자꾸 재발하는 경우가 있습니다. 그리고 병원 치료보다 더 근본적인 치료 방법이 있습니다.

가장 좋은 것은 식이요법입니다. 하와이 의대의 2018년도 연구와 세인트메리 메디컬 센터의 2019년도 연구에 따르면 매우 단순하게 탄수화물 섭취량을 늘리는 것만으로도 증상이 많이 호전되었다고 합니다. 그런데 탄수화물 섭취량을 다시 줄였더니 증상이 재발했다고 합니다. 또한 탄수화물을 줄이면서 이 증상이 재발되지 않게 계속 막는 것은 어려웠다고 합니다.

즉 저탄수화물 다이어트 중에 색소성 양진이 생겼다면, 간지럽지 않게 될 때까지 탄수화물을 드시면 됩니다. 다이어트 방법이 저탄고지 등의 탄수화물을 극도로 줄이는 방법만 있는 것은 아니므로, 적당한 탄수화물을 섭취하는 방법으로 다이어트를 하면 됩니다. 참고로 색소성 양진이 있는데도 저탄고지를 포기할 수 없는 경우, 스테로이드가 든 약을 바르거나 먹으면 되지 않을까 생각할 수도 있지만, 아쉽게도 색소성 양진에는 스테로이드는 별 소용이 없습니다.

김원장의 핵심 정리

○ 색소성 양진(키토 두드러기)은 저탄고지 다이어트로 인해 발생하며, 가려움과 붉은 반점이 척추 중심으로 좌우 대칭으로 나타나는 피부 질환이다.

○ 정확한 기전은 밝혀지지 않았지만, 키토시스 상태에서 키톤체 대사 이상이 주된 원인으로 추정되며, 특히 탄수화물 제한이 주요 요인이라는 의견이 많다.

○ 탄수화물 섭취를 늘리면 증상이 호전되며, 다시 줄이면 재발 가능성이 높다.

○ 긁으면 흉터가 남거나 피부 태선화가 발생할 수 있으므로, 치료 및 재발 방지를 위해 다이어트 방식을 조정하는 것이 중요하다.

DIET
REVOLUTION

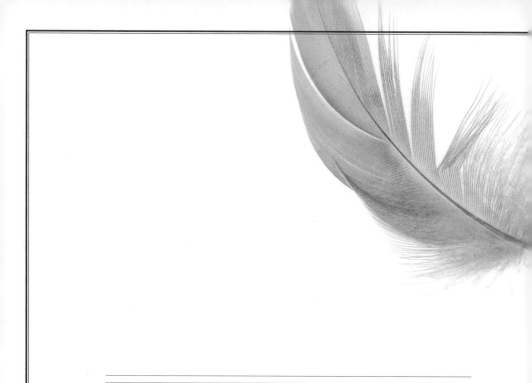

Chapter 7.

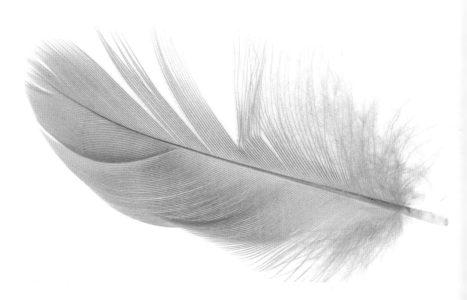

다이어트
전문가
코스

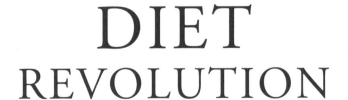

DIET
REVOLUTION

다낭성난소증후군은 여성을 살찌게 한다

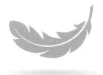

세상에는 많은 질병이 있는데 몇몇은 살이 찌기 쉽게 만들기도 합니다. 그러한 질병 중에는 다낭성난소증후군이 있습니다. 이 병은 꽤 흔한데도 불구하고 본인은 걸렸는지 모르는 경우도 굉장히 많습니다. 무노력 다이어트를 할 때는 작은 것들 여러 개로 이득을 내야 하는데, 이 질환이 있다면 자기도 모르게 돈이 줄줄 새는 것처럼 다이어트에서 손해를 볼 수 있습니다.

다낭성난소증후군이라는 단어가 어려워 보이지만 하나씩 뜯어보면 쉽습니다. 다낭성은 주머니 같은 것이 여러 개 있다는 뜻입니다. 난소는 여성의 자궁에 있는 기관으로, 여기에 난자가 있습니다. 증후군은 몇 가지 다양한 증상이 같이 나타나면서 원인이 명확하지 않은 질환을 말합니다. 즉 여성의 난소에 뭔가 주머니 같은 것이 여러 개 생기는데, 증상이 다양하고 원인은 알기 어려운 질환입니다. 영어로는 Polycystic Ovarian Syndrome, 줄여서 PCOS라고 합니다.

PCOS에 걸릴 확률은 꽤나 높은 편으로, 미국 질병통제예방센터에서는 최대 12% 정도로 잡고 있습니다. 그중에서도 특히 20대 중반 이상의 여성에게서 주로 나타납니다.

증상은 꽤 다양한데요, 생리를 안 하는 무월경, 생리가 왔다 갔다 하는 생리불순, 체중 증가, 몸에 털이 많아지는 다모증, 모발이 얇아지는 증상, 여드름 등이 있습니다. 여기에 추가로 피로, 불임, 피부 검어짐, 골반 통증, 감정 기복, 우울함, 불면 문제 등이 있습니다.

이 질환은 비만과 깊은 관련이 있습니다. 일리노이 의대의 2010년도 연구를 보면 PCOS가 있는 사람 중에 과체중이나 비만이 있는 사람의 비율은 80%까지 나온다고 합니다. 미국의 비만율이 40% 내외니까 PCOS가 있는 사람 중에 비만이 있는 사람의 비율이 굉장히 높은 것이 사실입니다.

그렇다면 PCOS는 어떻게 해서 살이 찌게 만들까요? 미국 질병통제예방센터에 따르면 PCOS가 있는 사람은 인슐린 저항성이 있는 경우가 많습니다. 인슐린 저항성이란 인슐린이 얼마가 있든 상관없이 몸이 인슐린을 안 쓰는 겁니다. 즉 인슐린에 저항하여 인슐린을 잘 쓰지 못하는 몸이 되는 겁니다. 따라서 이 문제가 있다면 비만뿐만이 아니라 2형 당뇨병에 걸릴 확률도 높습니다. PCOS가 있는 40대의 50% 이상이 2형 당뇨병에 걸린다고 합니다.

또 워릭 의대의 2019년도 연구에 따르면 PCOS는 유전적 질환으로써 비만을 발생시키기도 하지만 비만에 의해 악화되기도 합니다.

가장 간단하게 보면 인슐린 저항성이 있으므로 고인슐린 혈증, 즉 인슐린이 많이 분비되는 문제가 생기는데요, 이 인슐린이 많이 분비되는 부분이 바로 비만의 주요 원인 중 하나입니다. 인슐린은 우리 몸에 있는 에너지를 세포 안으로 들여보내는 역할을 하는데요, 따라서 일단 인슐린이 나오면 세포 안으로 에너지를 밀어 넣기만 하지 에너지가 세포 밖으로 나오지를 않습니다. 그리고 이렇게 되면 지방세포에 에너지가 쑥쑥 들어가서 지방합성이 활성화되겠죠. 따라서 인슐린이 많이 나오게 되는 PCOS가 있는 분들이 살이 많이 찌는 겁니다. PCOS는 살이 찌게도 만들지만, 반대로 살이 찌면 PCOS가 심해집니다.

그렇다면 PCOS의 치료법은 무엇일까요? 가장 쉬운 치료법은 다이어트입니다. 워릭 의대의 2019년 연구를 보면 현재 자신 체중의 5%만 감소시켜도 PCOS가 크게 호전된다고 합니다. 많이 뺄 것도 없이 현재에서 5%만 목표로 잡아도 악순환의 굴레에서 어느 정도 벗어날 수 있다는 겁니다. 감량 기간은 얼마나 잡으면 될까요? 아만 보건약학대학의 2021년 연구를 보면 9개월 정도의 감량 기간을 유지한 사람은 PCOS 증상이 크게 호전되었다고 합니다. 즉 PCOS가 있는 분들은 일단 이를 악물고 체중의 5%를 감량하고, 9개월 정도의 유지 기간을 가져야 합니다. 만약 이게 너무 어렵다면 가까운 의료기관에서 치료를 받아보시는 게 좋습니다.

체중 감량 시 PCOS에 도움이 더 되는 방법들을 살펴봅시다.

1. 저탄수 식단을 한다.

스탠퍼드 의대의 2019년 연구에서 PCOS, 인슐린 저항성, 비만이 있는 사람을 대상으로 실험을 해봤더니 탄수화물 비율이 60%일 때보다 40%일 때 인슐린이 30% 정도 감소하였고 PCOS 증상도 호전되었습니다. 서스케처원 의대의 2021년 연구에서도 저탄수 식단을 한 PCOS 환자들의 인슐린 농도, 인슐린 저항성 그리고 복부지방이 모두 감소하였습니다.

2. 식이섬유를 많이 먹는다.

우베를란지아 의대의 2018년 연구를 보면 식이섬유를 많이 먹은 PCOS 환자는 인슐린 저항성과 체지방, 복부 지방률이 모두 낮아졌습니다.

3. 단백질을 많이 먹는다.

코펜하겐 대학의 2012년 연구를 보면 다낭성 환자들에게 총칼로리의 40%를 단백질로 섭취하게 했더니, 15%만 단백질로 섭취한 쪽에 비해서 6개월 뒤에 4.4kg이 더 빠졌습니다.

4. 운동을 한다.

상파울로 의대의 2016년 연구를 보면 PCOS 환자들에게 1주일에 세 번 웨이트 운동을 시켰더니 4개월 뒤에 복부 지방과 체지방이 줄어들었습니다. 또한 혈당이 내려가고, 남성호르몬 수치가 줄어들었습니다.

김원장의 핵심 정리

○ 다낭성난소증후군(PCOS)은 여성 열 명 중 한 명꼴로 발생하며, 생리 불순, 체중 증가, 다모증, 여드름 등의 증상을 유발하고, 비만 및 인슐린 저항성과 깊은 관련이 있다.

○ PCOS 환자는 인슐린 저항성으로 인해 지방합성이 활성화되며, 살이 찌면 증상이 악화되는 악순환이 반복된다.

○ 체중의 5%만 감량해도 PCOS 증상이 크게 호전될 수 있으며, 9개월 간 감량을 유지하면 효과가 더욱 커진다.

○ PCOS 개선을 위해 저탄수 식단, 식이섬유와 단백질 섭취 증가, 규칙적인 운동이 효과적이라는 연구 결과가 있다.

○ 증상이 심할 경우 의료기관에서 진료를 받는 것이 좋으며, 생활 습관 개선과 병행하면 치료 효과가 더 높아진다.

갑상선 질환이 있으면 나도 모르게 살이 찐다

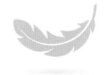

나도 모르게 점점 살이 찌게 하는 질병 중에 많은 사람에게 익숙한 게 하나 있습니다. 바로 갑상선 질환입니다. 대한갑상선학회의 자료를 보면 갑상선 질환이 있을 확률은 전체 인구의 1.5%인데요, 특히 저하증의 경우에는 여성이 남성보다 5배 정도 위험합니다. 작은 이득을 합쳐야 하는 무노력 다이어트에서 특히 방해가 되는 존재입니다.

그런데 갑상선이 대체 뭘 하는 기관일까요? 갑상선은 우리 목 앞에 있는 나비처럼 생긴 내분비 기관입니다. 내분비 기관이란 호르몬이 나오는 장기입니다. 갑상선에서는 갑상선 호르몬이 나오지요. 갑상선 호르몬은 우리 몸의 에너지 사용을 조절하는데, 몸을 따뜻하게 하고 뇌, 심장, 근육, 그리고 기타 장기들이 정상 작동하도록 도와줍니다. 한전에서 전기 에너지를 보내고 그 양을 조절하듯이, 우리 몸에서는 이 같은 역할을 갑상선이 담당한다고 보면 됩니다.

갑상선에는 가장 대표적인 질환이 두 가지 있습니다. 첫 번째로 갑상선 기능 저하증입니다. 저하증은 갑상선 호르몬이 잘 만들어지지 않는 겁니다. 주요 증상은 체중 증가, 부종, 건조한 피부, 피로감, 추위에 약해짐 등등이 있습니다.

두 번째 갑상선 기능 항진증입니다. 갑상선 호르몬이 너무 많이 나오는 겁니다. 식욕 증가, 피로, 잦은 대변, 부정맥, 체중 감소 등이 있습니다. 참고로 저하증, 항진증 대부분 유전이거나 자가 면역 문제인 경우가 많습니다.

그렇다면 갑상선과 체중이 정말 관련이 있을까요? 노르웨이 과학기술대학의 2009년 연구에서 27,097명을 대상으로 조사를 해봤더니 저하증이 있는 사람은 BMI가 더 높았고 비만 확률도 더 높았습니다.

갑상선과 비만은 어떤 관련이 있을까요? 갑상선 호르몬은 에너지 대사를 조절하는데 여기에는 기초대사량도 포함이 됩니다. 기초대사량은 가만히 있어도 소모되는 에너지를 말합니다. 만약 저하증이라면 기초대사량은 내려갈 것이며, 똑같이 먹어도 쓰는 에너지가 적어지니까 에너지가 많이 남아 그 에너지가 전부 살이 될 겁니다. 반대로 항진증은 오히려 살이 빠지게 될 겁니다. 물론 갑상선 질환으로 인한 체중 증가에는 기초대사량 말고도 많은 복잡한 기전이 있지만 일단 이것이 가장 대표적입니다.

저하증으로는 보통 살이 얼마나 찔까요? 미국 갑상선협회에 따르면 일반적으로 2.5~5kg 정도 찔 수 있다고 합니다. 참고로 이 늘어난 체중의 많은 부분이 수분인데, 저하증의 주요 증상에 부종이 있는 것을 보면 납득이 갑니다.

항진증의 경우에는 치료 후에 살이 찌는 경우가 굉장히 많습니다. 항진증으로 빠졌던 체중이 돌아오는 것도 있지만, 항진증이었을 때 많이 먹는 것에 익숙해져서 원래보다도 더 찌는 경우도 많기 때문이죠. 또 항진증의 치료 결과로 저하증이 되어 살이 찌는 경우도 굉장히 많습니다.

미국 갑상선협회에 따르면 항진증의 치료는 보통 세 가지가 있습니다. ① 메티마졸 등의 항갑상선 약을 복용해 갑상선 호르몬 생산을 낮춘다. ② 수술로 갑상선을 제거한다. ③ 방사능 요오드 물질을 먹어서 갑상선을 파괴한다.

참고로 2번과 3번 방법 모두 갑상선이 기능을 못 하게 되다 보니 저하증이 되는 경우가 많습니다. 1번도 지나치면 저하증이 되기도 하죠. 참고로 갑상선 암 역시 2번이나 3번의 방법으로 치료를 많이 하기 때문에 항진증처럼 결국에는 저하증이 되는 경우가 많습니다. 즉 갑상선 문제는 항진증이든 저하증이든 암이든 결국에는 살이 찌는 경우가 많다고 보시면 되겠습니다.

그렇다면 이 갑상선 문제는 도대체 어떻게 해야 할까요? 일단 갑상선 문제가 있다면 치료를 받는 것이 가장 좋습니다. 갑상선 질환을 치료하지 않고 다이어트를 하려고 하면 다이어트 자체가 어려울 뿐만 아니라 반드시 문제가 생기기 때문입니다. 갑상선 질환도 분명한 병이고 이걸 다이어트의 관점으로만 볼 게 아니라, 몸 전체 대사의 문제로 봐야 합니다. 특히 대사나 몸의 생리를 바꾸려고 시도하는 무노력 다이어트에서는 아주 큰 방해가 될 수 있습니다.

적절한 치료를 받고 있다고 해도 그냥 치료만 믿고 있어서는 몸 상태가 원래대로 돌아오는 것이 쉽지는 않습니다. 아무리 호르몬 대체제를 먹는다고 해도 마찬가지입니다. 상식적으로 생각을 해봐도 본래의 관절과 인공 관절이 있다면 당연히 내 관절을 선택할 겁니다. 본연의 치아와 임플란트 중에서도 마찬가지입니다. 인공 대체물은 당연히 한계가 있기 마련입니다.

병원에서 받는 치료 외에 우리가 스스로 할 수 있는 방법에는 어떤 게 있을까요? 가장 좋은 방법은 바로 운동입니다. 갑상선 호르몬이 대사를 조절하는데, 그 기능에 문제가 생겼으니 떨어진 대사를 건강하게 올리는 방법은 결국 운동뿐입니다. 이때 운동을 한 번에 많이 하기보다는 서서히 조금씩 강도를 올려야 합니다. 처음 운동을 시작할 때는 무리가 가지 않게 하루 30분 정도, 약간 숨찬 정도로만 매일 해도 충분합니다. 운동을 하면 대사가 향상될 뿐만 아니라 저하증 특유의 증상인 부종, 피로 등이 같이 해결되기 때문에 살이 더 잘 빠질 뿐 아니라 갑상선으로 인한 많은 문제가 해결됩니다.

마지막으로 항진증으로 인해 살이 빠진다고 알고 계셔서 이것을 이용해서 살을 빼려는 생각을 하시는 분들도 있습니다. 하지만 항진증도 병이며 이걸 치료하는 과정에서 저하증이 되기 쉬울 뿐만 아니라 치료 후에 체중이 증가하기 쉽습니다. 즉 항진증도 결국 저하증처럼 된다는 겁니다. 따라서 병은 병일 뿐 절대 다이어트에 이용할 수 없습니다.

○ 갑상선 질환은 에너지 대사를 조절하는 갑상선 호르몬의 이상으로 인해 체중 증가나 감소를 초래하며, 특히 갑상선 기능 저하증은 비만과 관련이 깊다.

○ 갑상선 기능 저하증은 기초대사량을 감소시켜 살이 찌게 만들고, 항진증은 체중 감소를 유발하지만 치료 후 저하증이 되거나 체중이 급격히 증가하는 경우가 많다.

○ 갑상선 질환을 방치하면 다이어트가 어려울 뿐만 아니라 전반적인 건강에도 악영향을 미치므로 반드시 적절한 치료를 받아야 한다.

○ 호르몬 대체 치료를 받아도 대사 기능이 완전히 정상화되기 어렵기 때문에, 꾸준한 운동을 통해 대사를 활성화하는 것이 중요하다.

○ 항진증을 이용해 살을 빼려는 생각은 위험하며, 치료 후 저하증으로 인해 오히려 체중이 증가할 수 있어 갑상선 질환은 반드시 의료적으로 관리해야 한다.

먹은 음식은
어떻게 살이 될까?

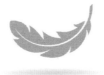

우리가 먹은 음식은 어떻게 살이 될까요? 삼겹살을 먹으면 지방이 몸 속 어딘가로 흘러가다가 허벅지나 뱃살 쪽에 그냥 턱 붙는 것일까요? 당연히 그렇지는 않습니다. 어떤 음식이든 생각보다 복잡한 과정을 거쳐야 지방이 됩니다.

지방은 그냥 우리의 살덩이로 변하는 게 아닙니다. 일단 소화와 흡수를 거쳐야 됩니다.

① 소화는 내가 먹은 돼지비계를 눈에 보이지도 않는 분자 단위로 잘게 쪼개는 겁니다. 엄청 작게 쪼개고 쪼개서 지방산 등의 작은 분자가 됩니다.

② 흡수는 소장, 대장 등의 창자에서 이루어집니다. 창자에는 엄청나게 작은 구멍 같은 게 있어서 그곳으로 영양소가 흡수됩니다. 그 구

멍이 작기 때문에 소화 과정에서 음식을 분해해서 엄청 작게 만드는 겁니다.

이렇게 흡수된 음식은 혈관으로 갑니다. 혈관은 우리 몸의 도로입니다. 우리 몸의 모든 것은 이동할 때 이 혈관을 타고 이동합니다. 영양소도 이렇게 혈관을 타고 우리 몸의 각종 장기로 퍼져갑니다. 여기서 특히 중요한 것은 간입니다. 체지방합성은 주로 간에서 이루어지며 간은 탄수화물과 단백질을 지방산으로 전환시키는 지방합성 과정의 핵심 기관입니다. 이렇게 생성된 지방산은 중성 지방 형태로 전환되어 혈관으로 다시 방출됩니다.

그렇게 혈관으로 방출된 지방산들은 이제 어디로 갈까요? 아무 데나 막 쌓이는 걸까요? 이들이 도착하는 곳은 바로 지방세포입니다. 지방세포는 커다란 방이며 이 방들 안으로 지방이 쏙쏙 들어갑니다. 지방은 항상 자신이 머물 방으로 들어가서 저장됩니다. 그 지방세포 안에 지방들이 막 들어오다 보면 방 자체가 미어터지면서 방의 사이즈가 커지고 늘어납니다. 그러면 지방세포의 부피가 점점 늘어나겠지요. 이것이 살이 찌는 원리입니다.

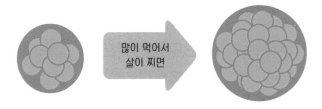

지방이 세포 안에 들어오면서 덩치 커짐

살이 찌는 원리

즉 지방세포라는 방의 사이즈가 얼마나 커졌냐 그리고 지방세포 개수가 몇 개냐에 의해 우리가 얼마나 살이 찌는지 결정이 됩니다.

이 중에 지방세포 개수는 보통 어릴 때 정해지며 어른이 되면 거의 그대로 갑니다. 소아 비만으로 지방세포 개수가 많이 늘어나면 불리하다고 하는 이유가 바로 이것입니다. 방 개수가 많으면 같은 양의 지방산으로도 지방세포가 많이 차지 않을 것이고 그러면 아무래도 그것을 채우기 위해 더 먹게 될 수도 있기 때문입니다. 한마디로 각각의 방이 숙박 시설이라고 생각해 보면 적어도 손님이 60% 정도는 찰 때까지 채우려고 한다는 말입니다. 그렇다면 방의 개수가 100개인 사람이 60% 채우면 60 정도 살이 찔 것이고 방의 개수가 1,000개인 사람은 60%를 채우면 600 정도 살이 찔 겁니다.

그리고 앞서 지방세포 개수는 소아 때 정해지며 성인 때는 거의 변화가 없다고 말씀드렸는데 약간 변화가 생기는 경우가 있습니다. 지방세포의 사이즈는 보통 원래 있던 사이즈의 4배까지 늘어나는데, 이 4배가 넘어가면 지방세포가 분열하면서 방 개수가 늘어나 버립니다. 원래 1이었던 지방세포 사이즈가 4가 되면 2개로 쪼개지면서 각각 2 정도의 크기인 지방세포 2개가 생기는 겁니다.

어쨌든 이제 지방이 어떻게 쌓이는지 아셨으니 우리가 음식으로 먹은 게 얼마나 빨리 살로 변하는지 보겠습니다. 음식이 지방으로 변할 때 최단 코스를 따져보겠습니다. 옥스퍼드 의대의 2012년도 연구를 보면 음식을 먹고 1시간쯤 뒤에 지방이 혈관으로 유입되기 시작합니다. 그리고 3~4시간 뒤면 그 대부분이 지방세포에 저장된다고 합니다. 이때 아무 지방세포에나 저장되는 게 아니라 우리 허리둘레에 있는 단기 지방 저장고에 일시적으로 저장된다고 합니다. 그렇게 저장된 지방은 일시적으로 짧게 존재하며 우리가 생활을 하거나 운동을 하면서 에너지가 필요하면 바로 사용된다고 합니다. 그런데 만약 사용이 안 되거나 그 이후에 계속 많이 먹는다면 그 지방들이 엉덩이, 허벅지 등으로 이동되어 쌓일 수도 있습니다. 물론 우리가 먹은 음식 중에 지방만, 그리고 지방 중에서도 일부만 저렇게 되는 것입니다. 탄수화물, 단백질 등은 또 대사 과정이 다르기 때문에 같은 시간이 걸리지는 않습니다.

그렇다면 일반적으로는 우리가 먹은 음식이 살이 되기까지 시간이 얼마나 걸릴까요? 먼저 소화 과정을 봐야 합니다. 일반적으로는 음식물이 장내를 통과하는 데 24~72시간이 소요됩니다. 우선 위장을 통과하는 데만 보통 2~5시간, 소장을 지나가는 데도 2~6시간이 걸리고, 대장을 통과하는 데 다시 10~59시간이 소요됩니다.

소요 시간의 범위가 굉장히 넓은 이유는 성별, 소화 기능, 신진대사 능력, 음식의 종류 등등에 의해 큰 영향을 받기 때문입니다. 예를 들어 고기나 생선 같은 음식은 단백질과 지방이 분해되는 데 시간이 오래 걸리기 때문에 2일까지 걸릴 수도 있으며, 채소나 과일 같은 식이섬유가 풍부한 음식은 하루 안쪽으로 소화기를 통과할 수도 있습니다. 이런 식이섬유가 풍부한 음식은 스스로도 빨리 소화기를 통과하지만 다른 음식들이 빠르게 통과하도록 돕기도 합니다. 가장 빠르게 흡수되는 음식들은 단순한 설탕 종류인데, 이것들은 몇 시간 안에도 분해돼 버립니다.

그리고 소화기만 통과한다고 끝이 아니라, 이 영양소들이 우리 몸의 곳곳으로 들어가서 저장이 됩니다. 글리코겐으로 전환되어 간이나 근육에 저장되기도 하고 또 앞서 말씀드린 것처럼 단기 지방 저장고로 들어가기도 합니다. 즉 지방세포 안으로 지방이 들어가는 것이 창고 안으로 완전하게 안착을 하는 것이라면, 그 전 단계로 임시 창고들이 있다고 보면 됩니다. 그리고 이렇게 곳곳의 임시 창고에 저장된 에너지들이 또 바로 살이 되는 것은 아니고 상황이 맞아떨어져야 살로 변하게 됩니다. 예를 들어 과식 후 임시 창고에 저장이 많이 된 상태에서 또 과식 폭식을 해서 추가적인 에너지가 너무 많이 들어온다면 결국 지방저장이 많이 될 겁니다. 반대로 임시 창고들 여기저기 아무리 많이 쌓아놨더라도, 들어오는 에너지가 적어진다면 임시 창고에서 에너지를 꺼내 써야 하므로 지방저장이 되지 않을 겁니다.

이러한 것들을 모두 종합해 볼 때, 소화가 전부 끝나는 3일 뒤부터 대략 1주 정도까지 음식의 종류, 사람과 상황 등이 지방저장에 영향력을 끼친다고 볼 수 있습니다.

김원장의 핵심 정리

○ 음식이 지방으로 변하려면 소화(분해) → 흡수 → 간에서 지방산 전환 → 지방세포 저장의 단계를 거쳐야 한다.

○ 먹은 음식 중 일부 지방은 1시간 후부터 혈액에 유입되며, 3~4시간 뒤에는 단기 저장고(허리 둘레 등)에 일시 저장된다.

○ 소화 과정은 음식 종류에 따라 24~72시간이 걸리며, 육류 및 생선은 2일 이상, 채소와 과일은 하루 안에 통과될 수도 있다.

○ 일단 흡수된 영양소는 간과 근육 등에 임시 저장되며, 과식·폭식 시 지방세포로 최종 저장되어 살이 될 확률이 높아진다.

○ 먹은 음식이 살이 될지는 개인의 대사와 식사 패턴에 따라 달라지며, 3일~7일 동안 체내 에너지 균형에 영향을 미친다.

살은 어떻게
빠지는 걸까?

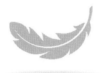

우리는 다이어트에 관한 공부를 정말 열심히 하고 있습니다. 그런데 정말 중요한 것이 하나 있습니다. 다이어트는 체지방을 분해해서 감량을 하려는 것인데 그렇다면 체지방이 분해되면 어떤 형태로 어떻게 해서 우리 몸에서 나가는 걸까요? 대소변으로 나가는 걸까요?

결론부터 말씀드리자면, 지방^{CHO}은 분해가 되어 최종적으로는 우리가 숨 쉴 때 이산화탄소^{CO_2}로 빠져나가고, 또 일부는 수분^{H_2O}이 되어 땀, 소변 등으로 빠져나갑니다. 뉴사우스웨일스 대학의 2014년도 연구를 보면 10kg의 지방이 29kg의 산소와 만나서 대사가 되면, 그 결과물로 8.4kg의 이산화탄소와 1.6kg의 수분이 나옵니다. 이 중에 수분은 소변이나 땀으로 나가고, 이산화탄소는 숨 쉬면서 밖으로 나갑니다. 그 누런색 지방이 어떻게 하면 이렇게 바뀌어서 나가는 걸까요?

지방이 분해되는 여정의 시작은 지방이 평소에 머물고 있는 곳부터 시작됩니다. 지방은 전부 지방세포라는 집에 들어가 있습니다. 그 이후로는 그림을 보시면 됩니다. 지방은 일단 자신이 이용될 세포로 날아갑니다. 거기서 코엔자임A를 만나서 지방산아실CoA가 됩니다. 이 지방산아실CoA는 다시 그 세포 안에 있는 미토콘드리아로 들어갑니다. 미토콘드리아는 세포 안에 있는 작은 공장입니다. 여기서 지방산아실CoA는 베타산화를 거쳐 아세틸CoA가 된 후에 크렙스 회로라는 거대한 원형 회로로 들어갑니다.

이 크렙스 회로는 굉장히 복잡하고 큰 발전기입니다. 이 발전기 안에 아세틸CoA가 들어가면 복잡한 과정을 거치면서 최종적으로 ATP, NADH, FADH$_2$, GTP 등이 생성됩니다. 여기서 일단 중요한 것은 ATP입니다. ATP는 에너지를 담고 있는 건전지로 생각하시면 됩니다. 처음 지방세포에서 시작한 지방이 세포 → 세포 안의 미토콘드리아 → 미토콘드리아 안의 크렙스 회로로 들어가 결국 에너지가 되어 쓰이는 겁니다. 여기까지 오셨다면 지방이 어떻게 분해되어 에너지로

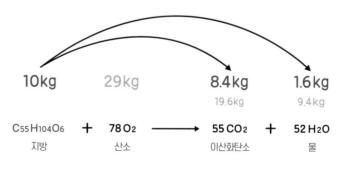

10kg	29kg	8.4kg	1.6kg
		19.6kg	9.4kg
$C_{55}H_{104}O_6$ +	$78 O_2$ →	$55 CO_2$ +	$52 H_2O$
지방	산소	이산화탄소	물

지방이 몸에서 빠져나가는 과정

쓰이는지 터득하신 겁니다.

그런데 남는 의문이 있습니다. 아까 분명히 지방이 분해되면 물과 이산화탄소가 된다고 했는데 이건 어떻게 된 걸까요? 또 지방이 산소와 만나서 반응하고 대사를 해야 분해된다고 했는데 산소도 아직 등장하지 않았습니다. 여기까지의 과정만 보면 산소, 이산화탄소, 물전부 나오지 않습니다.

그건 조금만 더 진행을 하면 됩니다. 여기서는 크렙스 회로의 그림을 보시면 됩니다. 원형으로 다시 돌아오는 형태로 되어 있습니다. 즉 아세틸CoA가 이 회로 안으로 들어가면 같은 과정을 끊임없이 반

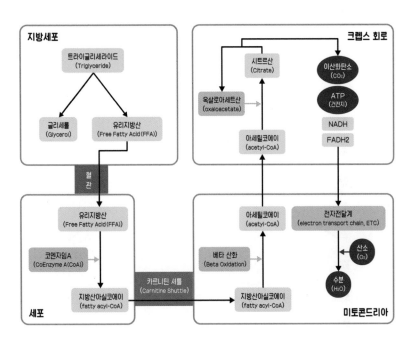

지방이 분해되어 에너지로 쓰이는 과정

복하게 됩니다. 그리고 이 크렙스 회로의 중간쯤에 보시면 아까 말씀 드린 ATP, NADH, FADH₂, GTP뿐만 아니라 이산화탄소가 생겨납 니다. 자 이제 처음에 말씀드린 산소, 이산화탄소, 수분 중에 드디어 이산화탄소가 나왔습니다. 남은 건 산소와 수분뿐입니다.

크렙스 회로로 돌아가 보겠습니다. 크렙스 회로가 돌아가면 ATP, NADH, FADH₂, GTP 등이 생성된다고 말씀드렸고, 이 중에 ATP가 건전지라고 말씀을 드렸습니다. 그럼 나머지 NADH, FADH₂, GTP 는 무엇일까요? 여기서 생긴 NADH와 FADH₂는 미토콘드리아의 내 막에 위치한 ETC^electron transport chain라는 기계에 전자를 전달합니다.

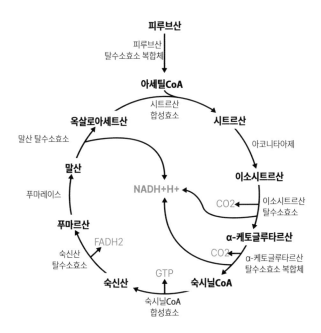

크렙스 회로 과정

쉽게 말하면 NADH와 FADH$_2$는 ETC라는 기계에 전력을 공급한다고 보면 됩니다. ETC는 이 전력을 받아서 ATP 건전지를 추가로 더 만들어냅니다. 그런데 문제가 한 가지 있습니다. ETC에 공급된 전자, 즉 전력을 받아줄 통이 필요합니다. 이 통이 없으면 전자는 아무 데나 돌아다니며 몸에 문제를 일으킵니다. 이 전자를 받아주는 녀석이 바로 산소입니다. 산소가 있어야 ETC의 끝에 서서 전자를 받아주며, 이렇게 전자를 받은 산소는 프로톤과 결합하여 물이 됩니다. 이제 지방 대사의 주요 등장인물들 중에 나머지 두 명인 산소와 물까지 모두 나왔습니다.

여기까지 오시느라 정말 수고가 많으셨습니다. 이제 여러분은 지방분해 과정을 준전문가 수준으로 이해하신 겁니다. 그런데 제가 왜 이 어려운 과정을 굳이 설명했을까요? 정말 생소하고 어려운 용어도 많고, 과정도 복잡한데 말이죠. 바로 이 책을 읽고 계신 분들에게 지방이 분해되는 데 정말 복잡한 과정을 거친다는 사실을 알려드리려고 한 것입니다. 이처럼 지방분해는 생각보다 정말 복잡하기 때문에 간단한 해결책이 들어맞지 않습니다.

이제 우리는 지방분해 과정에는 수많은 요소가 관여하고 우리는 이 요소들 중에 하나만 고장 나도 문제가 생길 수 있다는 것을 알았습니다. 그래서 더더욱 무노력 다이어트가 중요합니다. 우리 몸 전체를 바라보면서 작은 것들을 고쳐나가면, 이 복잡한 지방분해 과정도 문제없이 돌아갈 것이고, 반대로 무조건 적게 먹거나 운동으로만 빼려고 하면 작은 문제들이 계속 생겨나 지방분해 과정에 제동이 걸릴 겁니다.

김원장의 핵심 정리

○ 지방은 분해되어 최종적으로 이산화탄소(호흡)와 수분(땀·소변) 형태로 몸에서 배출된다.

○ 지방이 에너지원으로 사용되기 위해서는 지방세포에서 분리되어 미토콘드리아의 크렙스 회로를 거쳐 ATP(에너지)로 변환된다.

○ 크렙스 회로 과정에서 이산화탄소가 생성되고, NADH와 $FADH_2$가 전자를 ETC(전자 전달계)로 전달하여 추가적인 ATP를 생산한다.

○ 이 과정에서 산소가 필수적으로 사용되며, 최종적으로 수분이 생성되어 체외로 배출된다.

○ 지방분해 과정은 매우 복잡하며, 단순히 적게 먹거나 운동만으로 지방 대사 문제가 해결되지 않으므로 균형 잡힌 접근이 필요하다.

무노력이 안 되는 사람들, 나도 난치성 비만일까?

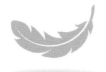

무노력 다이어트는 대부분의 사람에게 권할 수 있습니다. 제대로 공부하고 무노력 다이어트를 습관화만 하면 큰 노력 없이 감량할 수 있습니다. 하지만 무노력 다이어트가 큰 소용이 없는 분들도 있습니다. 저는 그런 분들을 난치성 비만이라고 표현합니다.

난치성 비만인 경우는 다음의 세 가지가 있습니다.

첫 번째는 혼자서 잘못된 다이어트를 하며 고무줄 몸무게를 반복한 경우입니다. 앞서 말씀드린 웨이트 사이클링이 지속적으로 반복되면 몸은 살이 잘 안 빠지는 체질로 변합니다. 그러면서 살은 찌기 쉽게 변해 버립니다. 일단 이 상태가 되면 적게 먹어도 잘 빠지지 않으며, 식단을 멈추는 순간 체중이 바로 돌아와 버립니다. 생각보다 이런 분들이 굉장히 많습니다. 일단 이 상태가 되어버리면 몸의 수많은 부분이 무노력 다이어트의 반대로 가 있어서, 저절로 살이 찌는 듯한 상태가 됩니다. 노력을 100만큼 해도 50만 돌려받으며, 멈추는 순간 바로 마이너스로 돌아섭니다. 이런 분들은 혼자서 다이어트를 하기 어렵습니다. 반드시 가까운 다이어트를 전문적으로 보는 의료 기관에 가셔서 진료를 받고 뭐가 가장 문제인지 진단을 받아봐야 합니다. 이 때 주의하실 점은 단순하게 다이어트약만 처방해서는 안 됩니다. 제 대로 된 진료를 해주는 곳에 가셔서 검사도 받고 상담도 받아서, 생활 습관 등에 대한 분석과 자세한 생활 습관 처방 등을 같이 받아야 합니다. 그렇지 않으면 결국 다이어트 약에 의존하게 두 번째 경우로 넘어 가게 됩니다.

두 번째 경우는 다이어트 약을 잘못 먹어서 생긴 경우입니다. 다이어트 약도 잘만 쓰면 치료도 잘 되고 아무 문제가 없습니다. 하지만 간혹 환자 본인이 처방받은 대로 먹지 않는 경우도 있고, 때로는 무성의한 상담 후에 정말 약만 받고 나와서 아무것도 모른 채 약만 먹는 경우도 있습니다. 이래서는 제대로 된 치료가 되지 않습니다. 다이어트는 정말 수많은 요소가 복합적으로 존재하기 때문에 반드시 정밀한 상담 후에 제대로 된 생활 처방이 같이 이뤄져야 합니다. 이때 현실적이고 무노력으로 가능한 처방이 주어져야 합니다. 또한 약을 처방 받았으면 그 용법 그대로 먹어야지, 환자 자신이 마음대로 판단해 약을 먹어서는 안 됩니다. 특히 호르몬제나 마약류를 사용했던 경우에는 내성이 심할 수 있습니다. 또한 이런 약은 과량 장기 복용 시 문제가 되는데 환자는 전혀 모르는 경우도 많습니다. 이런 경우 또한 다이어트를 전문적으로 보는 의료기관에 내원하여 진료를 받아야 합니다.

세 번째 경우는 아픈 곳이 있거나 약을 먹고 있는 경우입니다. 앞서 말씀드린 다낭성 난소 증후군과 갑상선 질환 외에도 정말 수많은 병이 체중 증가나 식욕 증가를 유발할 수 있습니다. 모두 말씀드리지 못하는 것은 지면상의 문제일 뿐입니다. 또 직접적으로 이런 문제를 유발하는 질병 외에도 간접적으로 살이 찌게 하는 질병도 굉장히 많습니다. 예를 들어 살이 찌면서 생길 수 있는 하지 불안 증후군은 밤에 다리를 계속 움직이기 때문에 수면의 질이 크게 떨어져 살이 더 찔 수도 있습니다.

이런 식으로 몸에 영향을 줘서 살이 찌게 하는 병들은 굉장히 많습니다. 하지만 해당 질환을 보는 의료인은 비만 질환에 대한 통찰이 없어서 저런 병이 영향을 줄 수 있다는 사실조차 모르는 경우도 많습니다. 그렇게 되면 환자 본인은 질병과 비만이 상관이 없다고 여기게 되고 살이 더 찌는 경우도 있습니다. 그래서 질병과 비만을 따로 관리하고, 비만을 잘 보는 의료 기관에 내원해야 합니다.

병을 고치기 위해 먹는 약도 마찬가지입니다. 약은 작용이 강하기 때문에 병을 고치는 데는 도움이 되지만 몸의 다른 부분에는 어떻게 작용할지 모두 파악하기 어렵습니다. 예를 들어 우울증 약 중에는 체중 증가나 식욕 증가 증상을 동반하는 경우가 꽤 많습니다. 기타 신경정신과 약들 중에도 이런 종류가 꽤 있습니다. 또 난임 치료에 사용되는 배란 유도 주사나 여성 호르몬제, 여성 질환 치료약들 중에도 문제가 되는 경우가 있습니다. 프레드니솔론 같은 스테로이드제 복용 시에도 얼굴 주위에 지방이 침착되어 얼굴 부종이 심해지는 문페이스라는 증상을 얻게 될 수 있습니다. 또 피임약이 문제가 되는 경우도 있습니다. 이 외에도 생각보다 정말 많은 약들이 체중 증가를 일으킵니다. 물론 주치의에게 물어봐도 살이 찌지 않는다거나 그럴 가능성이 적다고 하는 경우도 있지만, 실제로 찾아보면 그렇지 않은 경우도 있습니다. 제 임상 경험상 환자분들이 드시는 약에 대해 전혀 안내를 받지 못한 경우도 많았습니다. 따라서 이런 분들은 더더욱 혼자서 감량을 하기는 어려우며, 반드시 다이어트 관련 임상 경험이 풍부한 의료인에게 진료를 받는 것이 중요합니다.

이러한 분들을 치료할 때 가장 효율이 좋은 것은 입원 치료입니다. 난치성 비만 입원 치료는 이미 선진국에서는 시행이 되고 있는 최신 치료 기법입니다. 베를린 임마누엘 병원 자연 요법 센터장이자 샤리테 병원의 임상 자연 요법과 교수인 안드레아스 미할젠 교수 또한 비만과 합병증 환자에게 입원 치료를 자주 처방합니다. 이 방법은 화학적 약물보다는 자연을 기반으로 한 치료를 중시하며, 환자의 생활 습관을 교정하고 몸 상태를 정상으로 회복시키기 위함입니다. 이를 위해서는 의료인이 환자의 생활을 직접 관찰하고 제어할 필요가 있으므로 입원 치료를 하는 것입니다.

특히 입원 치료 중간에는 자연 요법 치료뿐만이 아니라 간헐적 단식, 단식 모방 다이어트FMD 등을 기반으로 한 단식 사이클도 포함되어 있습니다. 이 또한 의료인의 면밀한 관찰하에 이루어지므로 안전성이 보장되며 단순한 굶기와는 다릅니다. 특히 단식은 한 번 할 때, 최소 5일에서 최대 28일까지 중단하지 않고 해야 하며, 1년에 2~4회 이하로 시행하면 됩니다. 단식의 형태로는 독일의 의사였던 오토 부힝거가 주장한 방식을 사용하는데, 이는 굶지 않고 매일 액체 형태로 200~300kcal, 최대 500kcal를 섭취시키는 방법입니다. 또 온열 요법을 자주 적용하는데 이는 자연적인 치유력을 높이기 위함입니다.

물론 모든 사람이 단식 치료를 하는 것은 아니며, 필요에 따라 단식을 하기도 하고 안 하기도 합니다. 특히 어린이, 청소년, 임산부, 모유 수유하는 여성, 저체중인 사람 등에게는 단식을 권하지 않습니다. 또 통풍, 담산통(담석이 담낭이나 담관을 막아 발생하는 심한 통증), 담석증, 심장 질환, 중증 간 기능 장애, 중증 신장 기능 장애, 망막 박리, 1형 당뇨(2형 당뇨는 단식을 오히려 추천) 등의 질환이 있는 사람은 단식을 하면 안 됩니다. 마지막으로 당뇨약, 혈압약, 등을 먹는 사람은 반드시 의료인의 진료 후에 단식을 시작해야 하고, 중간 관찰이 계속 필요하므로 입원하여 단식 치료를 하는 게 좋습니다.

모든 사람이 무노력 다이어트가 가능하다면 좋겠지만, 그렇지 않은 사람도 많습니다. 저희 병원에도 이러한 환자분이 많이 오셔서 입원 치료를 하고 있습니다. 이런 분들은 면밀한 관찰과 정성 어린 치료가 필요합니다. 비만은 의지가 약해서 생기는 벌이 아닙니다. 비만도 질환입니다. 그리고 질환은 의료인이 가장 잘 치료합니다. 난치성 비만인분들은 혼자서 감량이 어려울 때는 부끄러워하지 말고 주저 없이 의료 기관의 문을 두드려야 합니다.

김원장의 핵심 정리

○ 무노력 다이어트가 어려운 경우에는 난치성 비만, 고도비만, 급속 감량이 필요한 경우, 특정 음식 중독(특히 당 중독)이 있다.

○ 난치성 비만의 원인은 반복된 웨이트 사이클링, 잘못된 다이어트 약 복용, 기저 질환(다낭성 난소 증후군, 갑상선 질환 등) 및 약물 부작용 등이 포함된다.

○ 고도비만 환자는 내인성 기아로 인해 배고픔이 심하며, 초기 10~20kg 감량이 중요한데, 적절한 치료 없이 혼자 감량하는 것은 어렵다.

○ 급하게 감량해야 하는 경우(웨딩, 촬영 등)에는 무노력 다이어트만으로는 감량 속도가 느릴 수 있으며, 의료 기관의 도움을 받는 게 좋다.

○ 난치성 비만 치료법으로는 상담, 한의원 및 병원 치료, 입원 치료(FMD 포함) 등이 있다. 비만은 의지 부족이 아니라 치료가 필요한 질환이다.

무노력 다이어트의 기반이 되는 개념들

식단	**저당고탄** ― 저탄고지(LCHF), 키토제닉, 앳킨스, 혈당 다이어트 **적단고지** ― 단백질 지렛대 가설, 저탄고지(LCHF), 키토제닉, 앳킨스 **시간 조정** ― 간헐적 단식, TRF, FMD **식사량 조절** ― 직관적 식사, 마인드풀 이팅, 식사집중 **기타** ― 밀 시퀀싱, 저항성 전분, 완식 강박, 다이어트 브레이크, 다이어트 리피트, 야식 증후군
운동	**제한된 일일 에너지 소비량** **대사적응** **TDEE**
생활 습관	**렙틴, 그렐린, 인슐린, PYY**

Chapter 1. 잘못된 다이어트 부수기

- Role of Orexin System in Obesity
- Specific metabolic rates of major organs and tissues across adulthood: evaluation by mechanistic model of resting energy expenditure
- The effects of graded levels of calorie restriction: I. impact of short termcalorie and protein restriction on body composition in the C57BL/6 mouse

Chapter 2. 무노력 다이어트를 위한 최소한의 지식

- Association between Body-Mass Index and Risk of Death in More Than 1 Million Asians
- Body Mass Index and Mortality in the General Population and in Subjects with Chronic Disease in Korea: A Nationwide Cohort Study (2002-2010)
- Association between body mass index and mortality in the Korean elderly: A nationwide cohort study
- Clinical Guidelines on the Identification, Evaluation, and Treatment of Overweight and Obesity in Adults: The Evidence Report
- Risk of symptomatic gallstones and cholecystectomy after a very-low-calorie diet or low-calorie diet in a commercial weight loss program: 1-year matched cohort study
- Comparison of a low-energy diet and a very low-energy diet in sedentary obese individuals: a pragmatic randomized controlled trial
- Intense Sweetness Surpasses Cocaine Reward
- Effects of fructose vs glucose on regional cerebral blood flow in brain regions involved with appetite and reward pathways
- Prevention and reversal of diet-induced leptin resistance with a sugar-free diet despite high fat content
- Rethinking dietary cholesterol
- Differences in the prospective association between individual plasma phospholipid saturated fatty acids and incident type 2 diabetes: the EPIC-InterActcase-cohort study ·

- Trans fatty acids and weight gain

Chapter 3. 무노력 식단 가이드

- Maintenance of lost weight and long-term management of obesity
- Trying again (and again : Weight cycling and depressive symptoms in U.S. adults
- Consumption of artificially and sugar-sweetened beverages and incident type 2 diabetes in the Etude Épidémiologiqueauprèsdes femmes de la MutuelleGénérale de l'ÉducationNationale-European Prospective Investigation into Cancer and Nutrition cohort
- Changes in hunger and fullness in relation to gut peptides before and after 8 weeks of alternate day fasting
- Effect of Intermittent Fasting Diet on Glucose and Lipid Metabolism and Insulin Resistance in Patients with Impaired Glucose and Lipid Metabolism: A Systematic Review and Meta-Analysis
- Effectsofaerobicexerciseperformedinfastedv.fedstateonfatand carbohydratemetabolisminadults:asystematicreviewandmeta-analysis,AlexandraFerreiraVieira
- Effects of Intermittent Fasting on Health, Aging, and Disease
- Effect of breakfast on weight and energy intake: systematic review and meta-analysis of randomisedcontrolled trials
- Association between Breakfast Frequency and Atherosclerotic Cardiovascular Disease Risk: A Cross-Sectional Study of KNHANES Data, 2014-2016
- And yet Again: Having Breakfast Is Positively Associated with Lower BMI and Healthier General Eating Behavior in Schoolchildren
- Contribution of evening macronutrient intake to total caloric intake and body mass index
- The impact of shift work on eating patterns and self-care strategies utilisedby experienced and inexperienced nurses
- Nighttime eating: commonly observed and related to weight gain in an inpatient food intake study
- Meal timing influences daily caloric intake in healthy adults
- Circadian rhythms and meal timing: impact on energy balance and body weight
- A Review of Interventions that Promote Eating by Internal Cues
- A systematic review of the psychosocial correlates of intuitive eating

among adult women

- Eating attentively: a systematic review and meta-analysis of the effect of food intake memory and awareness on eating
- Effects of chewing on appetite, food intake and gut hormones: A systematic review and meta-analysis
- Food texture influences on satiety: systematic review and meta-analysis
- How to Avoid Portion Size Pitfalls to Help Manage Your Weight
- Portion size of food affects energy intake in normal-weight and overweight men and women
- Metabolic Adaptations to Weight Loss: A Brief Review
- Relationships between intuitive eating and health indicators: literature review
- Comparison of pancreatic volume and fat amount linked with glucose homeostasis between healthy Caucasians and Koreans
- A Review of Recent Findings on Meal Sequence: An Attractive Dietary Approach to Prevention and Management of Type 2 Diabetes
- Effects of dietary fiber on glycemic control and insulin sensitivity in patients with type 2 diabetes: A systematic review and meta-analysis
- High serum glucose levels are associated with a higher perceived age
- Sugar rush or sugar crash? A meta-analysis of carbohydrate effects on mood
- Evidence for sugar addiction: Behavioral and neurochemical effects of intermittent, excessive sugar intake
- Effects of supplemental fish oil on resting metabolic rate, body composition, and salivary cortisol in healthy adults
- The effect of fruit in different forms on energy intake and satiety at a meal
- Effects of food form and timing of ingestion on appetite and energy intake in lean young adults and in young adults with obesity
- Sodium intake may promote weight gain: results of the FANPE study in a representative sample of the adult Spanish population

Chapter 4. 무노력 운동 가이드

- Exercise and incidence of myocardial infarction, stroke, hypertension, type 2 diabetes and site-specific cancers: prospective cohort study of 257,854 adults in South Korea

- Exercise helps ease arthritis pain and stiffness
- Does exercise increase or decrease pain? Central mechanisms underlying these two phenomena
- Obesity, and Depression: A Systematic Review and Meta-analysis of Longitudinal Studies
- Depression and Obesity in the U.S. Adult Household Population, 2005–2010
- Exercise is an all-natural treatment to fight depression
- The Benefits of Exercise for the Clinically Depressed
- Physical Activity and Weight Loss Maintenance
- Getting past a weight-loss plateau
- Body fat loss and compensatory mechanisms in response to different doses of aerobic exercise—a randomized controlled trial in overweight sedentary males
- Muscle Hypertrophy: A Systematic Review of Advanced Resistance Training Techniques and Methods
- A Systematic Review with Meta-Analysis of the Effect of Resistance Training on Whole-Body Muscle Growth in Healthy Adult Males
- Preserving Healthy Muscle during Weight Loss
- A Systematic Review with Meta-Analysis of the Effect of Resistance Training on Whole-Body Muscle Growth in Healthy Adult Males
- Comparison of muscle hypertrophy following 6-month of continuous and periodic strength training
- Detraining
- Effect of Protein Intake on Lean Body Mass in Functionally Limited Older Men: A Randomized Clinical Trial
- 한국 성인의 단백질 섭취량 추이 및 적절성 평가: 2010–2019년 국민건강영양조사 자료를 활용하여
- Effects of aerobic exercise performed in fasted v. fed state on fat and carbohydrate metabolism in adults: a systematic review and meta-analysis

Chapter 5. 무노력 생활 습관 가이드

- Short Sleep Duration Is Associated with Reduced Leptin, Elevated Ghrelin, and Increased Body Mass Index
- Obstructive Sleep Apnea and Obesity: Implications for Public Health
- The association of sleep and pain: An update and a path forward

- Lifestyle Intervention for Sleep Disturbances among Overweight or Obese Individuals
- Sleep timing, sleep consistency, and health in adults: a systematic review
- Perspective: Casting light on sleep deficiency
- Sleep environments and sleep physiology: A review
- Evening use of light-emitting eReadersnegatively affects sleep, circadian timing, and next-morning alertness
- The Effect of Physical Activity on Sleep Quality and Sleep Disorder: A Systematic Review
- Association between water consumption and body weight outcomes: a systematic review
- Water consumption increases weight loss during a hypocaloric diet intervention in middle-aged and older adults
- Role of Resistant Starch in Improving Gut Health, Adiposity, and Insulin Resistance

Chapter 6. 유지어트를 위한 가이드

- Short Sleep Duration Is Associated with Reduced Leptin, Elevated Ghrelin, and Increased Body Mass Index
- Obstructive Sleep Apnea and Obesity: Implications for Public Health
- The association of sleep and pain: An update and a path forward
- Lifestyle Intervention for Sleep Disturbances among Overweight or Obese Individuals
- Sleep timing, sleep consistency, and health in adults: a systematic review
- Perspective: Casting light on sleep deficiency
- Sleep environments and sleep physiology: A review
- Evening use of light-emitting eReadersnegatively affects sleep, circadian timing, and next-morning alertness
- The Effect of Physical Activity on Sleep Quality and Sleep Disorder: A Systematic Review
- Association between water consumption and body weight outcomes: a systematic review
- Water consumption increases weight loss during a hypocaloric diet intervention in middle-aged and older adults
- The gut microbiota in obesity and weight management: microbes as

335

friends or foe?

- Early Life Factors Influencing Children Gut Microbiota at 3.5 Years from Two French Birth Cohorts
- Probiotics for the Treatment of Overweight and Obesity in Humans—A Review of Clinical Trials
- Short-chain fatty acids suppress food intake by activating vagal afferent neurons
- Lactobacillus gasseriSBT2055 suppresses fatty acid release through enlargement of fat emulsion size in vitro and promotes fecal fat excretion in healthy Japanese subjects
- Beneficial metabolic effects of a probiotic via butyrate-induced GLP-1 hormone secretion
- Altered Transcription of Murine Genes Induced in the Small Bowel by Administration of Probiotic Strain Lactobacillus rhamnosusHN001
- Revised Estimates for the Number of Human and Bacteria Cells in the Body
- Vitamin D3 supplementation during weight loss: a double-blind randomized controlled trial
- Associations Between 25-Hydroxyvitamin D and Weight Gain in Elderly Women
- Management of Weight Loss Plateau
- Physiology, Exercise
- NIH Working Group Report: Innovative Research to Improve Maintenance of Weight Loss
- Long-term weight loss maintenance
- Long-term weight-loss maintenance: a meta-analysis of US studies
- Maintenance of lost weight and long-term management of obesity
- Ultra-processed food and adverse health outcomes
- 한국인의 초가공식품 섭취 실태와 건강 영향
- The price of protein: combining evolutionary and economic analysis to understand excessive energy consumption
- Adaptive Thermogenesis with Weight Loss in Humans
- PGC-1α and exercise in the control of body weight
- The Spread of Obesity in a Large Social Network over 32 Years
- Sandwiching it in:spillover of work onto food choices and family roles in low- and moderate-income urban households
- Maintenance of lost weight and long-term management of obesity
- Weight cycling promotes fat gain and altered clock gene expression in adipose tissue in C57BL/6J mice

- The influence of family, friend, and coworker social support and social undermining on weight gain prevention among adults
- Preserving Healthy Muscle during Weight Loss
- Is weight cycling associated with adverse health outcomes? A cohort study
- Trying again (and again) : Weight cycling and depressive symptoms in U.S. adults
- Medical, metabolic, and psychological effects of weight cycling
- Metabolic and behavioral compensations in response to caloric restriction: implications for the maintenance of weight loss
- Metabolic adaptation to weight loss: implications for the athlete
- Consequences of Weight Cycling: An Increase in Disease Risk?
- Contribution of Water from Food and Fluids to Total Water Intake: Analysis of a French and UK Population Surveys
- Biochemistry, Lipolysis
- Increased Hydration Can Be Associated with Weight Loss
- Early Life Factors Influencing Children Gut Microbiota at 3.5 Years from Two French Birth Cohorts
- Effect of dietary fiber on constipation: a meta analysis
- Review of the Use of Biotin for Hair Loss
- Serum Biotin Levels in Women Complaining of Hair Loss
- Treatment of Prurigo Pigmentosa with Diet Modification: A Medical Case Study
- Prurigo Pigmentosa Induced by Ketosis: Resolution Through Dietary Modification

Chapter 7. 다이어트 전문가 코스

- When somebody loses weight, where does the fat go?
- Energy Content of Weight Loss: Kinetic Features During Voluntary Caloric Restriction
- Physical Activity and Exercise in the Regulation of Human Adipose Tissue Physiology
- Obesity and Polycystic Ovary Syndrome
- Obesity and Polycystic Ovary Syndrome: Implications for Pathogenesis and Novel Management Strategies
- Effect of Weight Loss on Symptoms of Polycystic Ovarian Syndrome among Women of Reproductive Age

- Substituting poly- and mono-unsaturated fat for dietary carbohydrate reduces hyperinsulinemia in women with polycystic ovary syndrome
- Obesity and Polycystic Ovary Syndrome: Implications for Pathogenesis and Novel Management Strategies
- Effects of Dietary Glycemic Index and Glycemic Load on Cardiometabolic and Reproductive Profiles in Women with Polycystic 13 Ovary Syndrome: A Systematic Review and Meta-analysis of Randomized Controlled Trials
- Dietary intake, body composition and metabolic parameters in women with polycystic ovary syndrome
- Effects of increased dietary protein-to-carbohydrate ratios in women with polycystic ovary syndrome
- Resistance Exercise Impacts Lean Muscle Mass in Women with Polycystic Ovary Syndrome
- Association of Serum TSH with High Body Mass Differs Between Smokers and Never-Smokers

참고 도서

《1일 無식》
안드레아스 미할첸, 주잔 키르슈너 브로운스 저/박종대 역 | 사람의집 | 2021년

《간헐적 단식으로 내 몸 리셋》
후나세 슌스케 저/장경환 역 | 문예춘추사 | 2019년

《다이어트 말고 직관적 식사》
에블린 트리볼리, 엘리스 레시 저/정지현 역 | 골든어페어 | 2019년

《다이어트의 역사》
운노 히로시 저/서수지 역 | 탐나는책 | 2022년

《비만 문답》
박진규, 이기성, 곽병민, 이상진 저 | 가온해미디어 | 2022년

《식욕의 과학》
앤드루 젠킨슨 저/제효영 역 | 현암사 | 2021년

《식욕의 비밀》
데이비드 로벤하이머, 스티븐 J. 심프슨 저/이한음 역 | 사람의집 | 2021년

《앳킨스 다이어트 혁명》
로버트 앳킨스 저/박종환 역 | 세이버스 | 2023년

《운동의 역설》
허먼 폰처 저/김경영 역/박한선 감수 | 동녘사이언스 | 2022년

《케토제닉이 답이다》
게리 타우브스 저/노승영 역 | 알마 | 2022년

감량 혁명

원하는 몸무게로 평생 사는 무노력 다이어트 전략

초판 1쇄 인쇄 2025년 5월 23일
초판 1쇄 발행 2025년 6월 4일

지은이   김희준
발행인   손은진
개발책임   김문주
개발   김민정 정은경
제작   이성재 장병미
마케팅   엄재욱 조경은
디자인   LUCKY BEAR

발행처   메가스터디(주)
출판등록   제2015-000159호
주소   서울시 서초구 효령로 304 국제전자센터 24층
대표전화   1661-5431 (내용 문의 02-6984-6892 / 구입 문의 02-6984-6868,9)
홈페이지   http://www.megastudybooks.com
원고투고   메가스터디북스 홈페이지 <투고 문의>에 등록

ISBN   979-11-297-1528-9 (03510)

메가스터디BOOKS
'메가스터디북스'는 메가스터디(주)의 출판 전문 브랜드입니다.
유아/초등 학습서, 중고등 수능/내신 참고서는 물론, 지식, 교양, 인문 분야에서 다양한 도서를 출간하고 있습니다.